U0388329

骨与软组织肿瘤及瘤样病变多学科诊疗

案例精选

主　审　曾炳芳　郭　卫

主　编　杨庆诚　马　昕

副主编　孙贞魁　汤丽娜　李　梅　黄　瑾

编　者（以姓氏笔画为序）

马　昕　王永刚　刘志艳　汤丽娜

孙贞魁　李　梅　杨庆诚　沈　赞

张惠箴　张智长　陈　馨　柳　方

姚伟武　袁　霆　徐海芸　黄　瑾

蒋智铭　程冬冬　潘　珍

人民卫生出版社

·北　京·

图书在版编目（CIP）数据

骨与软组织肿瘤及瘤样病变多学科诊疗案例精选 / 杨庆诚，马昕主编 . -- 北京 ：人民卫生出版社，2025.3. -- ISBN 978-7-117-37147-6

Ⅰ . R738

中国国家版本馆 CIP 数据核字第 2024MT6430 号

人卫智网	www.ipmph.com	医学教育、学术、考试、健康，购书智慧智能综合服务平台
人卫官网	www.pmph.com	人卫官方资讯发布平台

骨与软组织肿瘤及瘤样病变多学科诊疗案例精选
Gu yu Ruanzuzhi Zhongliu ji Liuyang Bingbian
Duoxueke Zhenliao Anli Jingxuan

主　　编：杨庆诚　马　昕
出版发行：人民卫生出版社（中继线 010-59780011）
地　　址：北京市朝阳区潘家园南里 19 号
邮　　编：100021
E‑mail：pmph @ pmph.com
购书热线：010-59787592　010-59787584　010-65264830
印　　刷：天津市光明印务有限公司
经　　销：新华书店
开　　本：787 × 1092　1/16　　印张：16
字　　数：389 千字
版　　次：2025 年 3 月第 1 版
印　　次：2025 年 3 月第 1 次印刷
标准书号：ISBN 978-7-117-37147-6
定　　价：118.00 元

打击盗版举报电话：010-59787491　E-mail：WQ @ pmph.com
质量问题联系电话：010-59787234　E-mail：zhiliang @ pmph.com
数字融合服务电话：4001118166　E-mail：zengzhi @ pmph.com

序一

上海市第六人民医院的骨与软组织肿瘤外科是从矫形外科逐步发展起来的。2004 年骨科分亚专业时，成立矫形外科，收治范围涵盖骨与软组织肿瘤、骨与关节感染、糖尿病足、踇外翻等疾病。随着骨科亚专业的逐渐细分，骨与软组织肿瘤与足踝亚专业于 2008 年分别独立，逐渐走上专业化发展模式。临床规模不断发展，团队不断壮大，多学科诊疗（MDT）模式逐渐形成，并成为上海市级医院骨与软组织肿瘤综合诊治中心。

临床实践是经验不断积累的过程，大量病例的诊治过程是临床经验的重要来源。特别是对于骨与软组织肿瘤及瘤样病变而言更是如此。因为该类疾病罕见，临床特征、影像学、病理学等表现千变万化，更需要各种病例的积累以及更长的学习周期。在学习书本理论知识的同时，结合临床实际病例训练，方能提高临床诊疗水平。上海市第六人民医院的骨与软组织肿瘤多学科诊治团队，借助整合门诊的平台，收集大量的临床病例并汇编成册，分享经验，以飨读者，从而使更多的患者受益。

本书有几个显著的特点：一是病种分布广泛，涉及良恶性、代谢性、不同组织来源、不同病理分类等，给读者更多的病例分享；二是以单个病例的临床真实诊治路径编写，多学科反复讨论，各抒己见，形成最终诊疗方案，开拓临床思维；三是每个病例都做了经验分享，给读者更多的启发和思考。

本病例集图文并茂、资料齐全，诊治过程不加修饰，真实反映病例实际诊疗情况，是宝贵的临床经验分享。希望上海市第六人民医院的骨与软组织肿瘤团队继续努力，收集更多更具代表性的临床病例，陆续出版更多病例集与同道分享！

曾炳芳

2024 年 8 月

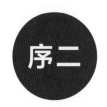

序二

骨与软组织肿瘤及瘤样病变在骨科疾病病种中占有很小的比例，但又是非常重要的一类病种。它的重要性在于几个方面：一是少见，临床医生遇到的病例少，对疾病本质认识不足，诊疗经验少，容易犯错误；二是从事骨与软组织肿瘤专业的临床医生较少，学习曲线非常长，需要经临床实践及真实病例的打磨获得经验，单纯靠书本知识远远不够；三是骨与软组织肿瘤诊断及鉴别诊断非常重要，需要临床、影像学、病理学等多学科参与，即使如此有时候也不一定能得出最正确的诊断，其治疗也需要肿瘤内科、介入科、放疗科、血管外科、整形外科、普通外科、泌尿外科、胸外科等多学科联合。

骨与软组织肿瘤和瘤样病变在影像及病理方面有相似之处，但治疗方法和预后截然不同，所以需要放在一起鉴别诊断，同时需要鉴别诊断的还涉及许多内科疾病，包括风湿免疫、感染、内分泌、血液系统、代谢性骨病等。所有上述这些疾病的流行病学及临床特征决定了只有在专业的骨与软组织肿瘤诊治中心，才能做好这件事。

上海市第六人民医院骨科历史悠久，临床资源丰富。骨与软组织肿瘤专业近10年发展迅速，逐渐成为具有一定规模及较高诊治水平的骨与软组织肿瘤诊治中心，得益于六院骨科的临床病例众多，相关学科实力相当，且病理科蒋智铭主任、张惠箴主任都是国内著名的骨肿瘤病理学专家。目前六院的骨与软组织肿瘤团队秉承了学科传统，在MDT门诊建设、联合诊治、外科手术技术及内科综合治疗等方面做了很多努力，在病例资料的收集整理方面也卓有成效，本书就是很好的例证。

本书汇集了上海市第六人民医院骨与软组织肿瘤团队在临床实践中大量的病历资料、多学科讨论的过程，并按照临床真实诊疗路径整理并汇编成书，将自己的经验和体会分享给读者，无论是好的经验还是不足的教训，都毫无保留地呈现给读者以启发，开阔其临床思维。这本书值得推荐给大家！

郭卫

2024 年 8 月

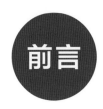

骨与软组织肿瘤起源于间叶组织,是临床罕见的一类疾病,多数临床医生对此类疾病的诊治经验不足。这类肿瘤临床起病隐匿,不易被发现;影像学检查项目繁多,包括 X 线、CT、MRI、骨扫描、PET、超声等,各类影像表现也多种多样、千变万化,不同疾病可有相似的影像学表现;病理学检查细胞成分复杂,组织类型变化多端,需要免疫组化、测序等多手段辅助诊断。因此,骨与软组织肿瘤的诊断往往需要临床、影像学、病理学等学科结合讨论,才能作出最后诊断。

恶性骨与软组织肿瘤的治疗需要外科及内科联合,新辅助化疗对骨与软组织恶性肿瘤的保肢手术及预后具有非常关键的治疗价值。除了骨与软组织肿瘤以外,临床还常见一类瘤样病变,如甲状旁腺功能亢进、低磷骨软化、骨囊肿等,临床、影像、病理等表现非常像骨与软组织肿瘤,往往需要鉴别诊断。同时,也需要与临床常见的风湿免疫系统疾病、各类感染性疾病、血液系统疾病、内分泌系统疾病、疑难骨病等相鉴别,这也是临床实践的难点、痛点。综上所述,骨与软组织肿瘤及瘤样病变临床表现复杂、鉴别诊断困难,在治疗上以综合治疗为主。

上海市第六人民医院骨与软组织肿瘤团队具有丰富的临床诊治经验,骨科、骨与关节影像、骨肿瘤病理、肿瘤内科、疑难骨病、核医学、超声医学科等学科实力均衡,为骨与软组织肿瘤的诊治提供了良好的临床平台。在国内较早(2014 年)开设骨与软组织肿瘤整合门诊,为疑难患者提供一站式的诊疗服务。2022 年获得上海市门诊管理质量控制中心颁发的上海市多学科门诊建设示范案例"卓越案例"奖;2023 年获批上海申康医院发展中心颁发的市级医院"骨与软组织肿瘤综合诊治中心(COC)"建设单位。目前上海六院 COC 每天都有 MDT 门诊,每周一次病房 MDT 病例讨论。

在整合门诊的临床实践中,我们收集了大量的骨与软组织肿瘤及瘤样病变病例,在诊治过程中进行多次的 MDT 讨论,最终给患者正确的诊断和治疗,并经过一定时间的随访,验证了诊疗的结果。这些病例既有临床常见病种,也有少见的疑难杂症;既有正确诊断治疗的,也有误诊误治的;既有值得总结的成功经验,也有引以为戒的失败教训。我团队将一部分病例挑选出来,编写了这本《骨与软组织肿瘤及瘤样病变多学科诊疗案例精选》。全书按照临床真实诊治过程编写,希望能为各位读者提供有益的经验和借鉴。错误之处在所难免,也敬请批评斧正!

全体编者

2024 年 8 月

目录

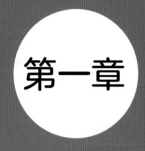

第一章

成骨性肿瘤

病例 1　ABC 的伪装者

病例简介

　　患者男性,21 岁。主诉:2019 年 1 月出现左上臂疼痛伴乏力 1 月余。

　　现病史:当时未给予重视,后疼痛症状逐渐加重,2019 年 2 月 14 日于外院行 MRI 提示左肱骨近端及中段肿物,未明确诊断。转至多学科会诊(MDT)门诊就诊。

　　体格检查:左肩未见明显肿胀,有轻压痛、轻度叩击痛,关节活动轻度受限。

影像学检查

　　2019 年 1 月 X 线(图 1-1a)、CT(图 1-1b~d)示左肱骨上段溶骨性骨质破坏,骨皮质变薄,局部不连续,有骨膜反应。肱骨中段髓腔内有偏侧性斑片高密度影。

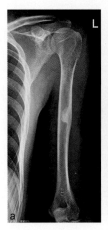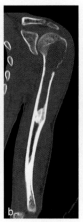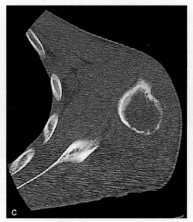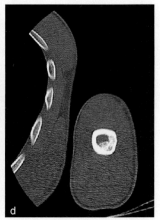

图1-1　患者2019年1月X线及CT

MDT 讨论

　　影像科:男性,21 岁,X 线、CT 示左肱骨上段溶骨性骨质破坏,初步考虑肿瘤性改变,中间性或恶性可能,需进一步完善检查,并结合病理诊断;肱骨中段髓腔内有偏侧性斑片高密度影,考虑良性,纤维骨性病变可能性大。

　　病理科:术前穿刺病理提示富于巨细胞性肿瘤,间质细胞有异型,核分裂象易见,结合影像学改变,可符合毛细血管扩张型骨肉瘤(telangiectatic osteosarcoma, TAEOS)。

　　骨肿瘤科:患者为青年男性,急性起病,症状明显,根据患者临床体征及影像学表现,考虑左肱骨近端骨肿瘤,活检后提示左肱骨近端富于巨细胞性肿瘤,符合 TAEOS,按常规骨肉瘤的治疗原则。

　　肿瘤内科:因血管扩张性骨肉瘤单纯手术治疗预后较经典型骨肉瘤差,根据骨肉瘤诊治规范,建议先辅助化疗后再行手术治疗。

初步诊断

　　左肱骨近端毛细血管扩张型骨肉瘤(TAEOS)。

治疗过程

　　患者于肿瘤内科行化疗,于 2019 年 3 月 9 日至 2019 年 5 月 6 日之间使用 AP(脂质体聚乙二醇多柔比星 + 顺铂联合治疗)、HD-MTX(大剂量甲氨蝶呤)、IFO(异环磷酰胺)、AP 方案化疗四次[具体剂量:脂质体聚乙二醇化多柔比星(PLD)40mg/m²,顺铂(DDP)100mg/m²,甲氨蝶呤(MTX)10g/m²,异环磷酰胺(IFO)10g/m²]。四次化疗后于复查 X 线及 MRI 提示病灶较前(2019 年 1 月)进展。2019 年 6 月 14 日行左肱骨病损切除术 + 左人工肱骨头置换术。

　　2019 年 5 月进行影像学检查,左肱骨近端活检术 + 骨水泥填塞术后 X 线示左肱骨上段膨胀性、溶骨性骨质破坏区内见骨水泥填充影(图 1-2a),病变较前(2019 年 1 月)进展;MRI 示左肱骨上段膨胀性骨质破坏,呈 T₁WI 等低信号(图 1-2b),T₂WI 压脂高信号(图 1-2c、d),其内可见斑片状 T₁WI、T₂WI 压脂均低信号(出血),内见多发液液平,骨皮质不连续;增强后病灶有部分实性成分强化,边缘及内部分隔样强化;周围软组织肿胀(图 1-2e、f)。

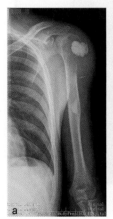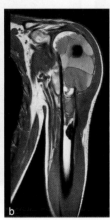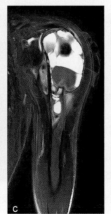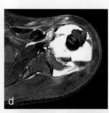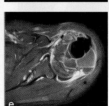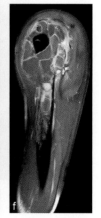

图1-2　患者2019年5月术后X线及MRI

术后病理

　　左肱骨近端瘤段切除标本符合 TAEOS 伴化疗后改变,肿瘤细胞退变,继发性动脉瘤样骨囊肿(aneurysmal bone cyst, ABC)形成;肿瘤累及关节面软骨下,侵及周围软组织;化疗后肿瘤细胞坏死率 >50%。

　　镜下见厚薄不均的纤维囊壁样组织,囊腔内出血明显;囊壁内见高度异型的肿瘤细胞,可见核分裂(图 1-3a HE × 40, b HE × 200)。

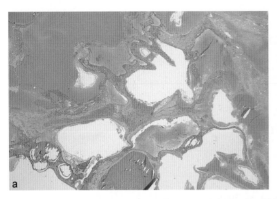
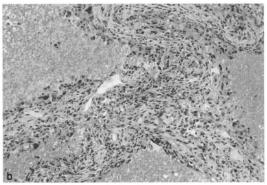

图1-3　患者术后切除苏木精-伊红（HE）染色

最终诊断

左肱骨近端毛细血管扩张型骨肉瘤（TAEOS）。

随访情况

术后1个月、3个月、6个月、1年、1.5年、2年、3年定期复查（图1-4）。2019年7月1日起,于肿瘤内科给予IFO、PLD、DDP、MTX等方案化疗12次。

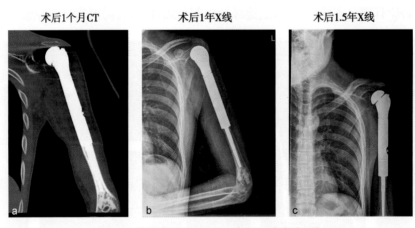

图1-4　患者术后1个月CT、1年及1.5年复查X线

MDT 讨论

影像科:本例患者影像 + 病理诊断为左肱骨近端TAEOS。回顾性分析:青年男性,发病初期X线、CT示左肱骨上段溶骨性骨质破坏,伴有骨膜反应。化疗后X线示左肱骨近端病灶进展,呈明显的膨胀性、溶骨性改变,内部未见明显肿瘤骨;MRI示病灶内多发液液平,增强后病灶边缘及内部分隔样强化,病变既有ABC特征,又有一般恶性骨肿瘤生长的特点,还有小部分强化的实性成分,符合TAEOS典型表现。

1. 影像特点　TAEOS属于恶性程度较高的骨肿瘤,具有一般恶性骨肿瘤的侵袭性生物学行为特点而有别于ABC的良性表现。①膨胀性、溶骨性破坏:X线与正常骨分界多不清,无硬化边,常难以勾画其轮廓;②骨肿瘤突破骨皮质向周围软组织侵犯:骨皮质受侵蚀破坏而中断,骨外膜受刺激发生反应性成骨,继而被破坏出现 Codman 三角,肿瘤突入软组织内形成软组织肿块(少见)。

2. TAEOS 与普通型骨肉瘤的鉴别　①肿瘤性成骨:TAEOS 多数无影像所见的肿瘤性成骨;②肿瘤内部结构:TAEOS 以含液囊腔结构成分为主,伴较薄的囊壁、囊间隔成分和 / 或较少的实性软组织成分与有形成分形成的液液平面;③膨胀性生长:TAEOS 除具有普通型骨肉瘤的溶骨性、浸润性骨质破坏外,常伴有 ABC 样的囊状膨胀性改变。

病理科:本例患者活检病理及肿瘤切除后病理均考虑 TAEOS,化疗后肿瘤细胞退变,伴继发性 ABC 形成,且肿瘤累及关节面软骨下,侵及周围软组织,化疗后肿瘤细胞坏死率 >50%,提示化疗对其具有一定疗效。TAEOS 是普通型骨肉瘤的一种特殊组织学亚型,低倍镜下类似 ABC,由血腔或囊性空腔构成;囊间隔厚薄不均,内见多形性肿瘤细胞,核染色质丰富,病理性核分裂象易见;血腔中可见漂浮的肿瘤细胞。肿瘤样骨样组织少见且多为局灶性,在活检标本中常缺乏。间隔内还可见破骨细胞样多核巨细胞。与 ABC 的鉴别主要在于后者不呈渗透性、浸润性生长,周围有蛋壳样薄层钙化,富于巨细胞的囊壁内无间变的肿瘤细胞和不典型核分裂,无肿瘤性成骨。且原发性 ABC 可检测到 *USP6* 相关基因的易位。TAEOS 一般无实性区域,若出现就不能轻易诊断,需结合临床及影像表现进行相关鉴别诊断。

骨肿瘤科:TAEOS 是骨肉瘤中较罕见的类型,恶性程度高、发展快、预后差。该患者发病之初 X 线片肱骨近端病灶极其隐匿,只有少量骨膜反应,有很大漏诊风险。TAEOS 与许多骨肿瘤在临床、影像学和病理形态学上均有一定的相似性,如 ABC、骨巨细胞瘤(GCT)、未分化多形性肉瘤等,在少量穿刺活检病理诊断中易混淆,导致严重的临床后果。

肿瘤内科:该患者急性起病,左上臂疼痛明显,根据影像学及病理学诊断 TAEOS 不难。患者肱骨近端病灶经活检病理证实为 TAEOS 后接受规范性术前新辅助化疗,大大提高了患者的治愈率。TAEOS 是高度恶性肿瘤,易于血行转移,需正规综合治疗。该肿瘤易导致病理性骨折的发生,一旦发生病理性骨折,不仅会直接提高 Enneking 分级,同时也为肺转移创造条件,故应在术前化疗时积极预防病理性骨折。由于术前穿刺活检成功率低,穿刺时髓腔中很难找到实质性组织,且出血汹涌,故本例患者术前行切开活检,选择靠近骨膜反应的边缘部分取材送检,并植入骨水泥,预防病理性骨折。因此,对于 TAEOS,应早期明确诊断,采用新辅助化疗,预防病理性骨折,提高患者预后。

经验分享

1. TAEOS 是普通型骨肉瘤的一种罕见组织学亚型,占全部高级别骨肉瘤的 2%~12%。

2. 好发于青少年,男女比例为(1.5~2.0):1;90% 位于长骨干骺端,股骨远端最常见(48%),其次为胫骨近端、肱骨近端、股骨近端。

3. TAEOS 影像上常无肿瘤性成骨表现,同时具有 ABC 样表现和一般恶性骨肿瘤生长的特点,可见增厚的纤维间隔及实性结节。

4. 病理学诊断特征　TAEOS 由大量的血腔构成，缺乏实性成分，囊间隔内可见高度间变的肿瘤细胞及其直接形成的肿瘤性骨样基质而有别于 ABC。

5. 易于血行转移，常合并病理性骨折，需积极预防。

6. 对化疗高度敏感，5 年生存率 68%，建议采用广泛手术切除 + 术前术后新辅助化疗。

7. 遵循 X 线、CT、MRI 的影像科内三结合分析，以及临床、影像、病理的学科间三结合的诊断原则。

参考文献

［1］ZISHAN U S, PRESSNEY I, KHOO M, SAIFUDDIN A, et al. The differentiation between aneurysmal bone cyst and telangiectatic osteosarcoma: a clinical, radiographic and MRI study. Skeletal Radiol, 2020, 49(9): 1375-1386.

［2］袁俊清,蒋智铭,黄文涛,等. 血管扩张型骨肉瘤术前穿刺活检误诊原因分析. 临床与实验病理学杂志, 2017, 33(11): 1251-1254.

［3］朱志勇,白希壮,王慧声,等. 毛细血管扩张型骨肉瘤 6 例临床病理分析. 当代医学, 2017, 23(5): 85-86.

病例2 骨片陷落征的欺骗

病例简介

患者女性,20岁。主诉:2016年7月右股骨病理性骨折手术2年后伴局部肿块已1周余。

现病史:2年前(2014年10月)轻度外伤至右大腿剧烈疼痛伴肿胀,右膝关节活动明显受限,局部可触及骨擦感,于外院就诊检查提示右股骨中段病理性骨折,于该院行右股骨中段肿瘤切除植骨内固定术,术后至上海市某三甲医院病理科会诊,诊断为骨囊肿,囊壁内见个别异型细胞。患者术后恢复良好,定期随访中。2016年7月当地医院复查发现右大腿外后方有软组织肿块。患者为求进一步治疗,遂至MDT门诊就诊。其余无殊。

体格检查:右股骨中下段见约20cm手术瘢痕,外后方可触及约5cm×3cm肿块,质软,压痛明显,局部皮温不高。

影像学检查

患者2014年进行了术前影像学检查,X线(图2-1a)及CT(图2-1b、c)示右股骨中下段溶骨性骨质破坏,密度不均匀,病灶内部可见分隔,骨皮质不连续。MRI示右股骨中下段骨质破坏伴骨皮质不连续,呈 T_1WI 等信号、T_2WI 高信号,信号混杂不均匀,边界欠清,周围软组织明显肿胀(图2-1d、e)。

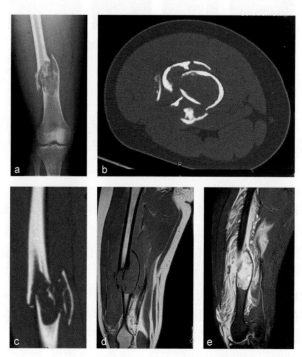

图2-1 患者2014年术前当地医院影像资料

术后 X 线示右侧股骨中下段骨肿瘤术后改变,未见肿瘤复发征象(图 2-2a、b);术后 2 年 X 线示右侧股骨中下段骨肿瘤术后,原术区骨质破坏,大小约 7.5cm×5.0cm,病灶内部密度不均匀,可见分隔,破坏区后缘可见骨膜反应及云絮状瘤骨(图 2-2c、d)。CT 示右侧股骨中下段骨肿瘤术后,术区骨质破坏伴软组织肿块,侵犯至后方皮质外伴云絮状肿瘤骨形成,病灶内部密度不均匀,可见分隔(图 2-2e、f)。MRI 平扫示右股骨中下段骨质破坏伴软组织肿块形成,T_1WI 等信号,T_2WI 压脂等高信号,信号混杂不均匀,边界欠清,大小约 7.8cm×4.6cm(图 2-2g~j)。

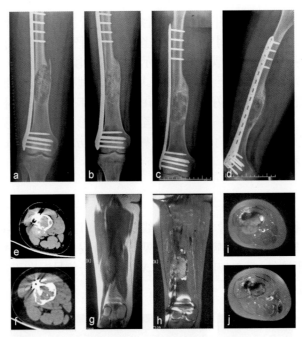

图2-2　患者术后1个月、6个月、2年X线、CT、MRI

穿刺病理

2016 年 7 月 14 日右股骨中段髓内穿刺提示复发性成骨性肿瘤,首先考虑上皮样骨母细胞瘤。复发后影像学检查显示骨旁软组织有成骨性肿块,穿刺活检为髓腔内组织。

MDT 讨论

影像科:患者 2014 年外伤致右股骨中下段病理性骨折,外院考虑骨囊肿给予病灶刮除植骨内固定术,术后 2 年复查时 X 线、CT 发现原术区骨质破坏伴软组织肿块,侵犯至后方皮质外伴云絮状肿瘤骨形成;MRI 示右股骨中下段可见骨质破坏伴软组织肿块影,考虑肿瘤复发可能性大,恶性可能,需进一步明确病理诊断。

病理科:患者 2014 年外院术后病理考虑骨囊肿,囊壁内见个别异型细胞。术后定期复查,2 年后影像发现右股骨中下段病灶复发可能,于本院门诊行右股骨中下段穿刺活检术,镜下为成骨性肿瘤,幼稚的编织骨周围见骨母细胞增生活跃,呈上皮样;可发现核分裂象,但未见病理性核分裂;肿瘤浸润性生长证据不足。结合临床病史,提示复发性成骨性肿瘤,首先考虑上皮样骨母细胞瘤。

骨肿瘤科：患者于2014年行病理性骨折手术，术后病理考虑为骨囊肿。现出现局部复发，影像学提示右股骨中下段骨质破坏伴软组织肿块形成，穿刺病理提示复发性成骨性肿瘤，首先考虑上皮样骨母细胞瘤。但穿刺位点为髓腔内，影像提示骨旁有成骨性肿块形成。故结合临床影像病理综合考虑，为骨母细胞瘤样骨肉瘤／上皮样骨母细胞瘤，建议新辅助化疗后再行手术治疗。

肿瘤内科：该患者2014年外院病理诊断为骨囊肿，目前再次发作，虽然病变部位为骨干，非骨肉瘤常见发病部位，但结合患者影像表现及穿刺病理，仍考虑目前诊断为骨肉瘤可能。应考虑再次手术前全身化疗。

讨论结论：考虑骨母细胞瘤样骨肉瘤，建议化疗辅助后手术治疗。

初步诊断

右股骨中段骨母细胞瘤样骨肉瘤。

治疗过程

患者于2016年8月1日行右股骨瘤段切除游离腓骨＋同种异体骨移植内固定术（图2-3）。术后转入放疗科针对右股骨肿瘤区域行放疗6次，未坚持。术后定期复查。

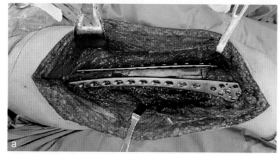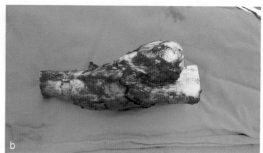

图2-3　患者术中瘤段灭活回植内固定后大体观及切除瘤段大体观

X线（图2-4）示右股骨瘤段切除游离腓骨＋同种异体骨移植内固定术后。

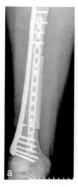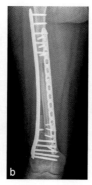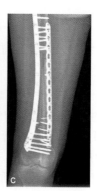

图2-4　患者术后1个月、6个月X线

术后病理

右股骨中下段骨母细胞瘤样骨肉瘤,肿瘤破坏骨皮质,脉管内见瘤栓,骨旁脂肪、横纹肌组织内见多灶性肿瘤细胞播散;肿瘤周围切缘及上、下切缘未见肿瘤。

成骨性肿瘤,肿瘤侵犯哈弗斯管(图 2-5a HE×100),并浸润骨旁软组织(图 2-5b HE×100);肿瘤细胞异型明显,见病理性核分裂(图 2-5c HE×400),肿瘤细胞间见其直接形成的幼稚的肿瘤性骨样基质(图 2-5d HE×200)。

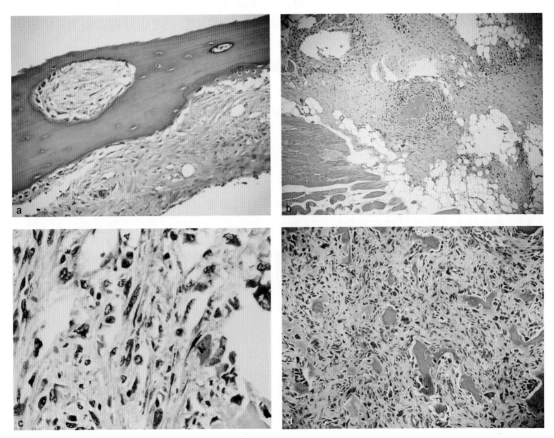

图2-5 术后病理图片(HE染色)

最终诊断

右股骨中下段骨母细胞瘤样骨肉瘤(osteoblastoma-like osteosarcoma)。

MDT 点评

影像科:本病例发生于年轻患者的骨干,术前 X 线示右股骨中段骨皮质不连续,骨质破坏,密度不均匀,内部可见分隔,边界清。病理性骨折影响观察病灶在 MRI 上的信号特征。同时该病例没有典型的瘤骨、骨膜反应、Codman 三角和软组织肿块等,因此术前诊断骨肉瘤证据不足。2 年后原术区再次出现骨质破坏伴软组织肿块形成,可见骨膜反应及软组织内肿瘤性成骨,考虑肿瘤复发,恶性可能,结合病理结果,符合骨母细胞瘤样骨肉瘤表现。

骨母细胞样骨肉瘤属于普通型骨肉瘤的罕见亚型,影像表现同普通型骨肉瘤。主要表现:①骨质破坏;②肿瘤骨和瘤样钙化;③骨膜反应;④软组织肿块。本例可见溶骨性骨质破坏、侵犯骨皮质,并见骨膜反应、软组织肿块及肿块内云絮状肿瘤骨,符合骨母细胞型骨肉瘤特点,但病变部位发生于骨干,不属于典型好发部位,给诊断造成困难。

骨母细胞瘤样骨肉瘤需与上皮样骨母细胞瘤相鉴别:上皮样骨母细胞瘤最好发于脊柱附件,在长骨常见于股骨及胫骨,呈溶骨性骨质破坏,病灶内可见成骨或钙化,病变的边界清、可有反应性硬化,侵及软组织少见,周围常出现反应骨(骨壳),没有侵袭性骨膜反应;而骨肉瘤的骨质破坏更明显,常向周边正常骨浸润,多有软组织肿块和骨膜反应。

病理科:骨母细胞瘤样骨肉瘤是一种高度间变性肿瘤,组织学上表现为明显的浸润性生长,有髓内浸润、骨皮质破坏和骨外软组织受累的影像学和组织学证据。而浸润性生长的证据在活检组织量少的情况下难以被观察到,本病例亦是如此,因而容易被误诊为骨母细胞瘤。这种情况应对观察到的病理形态进行客观描述和分析,并结合临床和影像学检查提出倾向性意见。除了浸润性生长,如果肿瘤细胞出现较多的核分裂,尤其是不典型核分裂,以及骨肉瘤典型的花边样骨样组织,在肿瘤性骨样组织之间缺乏疏松的、富于血管的结缔组织,被大量的肿瘤性成骨细胞所占据,亦有助于与骨母细胞瘤进行鉴别。80%以上的骨母细胞瘤存在 *FOS* 基因重排,可用于两者的鉴别。

骨肿瘤科:患者2年前有病理性骨折史,考虑非计划手术,手术前没有穿刺活检,手术后病理标本可能存在不完整。患者出现软组织肿块,结合影像及病理检查考虑恶性,按恶性骨肿瘤原则给予手术及全身治疗。

肿瘤内科:本患者为青年女性,突发外伤致右股骨中段病理性骨折,外院第一次手术诊断为骨囊肿,术后2年复发,我院穿刺及术后病理诊断为骨母细胞瘤样骨肉瘤,于我院行右股骨瘤段切除游离腓骨 + 同种异体骨移植内固定术,术后给予局部放疗辅助治疗,恢复良好。本病作为普通型骨肉瘤中较罕见的亚型,影像学上需仔细寻找特征性的肿瘤性成骨。治疗应行根治性手术。有条件者可做局部广泛切除而保留肢体。需要注意的是,由于患者自身原因,术后未接受规范化辅助化疗,应密切随访,警惕复发和转移。本例随访2年后,肺部转移,后在外院治疗。

经验分享

1. 骨肉瘤发病率在全部恶性骨肿瘤中居于首位(44.6%),占原发骨肿瘤的15.5%,男女之比为 2.3∶1.0。发病年龄为 4~60 岁,以 15~25 岁最多,占 3/4 以上。

2. 通常 30 岁以下好发于长管骨,50 岁以上多见于扁骨。股骨下端(50%以上)和胫骨上端,即膝关节附近最为常见,占 68%~80%,甚至更高,其次为肱骨和股骨近端。

3. 影像特征　①骨质破坏;②肿瘤骨和瘤样钙化;③骨膜反应;④软组织肿块。

4. 骨母细胞瘤样骨肉瘤是普通型骨肉瘤的一种组织学亚型,肿瘤主要由肉瘤细胞和其直接形成的肿瘤性骨样基质组成。

5. 骨母细胞瘤样骨肉瘤和上皮样骨母细胞瘤在组织形态上有交叉,有时鉴别诊断困难,需依靠临床和影像表现来协助判断。骨母细胞瘤常有 *FOS* 基因重排,可用于两者的鉴别。

参考文献

［1］GAMBAROTTI M，DEI TOS A P，VANEL D，et al. Osteoblastoma-like osteosarcoma：high-grade or low-grade osteosarcoma?. Histopathology，2019，74（3）：494-503.

［2］HERMANN G，KLEIN M J，SPRINGFIELD D，et al. Osteoblastoma like osteosarcoma. Clin Radiol，2004，59（1）：105-108.

［3］TANI T，OKADA K，SHOJI K，et al. Osteoblastoma-like osteosarcoma. Skeletal Radiol，2000，29（11）：656-659.

病例 3　误诊的代价

病例简介

患者男性,34 岁。主诉:打球后出现左大腿疼痛。

现病史:疼痛呈持续性,夜间尤甚。遂至我院门诊就诊。

体格检查:左大腿未触及肿块,压痛不明显,皮温不高,活动无明显受限。

影像学检查

骨盆 X 线(图 3-1a)及 CT(图 3-1b~d)示左股骨颈溶骨性骨质破坏,边缘硬化,大小约 2.4cm×1.9cm×1.9cm,局部皮质变薄,未见软组织肿块影。

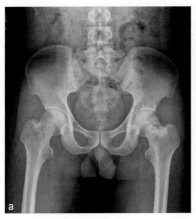
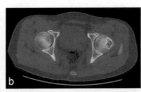
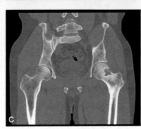
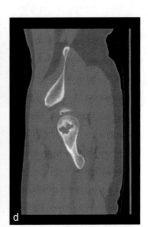

图3-1　患者骨盆X线及CT

骨盆 MRI 示左股骨颈异常信号灶,呈 T_1WI 稍高信号(图 3-2a),T_2WI 压脂高信号(图 3-2b、c),其内可见 T_1WI 低信号,T_2WI 更高信号灶,周围可见低信号硬化边,病灶周围骨髓水肿,骨皮质变薄,连续性存在,周围无明显软组织肿胀。

MDT 讨论

影像科:患者为青年男性,急性起病,X 线、CT、MRI 提示左股骨颈溶骨性骨质破坏区,边缘硬化,病灶周围骨髓水肿,局部骨皮质变薄,未见中断,无骨膜反应及软组织肿块,考虑中间型骨肿瘤(骨母细胞瘤)或慢性骨髓炎可能。

病理科:(左股骨颈穿刺活检)结合影像学改变,符合骨母细胞瘤。

纤细的编织骨,骨小梁间为温和的梭形细胞,编织骨周围可见骨母细胞被覆(图 3-3a HE×200,b HE×200,c HE×100,d HE×40)。

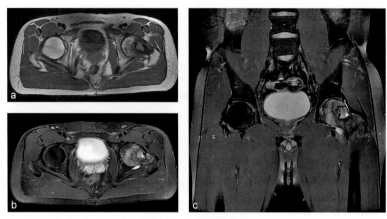

图3-2　患者骨盆MRI

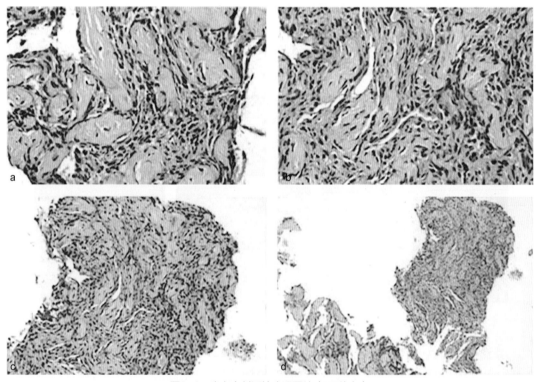

图3-3　患者穿刺活检病理图片（HE染色）

骨肿瘤科：患者运动后出现左大腿疼痛，夜间明显，局部未见明显肿块，结合患者影像学及病理学检查，初步考虑左股骨颈骨母细胞瘤可能。建议患者行肿瘤局部刮除术。

肿瘤内科：肿瘤穿刺术提示中间型骨肿瘤（骨母细胞瘤）或慢性骨髓炎可能，低度或中度恶性可能，故建议直接手术治疗。

讨论结论：建议肿瘤局部刮除术。

治疗过程

患者行左股骨病损切除术＋植骨内固定术，术后定期复查。

术后病理

左股骨颈成骨性肿瘤,肿瘤细胞呈梭形伴轻度异型,核分裂多见,为(5~6)/10HPF,见个别不典型核分裂,但结构有成熟现象;影像学提示肿瘤有硬化边缘,无软组织肿块。考虑以下可能:①侵袭性骨母细胞瘤;②骨母细胞瘤样骨肉瘤。请注意术后影像学密切随诊。免疫组化提示 SATB2(+),FOS(+),H3F3A(-),H3F3B(-),Ki67(30%+),CK(-)。分子检测结果提示 FOS 相关基因易位阴性。

肿瘤由梭形肿瘤细胞和编织骨组成,肿瘤细胞较丰富伴轻度异型;局灶见少量坏死;肿瘤细胞 Ki67 增殖指数较高。(图 3-4a HE×200,b HE×200,c HE×200,d IHC×100)。

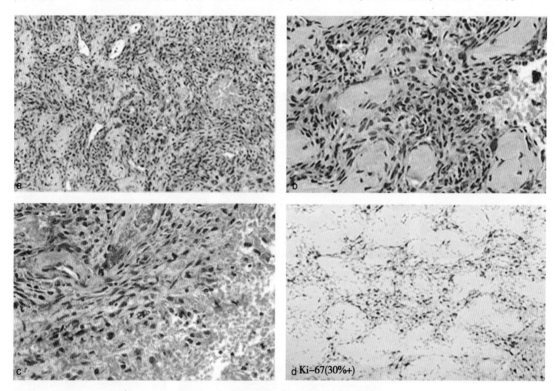

图3-4 术后病理图片(HE染色)及免疫组化

病理诊断

左股骨颈成骨性肿瘤,考虑两种可能:①侵袭性骨母细胞瘤;②骨母细胞瘤样骨肉瘤。

随访情况

术后两个月 X 线(图 3-5a)及 CT(图 3-5b~d)示右股骨颈肿瘤术后,术区见高密度填充物,周围髓腔不规则低密度区,股骨颈与股骨粗隆间骨质密度增高,股骨颈周围软组织内多发骨性密度影。

术后 2 个月 MRI 示左股骨颈肿瘤术后,左股骨近端骨质破坏,呈 T_1WI(图 3-6a)等信号,T_2WI(图 3-6b、c)等、低信号;T_1WI 压脂增强(图 3-6d)显示病灶轻度强化。周围软组织肿块形成,呈 T_1WI 等、低信号,T_2WI 等、高信号,范围约 77mm×76mm,环绕股骨颈生长,增强后明显不均匀强化。

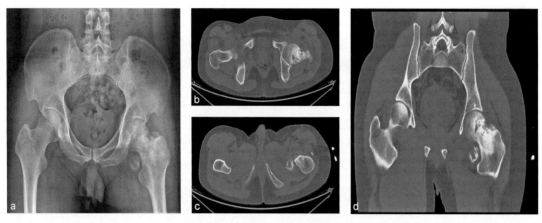

图3-5　患者术后两个月X线及CT

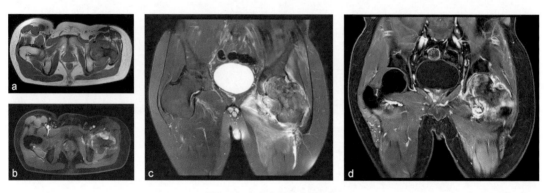

图3-6　患者术后两个月MRI

术后 2 个月 PET/CT（图 3-7a~d）示左股骨颈术后，术区骨质密度不均匀增高，周围软组织肿块伴异常骨化，葡萄糖代谢增高，考虑肿瘤局部活性尚存伴进展可能性大。

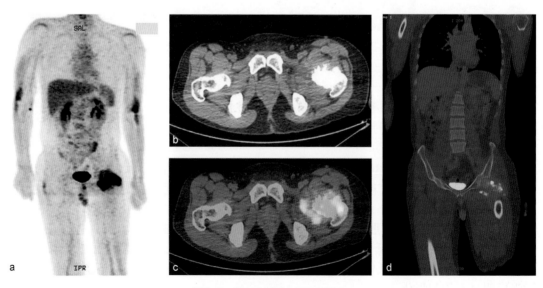

图3-7　患者术后两个月PET/CT

　　患者术后 2 个月随访的影像学检查均提示左股骨颈病灶进展,考虑骨母细胞瘤复发恶变可能。患者于肿瘤内科进行化疗,于化疗几个月后行左半骨盆截断术。

　　肿瘤在髓腔内呈浸润性生长,肿瘤细胞异型明显,并伴有肿瘤性骨样基质形成(图 3-8a~d HE × 100)。

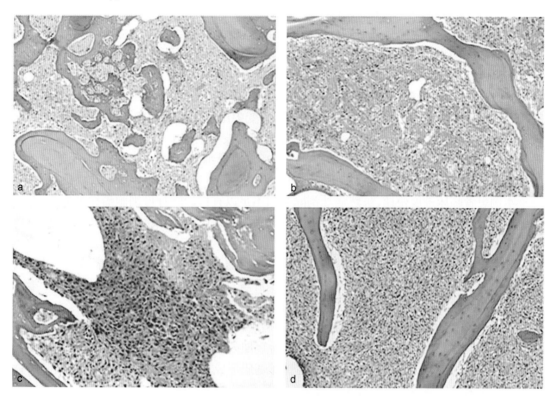

图3-8　患者左半骨盆截除病理标本（HE染色）

最终诊断

　　骨母细胞瘤样骨肉瘤(osteoblastoma-like osteosarcoma)。

MDT 点评

　　影像科:该例患者为青年男性,初始影像学检查诊断符合骨母细胞瘤表现,后续治疗后发现病变进展,原骨质破坏区远端可见成骨性改变,环股骨颈周围软组织肿块形成,边界不清,其内伴多发钙化骨化灶,结合病理初始诊断,考虑骨肉瘤的可能性大。骨母细胞瘤样骨肉瘤以硬化为特征,通常在 X 线上表现为云雾样、象牙样成骨性病灶,但肿瘤组织不成熟和无钙化基质沉积时也可以表现为以溶骨为主,此时侵袭性骨母细胞瘤和骨母细胞瘤样骨肉瘤的鉴别诊断非常困难。侵袭性骨母细胞较少侵及邻骨及软组织,在侵及软组织周围时,常出现反应骨(骨壳);而骨肉瘤患者的年龄较轻,多发生于长骨干骺端,病变的骨质破坏更明显,常向周边正常骨浸润,多有软组织肿块和放射状骨膜反应及 Codman 三角。

　　病理科:本例为成骨性肿瘤,诊断的关键在于侵袭性骨母细胞瘤 / 上皮样骨母细胞瘤和骨母细胞瘤样骨肉瘤之间的鉴别,这一直以来都是骨肿瘤诊断中的一大难点。两者鉴别困难主要是由于它们在影像学改变及病理形态上均有一定的交叉。

骨母细胞瘤是一种形态与骨样骨瘤类似,但是具有生长潜能且通常直径 >2cm 的局部侵袭性成骨性肿瘤,属中间型,占原发性骨肿瘤的 1%,男女发病比例约为 2∶1,发病高峰年龄为 20~30 岁。任何骨均可发生,脊柱特别是椎弓(后附件)是最常见的发病部位,约占所有病例的 1/3,87% 的病例存在 FOS 重排。

骨母细胞瘤样骨肉瘤是普通型骨肉瘤的组织学亚型,肉瘤细胞呈上皮样,类似于上皮样骨母细胞瘤。当出现以下情况,则更支持骨母细胞瘤样骨肉瘤的诊断:影像学恶性表现为主,缺乏硬化性边缘;肿瘤直径 >5cm;形态学表现为毁损性浸润性生长方式,髓内宿主骨小梁浸润,皮质穿透性浸润,软组织肿块;骨小梁之间有程度不等的异型细胞,出现不典型核分裂,缺乏红细胞渗出、疏松的血管纤维性间质,病变中出现多量蕾丝样骨样基质;罕见的软骨成分;肿瘤缺乏成熟现象,骨小梁周围无骨母细胞被覆。其中肿瘤呈毁损性浸润性生长是与骨母细胞瘤鉴别最可靠的组织学特征。87% 的骨母细胞瘤存在 FOS 重排,小部分存在 FOSB 重排,有助于诊断及鉴别诊断。

本例患者临床进展快速,虽然病灶刮除时尚不足以直接诊断骨母细胞瘤样骨肉瘤,但确实也需考虑;术后 2 个月影像学检查中病灶进展明显,提示恶性,截肢标本病理已完全是骨母细胞瘤样骨肉瘤图像,与临床完全吻合。

骨肿瘤科:术前影像学、病理检查提示骨母细胞瘤,术后病理提示骨肉瘤可能。术后 2 个月病变快速进展,出现骨膜反应并形成软组织肿块,考虑骨母细胞瘤样骨肉瘤。由于第一次手术的局限性及局部污染,故第二次手术行半骨盆截肢根治术。

肿瘤内科:骨母细胞瘤与骨母细胞瘤样骨肉瘤较容易混淆,鉴别诊断需要依据病理、影像及病变生物学行为。该患者首次手术治疗后短期内复发,病理可见肿瘤在髓腔内呈浸润性生长,肿瘤细胞异型明显,并伴有肿瘤性骨样基质形成,故最终诊断应考虑骨母细胞瘤样骨肉瘤。术后应按照骨肉瘤标准治疗方案行术后化疗。

经验分享

1. 骨母细胞瘤是具有局部侵袭的成骨性肿瘤,ICD-O 编码 9200/1,属中间型;具有临床进展和复发的趋势。

2. 上皮样骨母细胞瘤和骨母细胞瘤样骨肉瘤在影像学改变及病理形态上有一定的交叉,两者鉴别困难。骨母细胞瘤样骨肉瘤毁损性浸润性生长方式是与骨母细胞瘤鉴别时最可靠的组织学特征。

3. 穿刺活检观察局限,即使病理特征提示骨母细胞瘤,骨肿瘤科医生也必须警惕肿瘤的进展、复发和 / 或转移;骨肿瘤科 - 放射科 - 病理科的密切协作才是获得精确诊断的唯一途径。

4. 骨肉瘤发病率居于全部恶性骨肿瘤的首位(44.6%),占原发骨肿瘤的 15.5%,男女之比为 2.3∶1.0。发病年龄 4~60 岁,15~25 岁最多,占 3/4 以上。

5. 通常 30 岁以下好发于长管骨,50 岁以上多见于扁骨。股骨下端(50% 以上)和胫骨上端(即膝关节附近)最为常见,占 68%~80%,其次为肱骨和股骨近端。

6. 典型影像特征　90% 发生于青少年、90% 发生于长骨干骺端、90% 会发生肿瘤性成骨。

参考文献

［1］FLANAGAN A M, LINDSAY D. A diagnostic approach to bone tumours. Pathology, 2017, 49（7）: 675-687.

［2］GAMBAROTTI M, DEI TOS A P, VANEL D, et al. Osteoblastoma-like osteosarcoma: high-grade or low-grade osteosarcoma?. Histopathology, 2019, 74（3）: 494-503.

［3］GÖRGÜN Ö, SALDUZ A, KEBUDI R, et al. Malignant transformation of aggressive osteoblastoma to ostesarcoma. Eklem Hastalik Cerrahisi, 2016, 27（2）: 108-112.

［4］MCHUGH K E, REITH J D, LUCAS D R, et al. A typical "Sclerosing" Osteoblastic Neoplasm: A tumor of intermediate biological potential between usual osteoblastoma and conventional osteosarcoma. Am J Surg Pathol, 2019, 43（5）: 610-617.

［5］OZGER H, ALPAN B, SÖYLEMEZ M S, et al. Clinical management of a challenging malignancy, osteoblastoma-like osteosarcoma: A report of four cases and a review of the literature. Ther Clin Risk Manag, 2016, 17（12）: 1261-1270.

［6］PADUBIDRI A A, BERTRAND T E. Transformation of ischial osteoblastoma into high-grade osteoblastoma-like osteosarcoma. Orthopedics, 2019, 42（3）: e343-e345.

病例 4　骨化"三有"的肿瘤

病例简介

患者男性,31 岁。主诉:患者于 2015 年 10 月因运动后扭伤右前臂,已 3 月余。

现病史:外院 X 片示右桡骨近端骨旁高密度骨化影。外院穿刺活检,病理提示骨软骨瘤可能。当地医院给予保守治疗,疗效不佳,遂至病理科会诊,考虑骨旁骨肉瘤。

体格检查:右肘部皮肤轻度隆起,表面未见静脉怒张,可扪及 6cm × 4cm 大小硬质肿物,局部皮温无明显升高,无压痛。

影像学检查

右尺桡骨 X 线正侧位(图 4-1a)、CT 横断位、矢状位重建及容积重建(图 4-1b~f)示右桡骨近端皮质旁类圆形分叶状成骨性肿块,密度不均匀,部分与骨皮质紧密相连,局部与近侧骨皮质间可见透亮带,未见明显髓腔及骨皮质破坏,无骨膜反应。

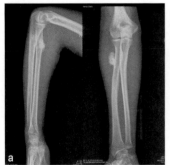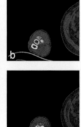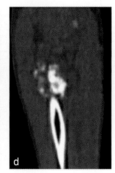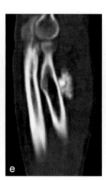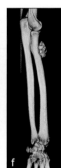

图4-1　患者X线及CT

会诊病理

(右桡骨近端活检)镜下见分化比较成熟的排列不规则的编织骨,周围无骨母细胞被覆,伴少量梭形细胞增生,结合影像学首先考虑骨旁骨肉瘤。

MDT 讨论

影像科:患者为青年男性,外伤后出现右前臂疼痛,X 线及 CT 提示右桡骨近端骨皮质旁高密度骨化肿块,呈类圆形分叶状,部分与骨皮质紧密相连,部分与近侧骨皮质间可见透亮带,未见明显髓腔及骨皮质的骨质破坏、骨膜反应,诊断为成骨性肿瘤性病变,骨旁骨肉瘤可能。

病理科：患者于外院穿刺活检，本科会诊，镜下见分化比较成熟的排列不规则的编织骨，周围无骨母细胞被覆，伴少量温和少细胞性梭形细胞增生，结合影像学，首先考虑右桡骨近端骨旁骨肉瘤。

骨肿瘤科：患者为年轻男性，外伤后发现右桡骨近端骨旁高密度骨化影，结合影像及病理结果，首先考虑右桡骨近端骨旁骨肉瘤。骨旁骨肉瘤生长缓慢，症状轻微，预后较普通型骨肉瘤好。

肿瘤内科：患者病灶未见明显髓腔及骨皮质破坏、骨膜反应，可早期完整切除肿瘤，术前不予化疗。

初步诊断

右桡骨近端骨旁骨肉瘤。

治疗过程

患者入院后完善相关检查，于 2016 年 1 月行右桡骨近端瘤段切除、髂骨植骨、弹性钉内固定术。术后 X 线如图 4-2 所示。

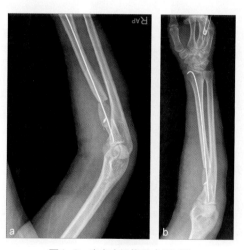

图4-2　患者右尺桡骨术后X线

术后病理

右桡骨近端骨旁骨肉瘤去分化，去分化成分为高级别多形性肉瘤。肿瘤未累及骨皮质。

高分化成分（图 4-3a HE×40, b HE×100），肿瘤由低级别的梭形细胞及分化较成熟的编织骨构成，编织骨略呈平行排列，周围无骨母细胞被覆，肿瘤浸润横纹肌。去分化成分（图 4-3c HE×100），肿瘤由高级别的肉瘤细胞构成，肿瘤细胞呈多形性，异型明显，核分裂象易见，未见明显成骨。

最终诊断

右桡骨近端骨旁骨肉瘤去分化，去分化成分为高级别多形性肉瘤。

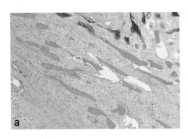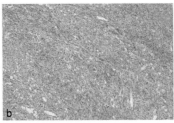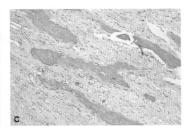

图4-3　术后病理图片（HE染色）

随访情况

术后于 2016 年 2 月 23 日至 2016 年 8 月 9 日期间给予 MAPI 方案［具体剂量：甲氨蝶呤（MTX）10g/m²，多柔比星（ADM）75mg/m²，顺铂（DDP）100mg/m²，异环磷酰胺（IFO）10g/m²］化疗 8 次，化疗期间出现 I 度粒细胞减少、II 度急性药物性肝损伤等不良反应，用药后好转。之后定期复查。

患者术后分别于第 3 个月、第 5 个月、第 8 个月和第 12 个月进行了 X 线复查（图 4-4）。

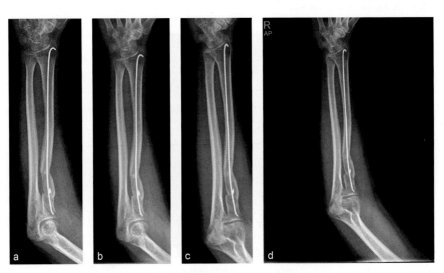

图4-4　患者术后右桡骨3、5、8、12个月的X线

MDT 点评

影像科：骨旁骨肉瘤是骨肉瘤中的少见亚型，是骨表面骨肉瘤的最常见型，发病高峰为 30 岁，女性稍多。约 70% 的病例发生于股骨远端干骺端区域的后部。临床病史一般较长，偶尔疼痛。X 线和 CT 上常显示骨皮质旁的宽基底成骨性病灶，呈分叶状，较大者包绕骨皮质生长，病灶中央密度较外周高，靠近骨皮质侧的瘤体密度较边缘部瘤体高。肿瘤与附着骨皮质之间可有线样透亮区，即所谓 "线状征"。附着处骨皮质可增厚或破坏，髓腔浸润多见。MRI 上病灶显示为以低信号为主高低混杂信号，有部分病灶边缘可见类似骨软骨瘤的 "软骨帽"，呈 T_1WI 低信号，T_2WI 高信号影。当肿瘤内软组织成分较多并伴明显强化，出血坏死时，需警惕去分化可能。ECT 检查病灶区可见核素浓聚。

该病例为年轻男性,发病部位为不常见的桡骨近端,具有骨旁骨肉瘤典型影像特征。虽然没有骨皮质及髓腔破坏,但部分肿瘤骨呈散在云絮状,边界不清,提示有较多的实性软组织肿块,符合去分化表现。

骨旁骨肉瘤应与骨膜骨肉瘤、普通型骨肉瘤、骨软骨瘤、骨化性肌炎等病变相鉴别。

1. **骨膜骨肉瘤**　多为青年发病,病程较短,局部肿块和疼痛为主要临床症状。病灶起源于骨膜,相对较小,好发于股骨和胫骨骨干。表现为骨表面软组织肿块伴有不同程度垂直针样或簇状钙化骨化,病灶可包绕骨干,骨皮质常有增厚,骨髓一般不累及。肿瘤的成软骨细胞成分在 MRI T$_2$WI 上表现为高信号,强化表现典型。

2. **骨软骨瘤**　肿瘤基底部与正常的骨皮质及松质骨相移行,髓腔相通,骨小梁相延续,软骨帽可见钙化,肿瘤与皮质骨间无线状征,也无包绕骨干的倾向。

3. **普通型骨肉瘤**　发生于髓内的骨肉瘤,好发于年轻人的长骨干骺端,表现为溶骨性和成骨性或混合性骨质破坏,不成熟肿瘤骨,常见骨膜反应、Codman 三角、软组织肿块。

4. **骨化性肌炎**　好发于青年男性,多有外伤病史,表现为沿肌束走行分布的肿块,外周出现不同程度的骨化,与骨旁骨肉瘤相反,其钙化的特点是中央疏松,周边密实(带状征),与邻近骨间有较宽的透亮间隙带。

病理科:骨旁骨肉瘤不同于普通型骨肉瘤,组织学分级为 I 级,预后好。肿瘤细胞和肿瘤性骨的高分化性,以及缺乏细胞多形性,是它区别于普通型骨肉瘤最显著的特点。典型病例由大量狭长而具平行排列倾向的高分化骨小梁构成,或者有大量编织骨和骨样组织岛在骨旁生长,大部分骨小梁周围缺乏骨母细胞被覆,骨小梁之间可充满低细胞性纤维间质。梭形成纤维细胞的核呈卵圆形,有轻度不典型性,仅有少量核分裂,成纤维细胞之间有胶原形成。这种低细胞性纤维间质取代正常的骨髓造血细胞和脂肪组织的表现,是骨旁骨肉瘤的重要特征之一。

根据本例患者病理组织形态及其影像学改变,诊断骨旁骨肉瘤不难,关键是肿瘤内部分区域肿瘤细胞呈高级别多形性肉瘤表现,提示肿瘤去分化。因此最终的病理诊断为骨旁骨肉瘤局部去分化,去分化成分为高级别多形性肉瘤。骨旁骨肉瘤发生去分化的比例为15%~43%,可以出现在疾病的一开始,但更多的是发生在疾病复发时。因此,标本的充分取材对发现去分化成分非常重要,特别需对影像学提示去分化的部位进行重点充分取材。低级别骨肉瘤是否发生去分化及去分化的成分直接影响患者的预后。大于85%的骨旁骨肉瘤病例中可检测到 *MDM2* 基因的扩增,这有助于进行诊断和鉴别诊断。

骨肿瘤科:骨旁骨肉瘤早期完整切除肿瘤可获得较好的预后。在遵循骨肿瘤外科治疗原则的基础上,广泛切除、保障安全的外科边界仍然是骨旁骨肉瘤治疗的关键。但术后 10% 的肿瘤可去分化,一旦肿瘤发生了去分化,恶性程度会增高,应视为高度恶性的骨肉瘤,手术切除后应按照普通型骨肉瘤行术后化疗。

肿瘤内科:该患者术前影像学符合典型的骨旁骨肉瘤,是骨肉瘤的一种亚型,属于低度恶性。其预后明显好于普通型骨肉瘤,故治疗以手术根治性切除为主,不考虑术前化疗。本例患者术后病理确诊为骨旁骨肉瘤,局部去分化,则恶性程度上升为高度恶性骨肉瘤。术后治疗方案需按照普通型骨肉瘤标准化疗。化疗结束后应按照标准骨肉瘤随访流程进行定期复查和随访。

经验分享

1. 骨旁骨肉瘤是一种少见的起源于骨表面的原发性低度恶性骨肿瘤,也是骨表面骨肉瘤中最常见的类型,约占骨肉瘤的 4%。但部分病例局部出现去分化时,其恶性程度增加。

2. 发病高峰在 20~40 岁,女性略多于男性。发病缓慢,病程较长,约 70% 的病例发生于股骨远端后侧的表面,其次为胫骨和肱骨的近端。

3. 影像学表现为"三有" ①沿一侧骨皮质表面生长的分叶状外生性肿块,有包绕骨干生长的倾向,瘤骨基底部及中心部密度更高,外周密度相对较低。②以宽基底邻接或附着于母骨皮质,肿瘤和正常骨皮质之间的透亮间隙即"线状征"为其特征性表现。③相邻骨皮质可增厚、侵蚀破坏,可侵犯髓腔。若肿瘤内实性成分较多、强化明显,或出血坏死,提示去分化可能。

4. 典型病例由平行排列倾向的高分化骨小梁和小梁间轻度异型的梭形肿瘤细胞构成。当肿瘤细胞多形性和异型性增加时,提示肿瘤发生去分化可能。*MDM2* 基因扩增有助于骨旁骨肉瘤的诊断。

5. 治疗以外科手术切除为主,早期广泛切除肿瘤可获得较好的预后。如果出现高级别去分化成分,应辅助化疗。

参考文献

[1] TEMPLE H T, SCULLY S P , O"KEEFE R J , et al. Clinical outcome of 38 patients with juxtacortical osteosarcoma. Clin Orthop Relat Res, 2000, 373: 208-217.

[2] 孙文萍,李梅,孙贞魁,等. 骨旁骨肉瘤的影像学表现及相关病理改变. 中国医学计算机成像杂志, 2020, 26(3), 266-270.

病例 5 小肿块，大问题

病例简介

患者男性，62岁。主诉：2014年10月无明显诱因下出现左小腿下段肿胀伴疼痛，已4月余。

现病史：下肢活动无受限，当时未给予重视，未治疗。后自觉症状加重，遂至 MDT 门诊就诊。

体格检查：左小腿下段内侧可见 2cm×2cm 大小的肿块，质硬，局部皮肤红肿，略有压痛。

影像学检查

X线正位（图 5-1a）、CT 冠状位重建及横断位骨窗、软组织窗示左胫骨远端内侧软组织区见软组织肿块伴斑片高密度影，胫骨远端局部骨皮质不光整，见少许骨膜反应，周围软组织肿胀（图 5-1b~d）。

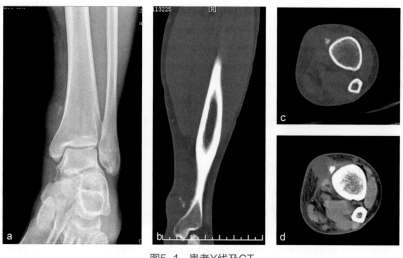

图5-1 患者X线及CT

MRI 示 T_1WI 示左小腿远端内侧软组织肿块，呈 T_1WI 低信号（图 5-2a、d）、T_2WI 高信号（图 5-2b、c），增强后轻度环形强化（图 5-2e），病灶与胫骨远端皮质分界欠清，髓腔未受累，周围软组织肿胀。

首次 MDT 讨论

影像科：X线、CT示左小腿远端内侧软组织肿块，内见高密度斑片影，胫骨远端内侧局

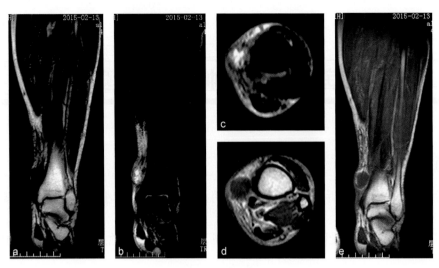

图5-2　患者MRI

部骨皮质不光整,见少许骨膜反应;MRI 示左小腿远端内侧软组织肿块伴信号异常,病灶与胫骨内侧骨皮质分界欠清,周围软组织肿胀;ECT 示左踝关节软组织内放射性核素浓聚;考虑骨外骨肉瘤或骨化性肌炎可能,具体诊断需依靠病理及免疫组化。

　　骨肿瘤科:患者为老年男性,慢性起病,局部症状明显,结合影像学首先考虑左小腿远端软组织恶性肿瘤可能性大,建议患者穿刺活检明确诊断。

初步诊断

　　左小腿远端软组织肉瘤。

穿刺病理

　　细针穿刺细胞学诊断(左小腿近踝部):穿刺涂片内见异型梭形细胞增生,伴钙化,首先考虑肿瘤性病变,恶性可能性大。

MDT 第二次讨论

　　病理科:左小腿近踝部细针穿刺细胞学涂片内可见异型梭形细胞增生,伴钙化,首先考虑恶性肿瘤性病变,以骨表面骨肉瘤可能性大。

　　影像科:左小腿远端胫骨旁软组织肿块伴钙化骨化灶,符合骨表面骨肉瘤或骨外骨肉瘤特征。

　　骨肿瘤科:患者为老年男性,慢性起病,局部症状明显,结合影像学及病理学,首先考虑左胫骨远端骨表面骨肉瘤,建议患者行左小腿远端肿瘤扩大切除术,术后根据病理结果决定是否化疗。

治疗方法

　　患者入院后完善相关检查,于 2015 年 2 月 26 日行左小腿下段恶性软组织肿瘤扩大切

除 + 小腿肌瓣转移术。

术后病理

左胫骨远端高级别骨表面骨肉瘤。

肿瘤在骨表面生长,浸润周围软组织(图 5-3a HE×40,b HE×100);肿瘤细胞呈梭形,异型明显,核分裂象易见(图 5-3c HE×200),并见多量肿瘤性骨样基质形成(图 5-3d HE×100)。

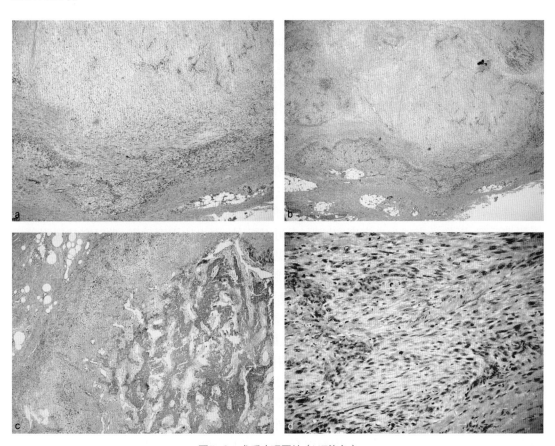

图5-3 术后病理图片(HE染色)

最终诊断

左胫骨远端高级别骨表面骨肉瘤(high-grade surface osteosarcoma, HGSO)。

随访情况

患者术后行单药化疗 5 次,化疗期间发现左小腿皮瓣处血运较差,成活概率不大,遂行左大腿截肢术。术后 3 个月、6 个月、1 年、2 年、3 年定期复查。

左下肢截肢标本病理诊断:左胫骨远端高级别骨表面骨肉瘤肿块切除术后,瘤床软组织内见肿瘤性成骨,局部骨皮质见少量退变的肿瘤细胞及骨样组织。

MDT 点评

影像科：患者年龄较大，临床症状以小腿远端肿块、肿胀和疼痛为主。影像学表现为左小腿远端胫骨旁软组织肿块伴软组织内骨化影（肿瘤性成骨），相邻胫骨远端骨皮质稍增厚，少许骨膜反应，要考虑到骨表面骨肉瘤和骨外骨肉瘤的可能性，结合穿刺病理、术后病理结果，符合高级别骨表面骨肉瘤的诊断。

骨表面骨肉瘤是特指起源于骨膜组织和骨表面的一组骨肉瘤，包括骨旁骨肉瘤、骨膜骨肉瘤和高级别骨表面骨肉瘤这三种亚型。

高级别骨表面骨肉瘤：少见，恶性程度高，好发于长骨骨干，发病高峰为 20 岁，影像学表现为皮质外表面的椭圆形或卵圆形病变，肿瘤的长轴与宿主骨长轴平行，以宽基底连接于下方骨。肿瘤内钙化骨化程度及分布各异，常表现为绒毛状、模糊的不成熟骨，也可呈针状或类似于软骨钙化。约半数的高级别骨表面骨肉瘤存在皮质破坏及增厚，局灶延伸至髓腔，较其他类型表面骨肉瘤有更大的环周受累。骨膜反应不常见。病灶与周围软组织边界不规则，界限不清。

骨膜骨肉瘤：恶性程度属于中等级别，好发于股骨和胫骨骨干，发病高峰为 20 岁，影像学表现为在骨皮质表面形成兼有溶骨和成骨表现的肿块，肿块与皮质骨接触广泛，可环绕骨周长的 50%，可见放射状骨针，偶见 Codman 三角，骨内膜完整，髓腔受累罕见。

骨旁骨肉瘤：是最常见的骨表面骨肉瘤，低度恶性，发病高峰为 30 岁，好发于股骨远端干骺端后部，影像学表现为高密度卵圆形、分叶状病灶，中央比周围致密，常以宽基底附着于骨皮质，骨皮质可以正常、增厚或破坏，也可见髓内骨化。体积大的肿瘤有围绕骨生长（即包裹性病灶）的倾向，在 X 线和 CT 片上可见肿瘤不附着于皮质部分，且与其下皮质骨之间有透亮缝隙，即透亮线征的特征性改变。一般不见骨膜反应。

骨表面骨肉瘤需与骨化性肌炎相鉴别。骨化性肌炎患者一般有外伤史，病灶往往外周成骨比较活跃且成熟，形成骨壳，中心密度低，即"带状征"，且一般无骨膜反应。

病理科：高级别骨表面骨肉瘤的组织学瘤谱与普通型骨肉瘤是完全相同的，可以是骨母细胞型、软骨母细胞型或纤维母细胞型，或者是多种组织学类型的混合，但所有肿瘤成分都具有高级别的细胞学特征和肿瘤性骨样组织形成。肿瘤细胞多形性明显，核分裂多见，可见病理性核分裂，与低级别的骨旁骨肉瘤相鉴别。如果高级别骨表面骨肉瘤以软骨母细胞型骨肉瘤成分为主，可能会与骨膜骨肉瘤混淆，但前者肿瘤细胞的异型性更加明显，肿瘤中常有大片间变性梭形细胞肉瘤区域。此外，高级别骨表面骨肉瘤不会出现低级别骨肉瘤成分，可与骨旁骨肉瘤去分化鉴别。本例肿瘤以骨表面生长为主，镜下见高级别梭形细胞肉瘤伴大量肿瘤性成骨，高级别骨表面骨肉瘤诊断明确。

骨肿瘤科：患者为老年男性，结合影像及病理，诊断为高度恶性表面骨肉瘤，因高级别骨表面骨肉瘤恶性程度高，皮瓣未成活，遂行截肢术。

肿瘤内科：该患者在术前穿刺时未明确具体病理分型，结合患者高龄，故未行术前化疗。术后病理明确为高级别骨表面骨肉瘤，故立即予全身治疗。

表面骨肉瘤各亚型的临床过程、影像学表现、病理学特点和预后等有很大差异，因此治疗方法也不尽相同。在了解各自的特点之后，对其诊断和治疗则相对容易，对于骨旁骨肉瘤和骨膜骨肉瘤，局部切除的范围至关重要；而对于高级别骨表面骨肉瘤，则必须与髓内经典骨肉瘤一样采用手术和化疗相结合的综合治疗。临床、影像学和病理学医师对三者的认识程度可能是决定患者预后的直接影响因素。

经验分享

1. 骨表面骨肉瘤　特指起源于骨膜组织和骨表面的一组骨肉瘤,其发病率较低,可分为骨旁骨肉瘤、骨膜骨肉瘤和高级别骨表面骨肉瘤三种类型,生物学行为分别为低度恶性、中度恶性和高度恶性;ICD-O 编码 9194/3。

2. 高级别骨表面骨肉瘤　是表面骨肉瘤中最少见的亚型,在骨肉瘤中占比不到 1%。发病年龄广泛,高发年龄为 10~30 岁,男女发病之比约 2.2∶1.0。临床常见症状是局部包块,可有肿胀及疼痛。

3. 高级别骨表面骨肉瘤　好发部位依次为股骨、胫骨、肱骨、桡骨,常见于骨干。

4. 影像学显示皮质表面的卵圆形肿块,长轴与宿主骨长轴平行,以宽基底连接于下方骨。钙化骨化位于病灶中心,呈绒毛状、针状或类似于软骨钙化,髓腔可受累,骨膜反应不常见。

5. 高级别骨表面骨肉瘤　恶性程度高,预后较差,须给予手术和化疗相结合的综合治疗。

参考文献

[1] CHEN W M, WU P K, CHEN C F, et al. High-grade osteosarcoma treated with hemicortical resection and biological reconstruction. J Surg Oncol, 2012, 105(8): 825-829.

[2] DENG Z, HUANG Z, DING Y, et al. High-grade surface osteosarcoma: Clinical features and oncologic outcome. J Bone Oncol, 2020, 23: 100288.

[3] LEE S J, LANS J, COOK S D, et al. Surface osteosarcoma: Predictors of outcomes. J Surg Oncol, 2021, 124(4): 646-654.

[4] WHO Classification of Tumors Editorial Board. Soft tissue and bone tumors. Lyon: IARC Press, 2020.

[5] XIE L, XU J, SUN X, et al. Apatinib for advanced osteosarcoma after failure of standard multimodal therapy: An open label phase Ⅱ clinical trial. Oncologist, 2019, 24(7): e542-e550.

病例 6　疼与巢

病例简介

患者男性,13 岁。主诉:患者 2018 年 5 月出现左上臂远端肿胀、疼痛,活动受限已 7 月余。

现病史:疼痛在夜间尤为剧烈。在当地中医院进行拔火罐治疗,无明显效果。为进一步明确诊断,转至 MDT 门诊就诊。

体格检查:左侧上臂远端可见一肿块,呈椭圆形,大小约 6cm×6cm,质软,边缘清楚,压痛明显,皮温不高,远端血运及感觉可,活动明显受限。

实验室检查:碱性磷酸酶 145U/L(↑),白细胞计数 6.2×10⁹/L[成人正常值(3.5~9.5)×10⁹/L]。

影像学检查

2018 年 5 月 29 日 CT 示左肱骨远端冠状窝溶骨性破坏区,内见点片状钙化灶,周围明显反应性增生硬化,病灶近端皮质可见成熟骨膜反应(图 6-1a~c);MRI 示相应区域骨质信

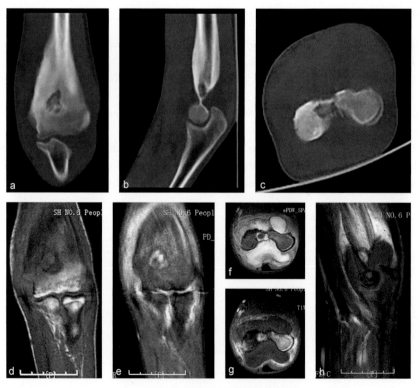

图6-1　患者2018年5月29日CT及MRI

号异常（图 6-1d~f），呈 T_1WI 低信号、T_2WI 压脂高信号，其内可见斑点状低信号，周围骨髓水肿，可见成熟骨质增生硬化。关节腔积液，滑膜组织明显增生，周围软组织肿胀，增强可见病灶内部分强化（图 6-1g、h）。

2018 年 5 月 31 日 SPECT/CT 示左肱骨远端髁间骨代谢异常活跃，相应 CT 显示骨质破坏伴周围反应性增生硬化（图 6-2）。

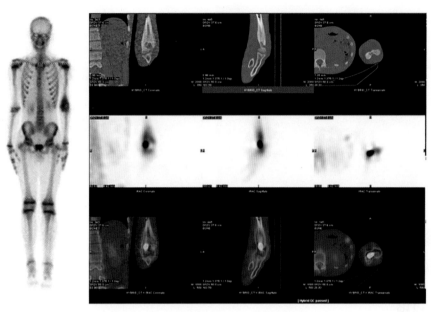

图6-2　患者2018年5月31日SPECT/CT

首次 MDT 讨论

影像科：左肱骨远端冠状窝有类圆形低密度瘤巢，瘤巢内有钙化灶，周围骨质明显增生硬化，MRI 示瘤巢及低信号钙化灶，周围伴有显著骨髓水肿，SPECT/CT 发现左侧肱骨远端冠状窝骨代谢异常活跃。综上，诊断首先考虑骨样骨瘤可能性大，需结合病理进一步明确诊断。

骨肿瘤科：患儿左肱骨远端痛性病灶，疼痛剧烈，结合影像学表现，骨样骨瘤可能性大，建议手术治疗并明确诊断。

肿瘤内科：骨样骨瘤为常见的原发性良性骨肿瘤，影像学有典型的低密度瘤巢，有夜间痛和服用非甾体抗炎药效果明显等特点。治疗以手术为主，目前也有环钻切除、冷冻消融、射频消融和激光热凝固等局部治疗方法，无化疗指征。

初步诊断

左肱骨远端骨样骨瘤。

治疗过程

患者于 2018 年 6 月 4 日行左肱骨远端病损切除 + 植骨术。

术后病理

左肱骨远端结合影像学改变,诊断骨样骨瘤。

镜下见成片的编织骨,表面见骨母细胞被覆,骨母细胞无异型;骨小梁间为富于血管的疏松结缔组织,并可见少量破骨巨细胞(图6-3)。

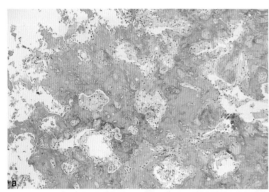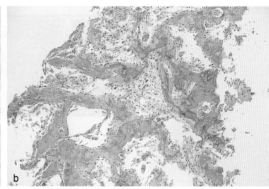

图6-3 术后病理图片(HE染色×100)

最终诊断

左肱骨远端骨样骨瘤(osteoid osteoma)。

MDT 讨论

影像科:骨样骨瘤是一种常见的骨组织来源的良性骨肿瘤,好发于青少年股骨及胫骨骨干皮质下,典型影像学表现为瘤巢和周围骨皮质明显硬化。夜间疼痛剧烈,服用水杨酸类药物缓解是其典型的临床症状。

根据瘤巢部位本病分为骨皮质型、松质骨型、骨膜下型、关节囊内型。①骨皮质型:瘤巢位于骨皮质,周围骨质硬化广泛,以瘤巢所在处最明显;②松质骨型:瘤巢位于松质骨,周围仅有轻微的硬化环;③骨膜下型:少见,病灶可被膜化骨壳包绕,邻近皮质硬化轻微;④关节囊内型:病变常伴有关节积液和滑膜炎。

关节囊内的骨样骨瘤较少见,约占骨样骨瘤的18%。以下肢关节多见,髋关节多发,踝、肘、腕、膝关节少见。髋关节好发于股骨颈基底部内侧,踝关节好发于距骨颈,肘关节好发于肱骨冠状窝。瘤巢多位于皮髓质交界区,易破入关节囊,可引起不同程度的滑膜增生及关节积液。本例为典型发生于肱骨冠状窝的骨样骨瘤表现,发生于皮质侧的瘤巢<2cm伴钙化灶,周围反应性骨增生硬化,骨髓水肿明显,关节腔滑膜增生及大量积液。

关节囊内的骨样骨瘤临床表现不典型,非甾体抗炎药疗效欠佳。瘤巢较小,X线片显示率不高,反应性增生明显,严重时出现异位骨化,易误诊为骨髓炎。MRI空间分辨率低难以显示瘤巢,同时伴发的骨髓水肿、关节腔积液及滑膜增生也影响观察,易与非特异性关节炎、滑膜炎等混淆。部分病变可引起骨骼发育异常,进而忽略瘤巢本身。CT薄层扫描利于显示瘤巢及其中心的钙化灶,同位素扫描可显示瘤巢强摄取。发生于骨干的骨样骨瘤也需要与骨母细胞瘤相鉴别,后者有局部侵袭性,瘤巢直径>2cm,常发生于松质骨。Brodie骨脓肿多发生于干骺端中心部位,病灶内部多为脓液,边界清楚,可见硬化带,无明显骨膜反应。皮质的疲劳骨折也可见明显的骨质增生硬化,但其中央为骨折线,而无瘤巢。

病理科:骨样骨瘤病变的中心(瘤巢)为被覆骨母细胞的编织骨骨小梁,骨小梁间为富于血管的疏松结缔组织。编织骨常排列呈微梁状,也可以呈片状。破骨巨细胞可以非常明显。骨母细胞不存在明显的细胞核多形性。瘤巢周围可见明显的反应性增生骨。瘤巢与周围反应骨之间的交界面清晰,界限清楚,这一表现支持骨样骨瘤惰性的局部的生物学行为。骨样骨瘤在组织学形态上无法与骨母细胞瘤相鉴别,二种病变通过大小区分:病变 <2cm 为骨样骨瘤。FOS 基因重排可见于骨样骨瘤和骨母细胞瘤。

骨肿瘤科:骨样骨瘤手术治疗的关键是完全破坏瘤巢,瘤巢切除后,症状消失。骨样骨瘤治疗方式:①保守治疗,选择非甾体抗炎药治疗;②手术治疗,开放手术完整切除为最常见的治疗方式,刮除植骨;③ CT 引导下介入治疗如射频消融等。

经验分享

1. 骨样骨瘤属于良性成骨性肿瘤,约占良性骨肿瘤的 1.66%~10.00%。夜间疼痛明显,服水杨酸制剂可暂时缓解。关节囊内骨样骨瘤可表现为关节炎和滑膜炎的症状。ICD-O 编号:9191/0。

2. 好发于儿童、青少年,90% 发生于 10~30 岁,女性的发病率仅占男性的 30%,好发于长骨骨干皮质(股骨、胫骨、肱骨),脊柱多位于附件。关节囊内骨样骨瘤约占 18%。

3. 关节囊内骨样骨瘤瘤巢小,反应性增生及关节腔积液明显,X 线及 MRI 易漏诊、误诊,CT 是诊断关节囊内骨样骨瘤最为准确的影像学检查方法;SPECT/CT 融合图像有利于发现隐匿性病变。

4. 骨样骨瘤病理诊断的关键为发现瘤巢,即被覆骨母细胞的编织骨骨小梁,骨小梁间为富于血管的疏松结缔组织。FOS 基因重排检测可用于辅助性诊断。

5. 由于肿瘤体积小,成骨肥厚,需反复核对影像,确保完全去除瘤巢。

参考文献

[1] ADAMS C, BANKS K P. Bone Scan. Florida: StatPearls Publishing, 2021.

[2] CARNEIRO B C, DA CRUZ IAN, ORMOND FILHO A G, et al. Osteoid osteoma: The great mimicker. Insights Imaging, 2021, 12(1): 32.

[3] DOOKIE A L, JOSEPH R M. Osteoid Osteoma. Florida: StatPearls Publishing, 2021.

[4] LIMAIEM F, BYERLY D W, MABROUK A. Rahulkumar Singh Osteoblastoma//StatPearls [Internet]. Treasure Island (FL): StatPearls Publishing, 2024.

[5] IYER R S, CHAPMAN T, CHEW F S. Pediatric bone imaging: Diagnostic imaging of osteoid osteoma. AJR Am J Roentgenol, 2012, 198(5): 1039-1052.

[6] 傅颖颖,颜方方,柳方,等.关节囊内骨样骨瘤影像学表现及分析.临床放射学杂志,2021,40(3): 570-574.

病例 7　少见的短状骨肿瘤

病例简介

　　患者女性,59 岁。主诉:患者 2016 年出现右足背部肿胀、疼痛,伴活动受限。

　　现病史:进行性加重,未治疗。于我院 MDT 门诊就诊。行足背肿块穿刺活检。

　　体格检查:右足背可见明显肿胀,局部有压痛,活动稍受限,肢端血运较好,无明显瘀点瘀斑。

影像学检查

　　X 线(图 7-1a)、CT(图 7-1b)示右足第 3 跖骨基底部及外侧楔骨骨质破坏,第 3 跖骨髓腔内骨质硬化改变,周围软组织肿胀伴钙化;MRI 示右足外侧楔骨、骰骨及第 3、4 跖骨基底部大片状异常信号影,T_1WI(图 7-1c)低信号,T_2WI 压脂(图 7-1d~f)高信号,边界清楚,软组织见不规则状 T_1WI 更低信号,T_2WI 压脂更高信号影。

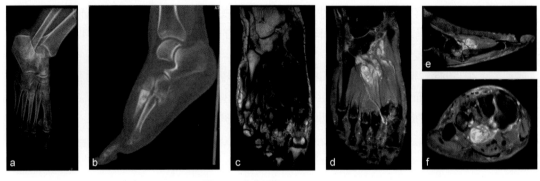

图7-1　患者X线、CT及MRI

MDT 讨论

　　影像科:患者为女性,59 岁,右足第 3 跖骨骨质破坏,髓腔内骨质硬化改变,周围软组织肿胀伴钙化;MRI 示外侧楔骨、骰骨及第 3、4 跖骨基底部骨质信号异常,周围软组织见不规则状团块状异常信号,T_1WI 为明显低信号,T_2WI 压脂为明显高信号。综合考虑患者右足滑膜来源病变侵犯骨质可能,需结合病理进一步明确诊断。

　　病理科:右足背活检示低度恶性间叶性肿瘤,伴骨、软骨化生,肿瘤呈浸润性生长,影像学提示骨皮质破坏,考虑软组织混合瘤可能,建议肿瘤完整切除后明确诊断。

　　骨肿瘤科:患者为女性,59 岁,右足背明显肿胀,局部有压痛,临床症状明显,影像学提示右足跗骨多发骨质破坏,周围软组织肿块伴黏液样改变,病理活检提示低度恶性间叶性肿瘤,考虑右足软组织混合瘤可能性大,建议患者行右足肿瘤局部切除术,术后病理进一步明确诊断。

肿瘤内科:患者穿刺病理提示低度恶性间叶性肿瘤,根据软组织肿瘤诊疗指南,目前无术前化疗指征。建议手术治疗后根据术后病理决定下一步治疗方案。

初步诊断

右足软组织混合瘤。

治疗过程

行右足软组织骨肿瘤切除术。术后病理示软骨黏液样纤维瘤样骨肉瘤(CMF-like OS),遂于术后 1 个月行右足赛姆截肢术 + 跟腱延长术。

病理结果

术后病理:右足第 3 跖骨软骨黏液样纤维瘤样骨肉瘤,肿瘤侵犯第 2、3、4 跖骨,以及外侧楔骨和骨旁软组织。

肿瘤呈分叶状,小叶中央富于黏液、细胞稀疏;小叶周边富于细胞,并伴异型,类似软骨黏液样纤维瘤(CMF)(图 7-2a HE×40);肿瘤可见大片肿瘤性成骨伴钙化,瘤骨周围无骨母细胞被覆(图 7-2b HE×100,c HE×200)。

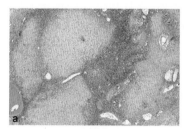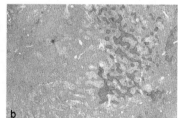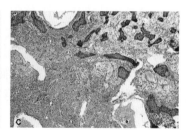

图7-2 患者病理图片(HE染色)及免疫组化

最终诊断

右足第 3 跖骨软骨黏液样纤维瘤样骨肉瘤(CMF-like OS)。

随访情况

术后转肿瘤内科予异环磷酰胺(IFO)10g/m²、顺铂(DDP)100mg/m²、表阿霉素(EPI)90mg/m² 化疗方案,共化疗 10 次,过程顺利。定期复查未见异常。

MDT 点评

影像科:患者术后病理右足第 3 跖骨软骨黏液样纤维瘤样骨肉瘤。回顾性分析右足第 3 跖骨骨质破坏,髓腔内高密度硬化灶应为肿瘤性成骨改变,其周围软组织内钙化灶也应为肿瘤成骨或钙化表现。MRI 示病变周围软组织内异常信号,T_1WI 为明显低信号,T_2WI 压脂为明显高信号,应为肿瘤内的黏液样成分,故符合软骨黏液样纤维瘤样骨肉瘤的诊断。

软骨黏液样纤维瘤样骨肉瘤较罕见,影像学表现无特异性,易误诊。需要和软骨黏液样纤维瘤、软骨肉瘤、低级别中央型骨肉瘤(LGCOS)和其他类型普通型骨肉瘤进行鉴别诊断。其中软骨黏液样纤维瘤是一种少见的、好发于青年下肢骨干骺部的良性肿瘤,男性多见。影像学表现为分叶状、界限清楚的偏心性、溶骨性改变,部分肿瘤向外突出,骨内硬化骨质形成扇形骨壳,称"扇贝征"。软骨黏液样纤维瘤样骨肉瘤与常见普通型骨肉瘤的好发部位不同,更好发于颅面区域而不是四肢长骨,可见于扁骨和短骨。软骨黏液样纤维瘤样骨肉瘤由数种成分组成,因此其影像学表现是多变的。可表现为溶骨性、成骨性或膨胀性病变,伴或不伴钙化和软组织肿块,边界清楚或不清楚,皮质变薄或破坏,与普通型骨肉瘤的典型表现相似。诊断为恶性肿瘤不难,但很难鉴别其组织学类型。

病理科:软骨黏液样纤维瘤样骨肉瘤是普通型骨肉瘤的一种组织学亚型,非常罕见。最早由 Mirra 等于 1989 年提出,当时被认为是一种低级别的骨肉瘤。2002 版 WHO 软组织和骨肿瘤分类将其界定为普通型骨肉瘤的亚型。组织学类似软骨黏液样纤维瘤,可见富于黏液的分叶状结构,小叶中央为胞质突起的星芒状细胞及宽胞质的多角形细胞伴轻~中度异型;小叶周边的纤维隔内可见疏密不均的梭形细胞,有明显的异型,核分裂象易见,并可见病理性核分裂;最具诊断意义的特征是肿瘤中可见明确的肿瘤性成骨。免疫组化可发现肿瘤细胞 Ki67 呈高表达,提示肿瘤细胞增殖活跃。由于软骨黏液样纤维瘤样骨肉瘤部分区域可以伴有软骨分化,且背景富含黏液,需要与软骨肉瘤,特别是黏液性软骨肉瘤相鉴别。黏液软骨肉瘤更常发生在骨外软组织,肿瘤组织呈不完全的分叶状,基质富含黏液,细胞呈条索状或分散在黏液基质中,软骨细胞具有异型性,但缺乏肿瘤性成骨,这是与伴有软骨黏液样纤维瘤形态特征骨肉瘤的最大不同。且骨外黏液软骨肉瘤常有 EWSR1 的基因易位改变,可辅助诊断。本例术前活检提示肿瘤在软组织内呈浸润性生长,伴骨、软骨化生,未见髓腔内成分。且肿瘤发生在足部,故倾向判断为软组织的肿瘤。术后病理形态类似软骨黏液样纤维瘤,但肿瘤细胞异型明显,且有肿瘤性成骨。软骨黏液样纤维瘤样骨肉瘤非常罕见,发生在距骨更是少之又少,诊断时一定要高度谨慎。

骨肿瘤科:软骨黏液样纤维瘤样骨肉瘤非常罕见,大多数患者表现为有症状的肿块、肿胀或疼痛,影像学检查表现为肿瘤样病变。组织学上与软骨黏液样纤维瘤有一定的相似性,故在穿刺活检标本中易造成误诊,结合临床病史及影像学表现显得尤为重要,若影像学检查上呈侵袭性表现,应考虑到骨恶性肿瘤的可能性。对于手术大体标本,应充分取材,仔细寻找是否有肿瘤性成骨成分,以免造成误诊。本病的治疗应按照骨肉瘤标准方式进行新辅助治疗。

肿瘤内科:软骨黏液样纤维瘤样骨肉瘤是一种非常罕见的低级别中央型骨肉瘤,很难诊断,在影像学及活检时特别容易误诊。由于该肿瘤分类等级低,生长行为等级高,其处理方法一直是一个有争议的问题。目前公认的是本病患者应接受规范的手术及术后化疗。

经验分享

1. 软骨黏液样纤维瘤样骨肉瘤是普通型骨肉瘤的一种罕见的组织学亚型。

2. 软骨黏液样纤维瘤样骨肉瘤在组织学上类似软骨黏液样纤维瘤,但肿瘤细胞异型明显,且有肿瘤性骨样基质形成,生长方式呈现高度侵袭破坏的普通型骨肉瘤的特点。软骨黏液样纤维瘤样骨肉瘤常发生在非骨肉瘤的好发部位,且常伴有不典型的临床、影像和病理特征,易误诊。

3. 软骨黏液样纤维瘤样骨肉瘤为普通型骨肉瘤,大多数病例对化疗反应有限,复发和转移常见。治疗方法为手术根治性切除及术后化疗。

参考文献

［1］KALLEN M E, HORNICK J L. The 2020 WHO classification: What's new in soft tissue tumor pathology? Am J Surg Pathol, 2021, 45（1）: e1-e23.

［2］ZHONG J, SI L, GENG J, et al. Chondromyxoid fibroma-like osteosarcoma: A case series and literature review. BMC Musculoskelet Disord, 2020, 21（1）: 53.

［3］马英腾,沈丹华. 伴有软骨黏液样纤维瘤样形态特征的骨肉瘤临床病理观察. 诊断病理学杂志, 2016, 23（3）: 183-185.

病例 8　跟骨内的"象牙"

病例简介

　　患者男性,44 岁。主诉:患者于 2020 年 8 月突发右足跟疼痛,已 5 月余。

　　现病史:当地医院 MRI 示右跟骨骨肿瘤,行肿块切除术治疗,术后病理提示非骨化性纤维瘤(non-ossifying fibroma, NOF)。现复查提示复发,为进一步明确诊断,转至我院就诊。

　　体格检查:右足跟可见手术瘢痕、肿胀、压痛明显、皮温不高、活动受限。

影像学检查

　　2020 年 12 月 31 日 X 线(图 8-1a)示右跟骨肿瘤术后,骨质密度不均,局部骨皮质不连续;CT(图 8-1b~d)可见局部填充物影,周围见大片低密度骨质破坏区,其内可见斑片云雾状致密影;局部骨皮质受侵不连续,周围软组织稍肿胀。MRI(图 8-1e~h)示右跟骨骨质破坏伴信号异常,呈 T_1WI 低信号,T_2WI 压脂等高信号,其内可见斑片状更高信号,病变侵犯至骨皮质外。

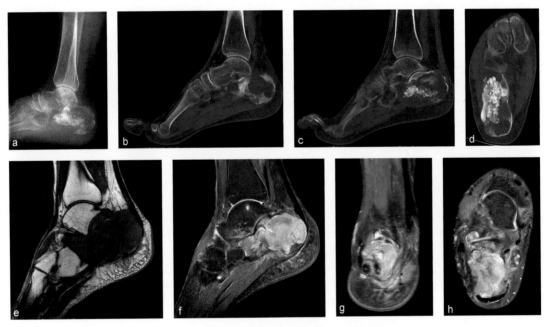

图8-1　患者2020年12月31日X线、CT及MRI

MDT 讨论

　　病理科:会诊示右跟骨骨巨细胞瘤(GCT)可能,纤维组织细胞亚型;肿瘤呈浸润性生长。免疫组化提示 Ki67(20%+),H3F3A(部分 +),SATB2(+)。分子检测结果提示 *H3F3A*

呈野生型。

影像科:患者术前影像未见,外院术后病理考虑非骨化性纤维瘤,我院病理科会诊初步考虑 GCT,但不排除其他中间型或低度恶性骨肿瘤可能。现 X 线、CT 示跟骨内填充物部分吸收,周围大片溶骨性骨质破坏区,病变区内可见斑片状致密影,局部皮质受侵不连续,考虑恶性肿瘤、骨肉瘤可能,需进一步穿刺或切开活检明确病理诊断。

骨肿瘤科:患者为中年男性,发现右跟骨肿物,于外院行肿块切除术,术后病理考虑非骨化性纤维瘤,复查时发现复发,至我院病理科会诊后结合患者术后影像及病理切片初步考虑GCT 可能,影像考虑恶性,不除外巨细胞性骨肉瘤。

初步诊断

右跟骨中间型或低度恶性骨肿瘤,GCT 待排。

治疗方法

患者入院后完善相关检查,于 2021 年 1 月 4 日行右跟骨病损切除术、足跟假体安装。术后常规放化疗,定期复查(图 8-2)。

病理结果

术后病理:右跟骨病灶诊断髓内高分化骨肉瘤,局部去分化,去分化成分为普通型骨肉瘤。肿瘤侵及关节面软骨,穿破骨皮质侵及周围软组织。基因检测提示 *MDM2* 基因扩增阳性(图 8-3)。*H3F3A* 第 2 外显子基因未见突变,呈野生型。

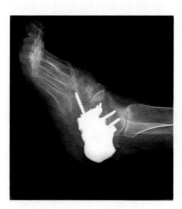
图8-2 患者术后X线

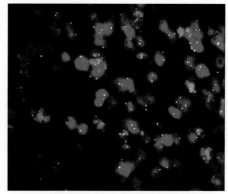
图8-3 *MDM2*基因扩增

最终诊断

右跟骨髓内高分化骨肉瘤(intraosseous well-differentiated osteosarcoma)即低级别中央型骨肉瘤(LGCOS),局部去分化,去分化成分为普通型骨肉瘤。

MDT 点评

影像科:患者第一次术后 X 线、CT 示右跟骨术区溶骨性骨质破坏明显,确定为肿瘤复发。尽管有自体骨填充的干扰,但骨质破坏区内可见明显的斑片状致密云雾状肿瘤性成骨,因此诊断骨肉瘤可能,但确切的病理学亚型需结合免疫组化病理。

低级别中央型骨肉瘤是发生于髓内的低级别骨肉瘤,约占所有骨肉瘤的 1%~2%。约 80% 病变累及长骨干骺端,特别是股骨远端和胫骨近端,很少累及不规则骨、中轴骨及短管状骨。术前出现肿胀和疼痛的持续时间较普通骨肉瘤长。影像学表现主要是溶骨性骨质破坏,病灶内可见云絮状或更高密度钙化骨化,部分边缘硬化提示其良性征象,骨皮质破坏则提示其恶性,骨膜反应少见,伴或不伴有软组织肿块。病灶累及骨端时需要与 GCT 进行鉴别,后者无肿瘤骨,边缘无硬化,无软组织肿块,免疫组化提示 H3F3A 阳性。

病理科:本例外院首次肿块切除标本肿瘤呈纤维组织细胞瘤样图像,肿瘤无明显异型,未见成骨,破骨细胞样巨细胞少见;但影像提示局部骨皮质破坏,非良性改变;免疫组化结果提示 H3F3A 部分阳性;故结合影像学改变考虑为中间型的 GCT(纤维组织细胞亚型)可能。复发病灶切除标本镜下以低级别的梭形细胞肿瘤成分为主,肿瘤细胞轻 - 中度异型,局部区域见温和的纤维组织细胞瘤样区域(类似首次术后病理所见),局部见肿瘤性成骨。后经充分取材后局部可见典型的普通型骨肉瘤区域,结合 MDM2 基因扩增阳性,最后诊断为髓内高分化骨肉瘤局部去分化,去分化成分为普通型骨肉瘤。

骨肿瘤科:本病因其罕见、恶性程度较低,其影像学表现的多样性、非特征性,仅凭 X 线检查易造成漏诊误诊,应该结合多种影像学分析,同时早期活检明确诊断。有时需要多次活检。活检的时机和取材是关键。术前没有明确诊断,未行新辅助化疗。手术后要补充化疗。手术完整切除病灶者预后良好,如肿瘤切除不彻底,可导致肿瘤反复复发,刮除术可能激惹肿瘤,促使其进一步向恶性转化。

肿瘤内科:低级别中央型骨肉瘤组织学分级为 Grade Ⅰ,预后好;但当其去分化为高级别的肉瘤时,治疗和预后取决于高级别的肿瘤成分。该患者术后病理提示髓内高分化骨肉瘤局部去分化,去分化成分为普通型骨肉瘤,故应该按照普通型骨肉瘤标准方案行术后辅助化疗,并按照骨肉瘤随访方案完善术后定期复查。

经验分享

1. 髓内高分化骨肉瘤又称低级别中央型骨肉瘤(LGCOS),是一种少见的骨肉瘤亚型,占骨肉瘤的 1%~2%,ICD-O 编码 9187/3。

2. 发病年龄较普通骨肉瘤大,发病高峰在 30 岁,女性略多见,好发于长骨干骺端,跟骨少见。

3. X 线、CT 示致密云雾状并钙化,边缘欠清,可引起下方骨的膨胀,伴极少量骨膜反应,可出现相对较少的软组织浸润。

4. 低级别中央型骨肉瘤组织学分级为 Grade Ⅰ,预后好;但当其去分化为高级别的肉瘤时,治疗和预后取决于高级别的肿瘤成分。故病理充分取材十分重要,有助于对肿瘤的全面评估和正确分型,从而指导治疗和判断预后。活检取样有局限性,进而也会导致其观察诊断的局限性。结合影像定位,选取关键部位进行穿刺或切开活检,有助于提高诊断效率。大多数低级别中央型骨肉瘤存在 MDM2 基因扩增,有助于与良性纤维骨性病变及普通型骨肉瘤相鉴别。

5. 如果影像学有破坏严重的表现，不能满足于低级别骨肿瘤的诊断，必须充分取材以排除肿瘤去分化的可能，否则会直接影响患者的治疗和预后。

6. 肿瘤广泛切除时预后较好，5 年生存率可达 90%；复发后约 15% 的肿瘤去分化为高级别骨肉瘤，预后差。去分化者按骨肉瘤治疗。

参考文献

［1］HAYASHI K, TSUCHIYA H, YAMAMOTO N, et al. Diagnosis and treatment of low-grade osteosarcoma: Experience with nine cases. Int J Clin Oncol, 2014, 19（4）: 731-738.

［2］HE X, PANG Z, ZHANG X, et al. Consistent amplification of FRS2 and MDM2 in low-grade osteosarcoma: a genetic study of 22 cases with clinicopathologic analysis. Am J Surg Pathol, 2018, 42（9）: 1143-1155.

［3］SALINAS-SOUZA C, DE ANDREA C, BIHL M, et al. GNAS mutations are not detected in parosteal and low-grade central osteosarcomas. Mod Pathol, 2015, 28（10）: 1336-1342.

［4］TANG F, MIN L, ZHOU Y, LUO Y, TU C. Low-grade central osteosarcoma in proximal humerus: A rare entity. Onco Targets Ther, 2017, 10: 5165-5172.

［5］TOKI S, KOBAYASHI E, YOSHIDA A, et al. A clinical comparison between dedifferentiated low-grade osteosarcoma and conventional osteosarcoma. Bone Joint J, 2019, 101-B（6）: 745-752.

［6］付赛玲，张承志，余卓锐. 右侧胫骨近端髓内高分化骨肉瘤 1 例. 医学影像学杂志，2021, 31（12）: 2154-2155.

病例 9　偶然发现的髋臼"肥皂泡"

病例简介

患者男性,31 岁。主诉:患者于 2013 年无明显诱因出现反复咳嗽、痰中带血,已 3 年余。

现病史:症状进行性加重。2015 年底出现间断咯血,2016 年 4 月至外院就诊,胸部 CT 提示左肺下叶基底段病变,考虑肺脓肿可能性大。准备行左肺病灶切除术,术前在该院行肿瘤指标以及 ECT、MRI 等检查,发现右侧髋臼肿瘤,遂行右侧髋臼肿瘤穿刺活检术,活检病理考虑中间型或低度恶性肿瘤,遂转至 MDT 门诊就诊。

体格检查:右侧髋部无压痛,关节活动度良好。

影像学检查

2016 年 4 月外院 MRI 示右侧髋臼异常信号,T_2WI 高低混杂信号(图 9-1a),T_1WI 压脂增强明显不均匀强化(图 9-1b)。

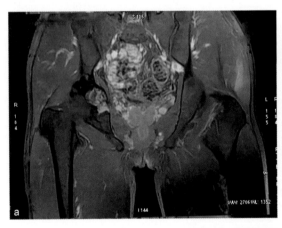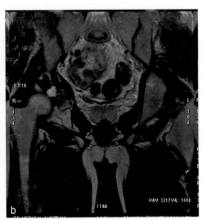

图9-1　患者外院MRI

2016 年 4 月外院 ECT(图 9-2)示右侧髋臼放射性浓聚,余骨未见异常。

2016 年 5 月本院骨盆 X 线(图 9-3a)及 CT(图 9-3b~e)示右侧髋臼溶骨性骨质破坏,皮质侵蚀伴软组织肿块,病灶内可见少许高密度骨化影。

2016 年 5 月 26 日本院病理科会诊意见:(右侧髋臼)穿刺组织镜下为梭形细胞增生,伴骨样基质形成,结合影像学(局部骨皮质破坏)及免疫组化结果(Ki67 2%+)考虑中间型或低度恶性肿瘤,建议肿瘤完整切除后进一步明确诊断。

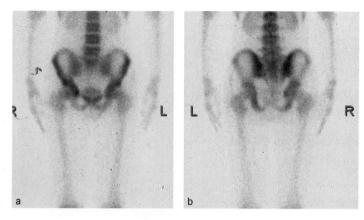

图9-2　患者外院ECT

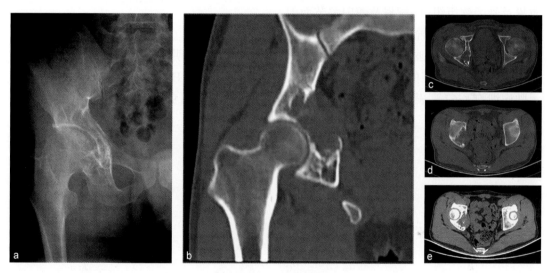

图9-3　患者本院X线及CT

MDT 讨论

　　影像科：CT、MRI 提示右侧髋臼骨质破坏伴软组织肿块形成,ECT 病灶浓聚,考虑侵袭性肿瘤性病变,结合病理会诊考虑中间型或低度恶性肿瘤可能。

　　病理科：外院穿刺提示为梭形细胞肿瘤伴骨样基质形成,影像学提示局部骨皮质破坏,免疫组化提示肿瘤细胞增殖指数不高,故考虑中间型或低度恶性肿瘤。

　　骨肿瘤科：患者中年男性,于外院检查时发现右髋臼肿瘤,行穿刺活检后,外院及我院病理科均考虑中间型或低度恶性肿瘤。考虑患者同时合并左肺肺脓肿,症状明显,建议先至胸外科行肺部手术后,稳定肺部情况再转至我院骨肿瘤科进一步治疗。

　　肿瘤内科：患者右髂骨穿刺病理提示中间型或低度恶性骨肿瘤,目前暂无术前新辅助化疗指征,待术后病理明确诊断后决定下一步治疗。

初步诊断

　　右髋臼中间型或低度恶性骨肿瘤。

治疗过程

患者 2016 年 6 月 3 日于胸外科行左肺下叶切除术 + 淋巴结清扫，术中冰冻检查提示支气管扩张伴积脓，肺泡上皮不典型增生。2016 年 7 月 17 日行右半骨盆肿瘤切除旷置术。术后行 X 线复查（图 9-4）。

术后病理

右半骨盆富于巨细胞型骨肉瘤（giant cell-rich osteosarcoma，GCRO），肿瘤穿破骨皮质累及骨旁软组织；肿瘤累及髋臼关节面但未穿透，脉管内见瘤栓。

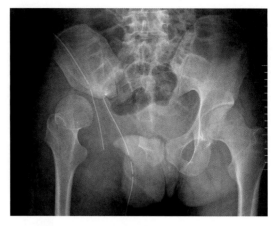

图9-4　患者右半骨盆肿瘤切除旷置术后X线

肿瘤内见较多破骨细胞样巨细胞，单核肿瘤细胞异型明显，核分裂象易见（图 9-5a HE×200），并见幼稚的肿瘤性骨样基质形成伴钙化（图 9-5b HE×100）。免疫组化结果显示肿瘤细胞 Ki67 高表达（图 9-5c IHC×100），H3F3A 阴性（图 9-5d IHC×100）。

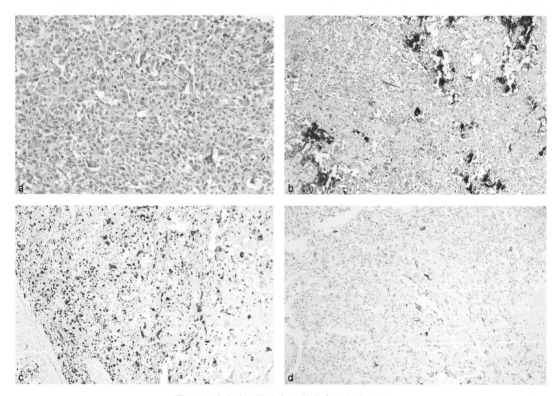

图9-5　患者病理图片（HE染色）及免疫组化

最终诊断

右髋臼富于巨细胞型骨肉瘤（GCRO）。

随访情况

术后 3 个月、6 个月、1 年、2 年、3 年定期复查。术后于 2016 年 9 月 2 日至 2017 年 8 月 19 日,在肿瘤内科分别给予患者 MAPI 方案化疗。2017 年 8 月 19 日复查,局部 PET/CT 提示 FDG 轻度增高,髂骨关节面骨质增生、硬化,术区积液。2019 年 7 月 3 日复查无异常。

MDT 讨论

影像科:该病例最终诊断为 GCRO。回顾性分析,右侧髋臼溶骨性骨质破坏伴软组织肿块,病灶内的少许高密度骨化影可能为肿瘤性成骨,而非残存骨样组织,可符合 GCRO 结论。

GCRO 好发于长骨干骺端,主要表现为渗透性骨质破坏,可表现为溶骨性、膨胀性、偏心性生长,其内可见粗细不等的骨嵴及分隔;骨质破坏区和软组织肿块内可见斑片状钙化或骨化影,钙化或骨化影可位于骨质破坏区的中心,也可位于周边部。病灶边界清晰或模糊,可有不完整硬化带;伴或不伴有骨膜反应及软组织肿块。相关鉴别诊断如下。

1. **骨巨细胞瘤** 好发年龄为 20~40 岁,好发部位为四肢长骨骨端和骨突部,即愈合后的骨骺部,膨胀性、偏心性生长较 GCRO 更明显,破坏区内可见残留骨嵴,内无钙化和骨化影,边界清楚,无硬化边,一般无骨膜新生骨及软组织肿块。

2. **典型骨肉瘤** 好发年龄为 11~30 岁,肿瘤好发于长骨干骺端,尤其是股骨远端及胫骨近端最多见;常表现为骨破坏区和软组织肿块,内可见肿瘤骨,可引起各种形态的骨膜新生骨和 Codman 三角,恶性程度高,进展快,多早期发生转移,实验室检查多数有碱性磷酸酶增高。

3. **软骨肉瘤** 常以溶骨性破坏为主,在骨质破坏区或软组织肿块内出现软骨基质钙化或骨化是本病的重要影像特征,钙化多呈绒环状、点结节或无定形,常伴有基质黏液变性、钙化或骨化,骨膜反应较少。

病理科:髂骨骨肉瘤比较少见。GCRO 和 GCT 在组织学上均有大量的破骨细胞样多核巨细胞,GCRO 中巨细胞之间的肿瘤性单核细胞有程度不等的异型性和数量不等的病理性核分裂象,并可形成幼稚的肿瘤性骨样组织,这是诊断 GCRO 的关键依据。GCT 的巨细胞之间单核间质细胞核的形态与巨细胞核相似,缺乏异型性,无病理性核分裂象。我科的一组大样本研究显示,GCT 核分裂象常很多(可达 20/10 HPF)、Ki67 阳性指数较高(可达 30%)、单核细胞可局部梭形变、有大片出血坏死区、常呈浸润性生长、常有反应性骨形成、血管内常有巨细胞性瘤栓,这些都是 GCT 的固有特征,并不是诊断恶性的依据。但单核细胞的异型性、病理性核分裂象和由单核细胞直接形成的幼稚肿瘤性骨样基质是 GCT 所缺乏的,也是 GCRO 不同于 GCT 的 3 项关键形态学改变。本例肿瘤呈浸润性生长,穿透骨皮质累及骨旁软组织;肿瘤细胞异型明显,且增殖活跃,核分裂极易见,并可见病理性核分裂,且免疫组化提示 H3F3A 阴性,故 GCRO 诊断明确。

骨肿瘤科:GCRO 在治疗上同常见的骨肉瘤一样,需要接受完整的瘤段切除及术前术后新辅助化疗。该患者年纪较轻,考虑远期下肢功能及并发症,选择半骨盆旷置术。

肿瘤内科:方案仍采用目前公认的 MAP/MAPI 方案进行术后 3~4 疗程的辅助化疗。术后随访患者病情稳定。

经验分享

1. GCRO 是骨肉瘤的一种罕见亚型,占原发性骨肉瘤的 1%~3%,ICD-O 编码 9180/3。

2. GCRO 的临床、影像和病理学表现酷似 GCT,容易误诊,诊断"金标准"为组织病理学。

3. GCRO 好发于青年人,10~20 岁多见,男:女 =1.5:1.0,好发于长骨干骺端,以股骨多见,其次为胫骨、桡骨,骨外罕见。

4. 影像表现 发生于干骺端或骨端的溶骨性骨质破坏,纵径大于横径,病灶内有时可见肿瘤骨,有或没有软组织肿块及骨膜反应。

5. 组织学 部分 GCRO 内破骨细胞样巨细胞数量异常增多,以至于几乎掩盖骨肉瘤成分,形成类似 GCT 的组织学图像。但肿瘤不存在 *H3F3A* 基因突变,同时单核肿瘤细胞的异型性、病理性核分裂象及其直接形成的肿瘤性骨样组织也可与 GCT 鉴别。

6. GCRO 与普通型骨肉瘤的预后相似,局部复发是影响生存率的重要因素。

参考文献

[1] KINRA P, VALDAMANI S, SINGH V, et al. Diaphyseal giant cell-rich osteosarcoma: Unusual histological variant in an unusual site. Indian J Pathol Microbiol, 2013, 55(4): 600-602.

[2] HONG S J, KIM K A, YONG H S, et al. Giant cell-rich osteosarcoma of bone. European Journal of Radiology Extra, 2005, 53(2): 87-90.

[3] WANG C S, YIN Q H, LIAO J S, et al. Giant cell-rich osteosarcoma in long bones: clinical, radiological and pathological features. Radiol Med, 2013, 118(8): 1324-1334.

[4] 杜联军,王承胜,张欢,等. 低度恶性中心型骨肉瘤的影像表现. 中华放射学杂志, 2013, 47(4): 352-356.

[5] 黄瑾,蒋智铭,张惠箴. 富于巨细胞的骨肉瘤和骨巨细胞瘤的临床病理鉴别诊断. 中华病理学杂志, 2014, 43(6): 379-382.

病例 10　巨细胞病变的双向思维

病例简介

患者男性,32 岁。主诉:2018 年 10 月无明显诱因下出现右髋部疼痛,已 1 月余。

现病史:当地医院行 MRI 及 CT 检查见右股骨颈骨质破坏,怀疑骨肿瘤(未见影像资料)。2018 年 11 月于当地医院行穿刺活检,提示富于巨细胞性肿瘤。当地医院建议前往我院会诊,为进一步明确诊断,转至 MDT 门诊就诊。

体格检查:右髋部未见明显肿胀,转子附近有压痛,皮温不高,活动无明显受限。活检手术瘢痕附近无渗出,无红肿热痛。

影像学检查

X 线示右侧股骨颈、粗隆间溶骨性骨质破坏伴股骨颈嵌插性骨折(图 10-1a)。CT 示病变未突破股骨头骺线,内见小片骨化影,病灶边缘局部硬化,部分骨皮质破坏不连续,未见明显骨膜反应,周边软组织稍肿胀,未见明显软组织肿块(图 10-1b~e)。

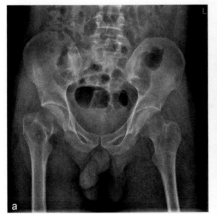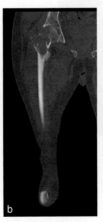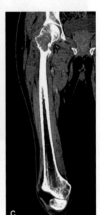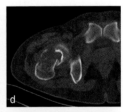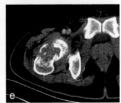

图10-1　患者X线及CT

MRI 示右股骨颈、粗隆间骨质异常信号,T_1WI 呈等稍低信号(图 10-2a),T_2WI 信号混杂(图 10-2b、d),见斑片状高信号囊变成分及低信号实质成分,病灶周围可见低信号硬化带,增强扫描提示病变血供丰富,实质部分明显强化,周围软组织轻度肿胀,未见明显肿块(图 10-2c、e)。

^{18}F- 氟代脱氧葡萄糖(^{18}F-FDG)PET/CT 示(图 10-3)右侧股骨颈骨质破坏伴葡萄糖代谢异常增高,SUVmax=24.4,考虑骨恶性肿瘤性病变,建议结合穿刺结果。左侧第 4 后肋骨磨玻璃密度影伴葡萄糖代谢稍增高,考虑纤维结构不良可能,转移瘤待排,请随访。

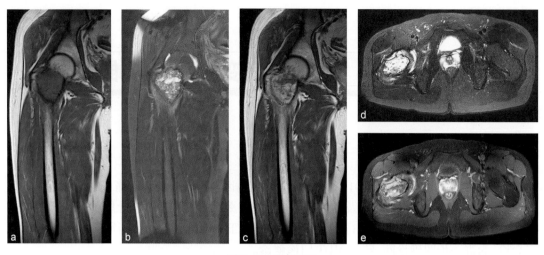

图10-2　患者MRI

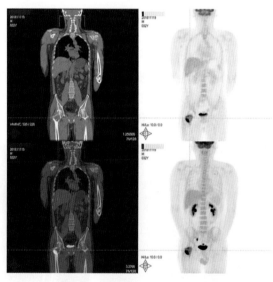

图10-3　患者¹⁸F-FDG PET/CT

首次MDT讨论

影像科:男性,32岁,X线及CT显示右股骨颈、粗隆间溶骨性骨质破坏伴病理性骨折,
MRI上显示软组织肿块替代正常骨组织,局部突破至骨皮质外,首先考虑肿瘤性病变。综合
患者年龄及溶骨性骨质破坏表现,病灶边缘局部硬化,局部骨皮质破坏不连续,但缺乏骨膜
反应及软组织肿块,考虑为中间型或低度恶性富于巨细胞来源的肿瘤。该患者虽处于GCT
的高发年龄段,但病变位于股骨近端干骺端,病灶内见斑片状骨化影,其长轴与骨干长轴平
行,而偏心性、膨胀性表现不显著。病灶实性部分居多且强化明显,结合患者的PET/CT检
查及临床发病率情况,首要考虑为偏恶性骨源性肿瘤,最终分型及诊断需结合病理及免疫组
化结果。

病理科:当地医院穿刺活检提示为富于巨细胞性肿瘤,建议借原单位穿刺活检病理切片

会诊,或重取活检,以期明确肿瘤性质进一步诊治。

骨肿瘤科:患者为青年男性,以右髋部疼痛症状为主。影像学表现为右股骨颈、粗隆间溶骨性骨质破坏,伴病理性骨折,且病灶实性部分居多,强化明显,外院穿刺提示富于巨细胞性肿瘤。PET/CT 提示病灶葡萄糖代谢异常增高,考虑恶性骨源性肿瘤,建议再次穿刺活检。

肿瘤内科:患者右侧股骨颈、粗隆间有溶骨性骨质破坏,伴病理性骨折,外院穿刺仅提示富于巨细胞性肿瘤。患者影像学检查可见有实性成分,但未见明确肿块及骨膜反应,目前诊断恶性 GCT 或 GCRO 均依据不足,故建议再次穿刺,以确定是否需术前化疗。

初步诊断

右股骨近端恶性骨源性肿瘤。

第二次 MDT 讨论

病理科:入院行穿刺活检,病理提示富于巨细胞性肿瘤,结合影像学改变、临床及免疫组化结果,首先考虑 GCRO。诊断依据如下:有肿瘤性成骨;单核间质细胞轻度异型,但核分裂象多,发现个别不典型核分裂象;免疫组化结果提示 H3F3A 阴性,Ki67 热点区 >20%;分子检测结果提示 *H3F3A* 基因为野生型,*USP6* 基因未见相关易位。

骨肿瘤科:穿刺活检病理考虑右股骨近端 GCRO,组织学和形态学与 GCT 相似,但治疗及预后却大相径庭。

肿瘤内科:应根据普通型骨肉瘤标准治疗方案接受术前新辅助化疗,以及手术和术后化疗的治疗流程。

治疗过程

患者 2018 年 11 月 29 日至 2018 年 12 月 20 日期间分别于我院肿瘤内科行 PLD 40mg/m²+DDP100mg/m² 方案,化疗 2 次。因患者病程中出现了病理性骨折,术前化疗被迫提前终止。于 2019 年 1 月 18 日行右股骨近端骨肿瘤切除 + 右全髋关节置换术。

术后病理

右股骨近端瘤段截除标本:GCRO,肿瘤穿透骨皮质累及骨旁软组织,化疗后坏死率小于 10%。主要免疫组化结果:P63(+),H3F3A(-),Ki67(30%+),SATB2(+)。

肿瘤位于股骨颈、大小粗隆间,边界不清,伴病理性骨折(图 10-4),镜下见异型肉瘤细胞及其直接形成的肿瘤性骨样基质,肿瘤内见较多破骨细胞样多核巨细胞(图 10-5 HE×100)。

术后随访

患者术后按照 1 个月、3 个月、6 个月、1 年、3 年进行定期复查(图 10-6)。患者术后因"右髋部术后血肿"于 2019 年 1 月 30 日入我院急诊就诊,予以输血、抗休克等对症治疗后转入骨肿瘤外科,于 2019 年 1 月 31 日行右髋部术后血肿清创术。术后 2019 年 2 月 25 日至 2019 年 8 月 30 日,于肿瘤内科行 MAPI 方案化疗,先后化疗 12 次。

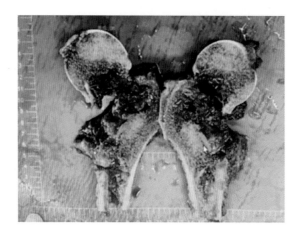

图10-4 患者右股骨近端瘤段截除标本

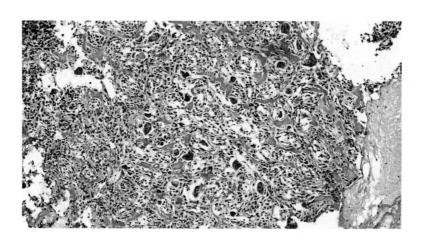

图10-5 术后病理图片（HE染色）

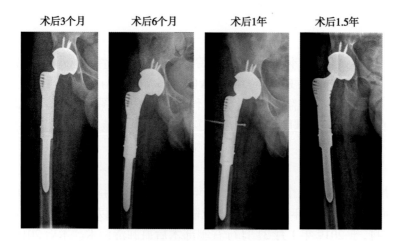

图10-6 患者右全髋关节置换术后随访

最终诊断

右股骨近端富于巨细胞型骨肉瘤（GCRO）。

MDT 点评

影像科：患者为青年男性，处于 GCT 的高发年龄段，检查示右股骨颈、粗隆间溶骨性病变，部分边界不清，极易误诊为恶性 GCT。GCT 好发于四肢长骨骨端，呈偏心性、膨胀性骨质破坏。但本病例病变定位在股骨近端干骺端，沿骨干呈纵向浸润性生长，肿瘤内见到可疑成骨性基质，结合其首次穿刺病理结果，可符合 GCRO 的表现。

骨肉瘤有两个发病高峰年龄段，第一个高峰出现在 5~19 岁的骨骼生长期，第二个高峰是 40 岁以上的中老年人。

GCRO 的平均发病年龄小于 GCT，GCT 的高峰发病年龄在 20~45 岁，极少发生于骨骼发育不成熟的个体。GCRO 好发于四肢长骨干骺端，而 GCT 好发于长骨骨端和骨突，常越过骺板线累及干骺端。GCRO 表现为渗透性骨质破坏，肿瘤边界不清，大部分病例有间断性骨膜反应和软组织肿块，少部分病例肿瘤内可见少量钙化骨化影。

GCT 主要表现为膨胀性的地图样骨质破坏，残留骨嵴在 X 线上呈"肥皂泡样"改变，病灶边缘清晰。静止期 GCT 骨皮质连续；侵袭期 GCT 有骨皮质破坏和软组织肿块，与 GCRO 的影像学改变有交叉。

病理科：结合术前影像及术后病理，确诊为 GCRO。由于 GCRO 和 GCT 在组织学上两者均有大量的破骨细胞样多核巨细胞，需进行鉴别诊断。

GCRO 中巨细胞之间的肿瘤性单核细胞有程度不等的异型性和数量不等的病理性核分裂象，并可形成幼稚的肿瘤性骨样组织，这是诊断 GCRO 的关键依据。在瘤段截除及截肢标本中，镜下可见肿瘤呈浸润性生长，浸润骨皮质及骨旁软组织。

GCT 的巨细胞之间单核间质细胞核的形态与巨细胞核相似，缺乏异型性，无病理性核分裂象。我科的一组大样本研究显示，GCT 核分裂象常很多（可达 20/10 HPF）、Ki67 指数较高（可达 30%）、单核细胞可局部梭形变、有大片出血坏死区、常呈浸润性生长、常有反应性骨形成、血管内常有巨细胞性瘤栓，这些都是 GCT 的固有特征，并不是诊断为恶性的依据。但单核细胞的异型性、病理性核分裂象和由单核细胞直接形成的幼稚肿瘤性骨样基质是 GCT 所缺乏的，也是 GCRO 不同于 GCT 的 3 项关键形态学改变。免疫组化和分子检测中可发现 70% 的 GCT 中单核间质细胞中 P63 免疫组化阳性，96% 的 GCT 中发现在 *H3.3* 基因上有突变位点，其中 90% 是 *H3.3 p.G34W* 突变，该突变可以使用相应的抗体产品进行免疫组化检测（H3F3A 阳性）。而在 GCRO 中缺乏上述基因的突变，所以 H3F3A 阴性有助于两者鉴别。此外，GCRO 中 Ki67 的表达也明显高于 GCT（常 >30%），提示肉瘤细胞增殖更活跃。

此外，GCRO 需与罕见的原发恶性 GCT 相鉴别，后者必须具备 GCT 的基本特点，即肿瘤位于成人的长骨骨端或骨突，有典型的 GCT 区域，同时肿瘤内又有形态完全不同的间变性肉瘤区域，如骨肉瘤、软骨肉瘤或梭形细胞肉瘤，这两种形态完全不同的成分常呈岛屿状镶嵌，但有一定的分界。H3F3A 的免疫组化及分子检测同样适用于两者的鉴别。随着分子技术发展，以恶性肿瘤为表现但缺乏巨细胞成分的病例，如检测到 *H3F3A* 突变，即可诊断为原发恶性 GCT。

骨肿瘤科：患者为青年男性，结合患者影像学及病理学检查结果可诊断为 GCRO。GCRO 在组织学和形态学与 GCT 相似。组织学上，两者均有大量破骨细胞样多核巨细胞，故行穿刺活检诊断时极易误诊为 GCT。两者的鉴别诊断直接关系到患者的手术方式。该患者术前穿刺病理结合 PET/CT 可明确为 GCRO，故应根据普通型骨肉瘤标准治疗方案接受术前新辅助化疗、手术和术后化疗。

肿瘤内科：化疗可以明显改善患者的预后，只有在术前经过化疗或合并放疗，且肿瘤对术前治疗有良好反应的患者才有可能实现保肢手术。肿瘤对化疗的敏感性被认为是重要的单项预后指标。本例患者在病程中出现了病理性骨折，术前化疗 2 次后被迫提前终止，术后病理提示化疗坏死率较低，这些都有可能成为该患者复发的高危因素，故术后应完成 4 个周期足疗程化疗，并建议密切随访。

经验分享

1. GCRO 是普通型骨肉瘤的一种组织学亚型，好发于四肢长骨干骺端，以 10~20 岁多见，男：女 =1.5：1.0。

2. GCRO 和侵袭性 GCT 在临床、影像学和病理形态都存在一定的交叉，GCRO 不同于 GCT 的 3 项关键形态学改变，不一定在所有 GCRO 中同时出现，也不可能在一个肿瘤的所有区域中同时出现，需结合临床、影像和病理资料系统地进行综合分析。

3. H3F3A 的免疫组化和分子检测为两者的鉴别诊断提供了相对客观的依据，但当免疫组化中 H3F3A 为阴性时，需进一步行分子检测，以排除 *H3.3* 基因发生少见位点突变的可能。

参考文献

[1] BERRTONI F, BACCHINI P, STAALS E L. Giant cell-rich osteosarcoma. Orthopedics, 2003, 26（2）: 179-181.

[2] FU H H, ZHUANG Q W, HE J, et al. Giant cell-rich osteosarcoma or giant cell reparative granuloma of the mandible? J Craniofac Surg, 2011, 22（3）: 1136-1139.

[3] WANG C S, YIN Q H, LIAO J S, et al. Giant cell-rich osteosarcoma in long bones: clinical, radiological and pathological features. Radiol Med, 2013, 118（8）: 1324-1334.

[4] 黄瑾, 蒋智铭, 张惠箴. 富于巨细胞的骨肉瘤和骨巨细胞瘤的临床病理鉴别诊断. 中华病理学杂志, 2014, 43（6）: 379-382.

[5] 刘玉珂, 李培岭, 张斌青, 等. 富于巨细胞型骨肉瘤的影像学诊断. 实用放射学杂志, 2017, 33（9）: 1473-1475.

[6] 冉祥英, 黄瑾, 张惠箴, 等. 骨巨细胞瘤生物学行为的相关因素分析. 中华病理学杂志, 2013, 42（10）: 669-674.

病例 11　象牙白的"恐怖"

病例简介

患者女性, 21 岁。主诉:患者 2017 年 10 月出现左下肢疼痛,活动后加重已 1 月余。

现病史:2017 年 11 月 22 日患者至当地医院就诊,考虑恶性肿瘤。

体格检查:左膝未见明显肿胀,无明显压痛,皮温不高,活动无明显受限。

实验室检查无明显异常。

影像学检查

X 线正侧位片示左胫骨近端不均匀片状骨质密度增高区(图 11-1a、b);CT 平扫冠状面重建示左胫骨近端片状骨质硬化,骨质密度不均匀,病变累及关节面,骨皮质毛糙,内后缘可见少许骨膜反应及软组织肿胀,其内可见高密度骨化灶(图 11-1c、d)。MRI 示左胫骨近端异常信号,T_1WI 呈低信号(图 11-1e),T_2WI 压脂以低信号为主,伴不均匀高低混杂信号

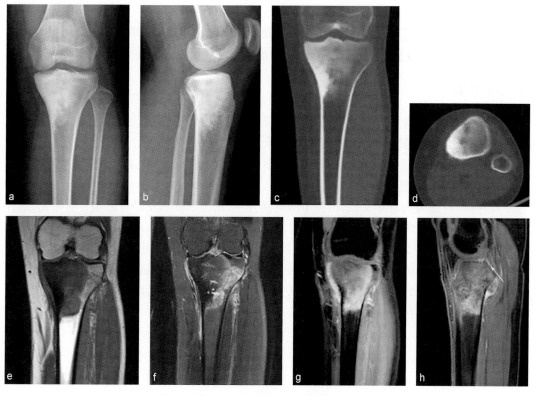

图11-1　患者X线、CT及MRI

（图 11-1f），内后缘可见骨膜反应及软组织肿块；T_1WI 压脂增强病灶强化（图 11-1g、h），信号不均匀，可见无强化低信号区，软组织肿块不均匀强化（白色箭头所示）。

骨扫描（图 11-2）示左胫骨近端放射性摄取增高，考虑骨肉瘤可能性大。

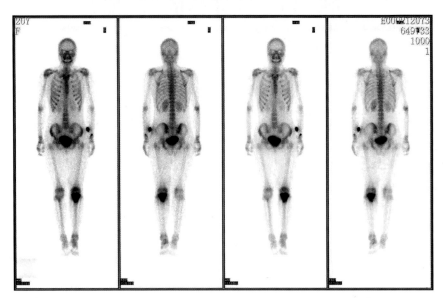

图11-2　患者骨扫描

穿刺病理

2017 年 11 月 30 日，全身麻醉下行左胫骨近端穿刺活检术，病理见骨小梁间隙内肿瘤骨浸润，但未见肉瘤细胞，结合影像学改变，考虑硬化性骨肉瘤可能性大。

MDT 讨论

影像科：患者为青年女性，左胫骨近端骨质硬化，骨皮质毛糙，可见骨膜反应及软组织肿块，结合骨扫描考虑恶性肿瘤，骨肉瘤可能性大。

病理科：患者左胫骨近端穿刺病理见骨小梁间隙内肿瘤骨浸润，结合患者影像学改变，考虑硬化性骨肉瘤可能性大。

骨肿瘤科：患者为青年女性，以左下肢疼痛为主，影像学提示左胫骨近端骨质硬化，结合病理学检测结果，考虑骨肉瘤可能性大，建议术前化疗后再行手术治疗。

肿瘤内科：患者为青年女性，病变位于胫骨近端，影像学检查可见明显的骨膜反应及软组织肿块，穿刺病理可见肿瘤骨，发病年龄、发病部位、影像表现及病理表现均提示患者为骨肉瘤的可能性大。骨肉瘤为高度恶性原发性骨肿瘤，新辅助化疗后手术治疗为标准治疗规范，故建议患者术前行新辅助化疗。

治疗过程

2017 年 12 月 19 日我院肿瘤内科给予术前化疗 3 次，2018 年 2 月 5 日于全身麻醉下行左胫骨瘤段切除 + 全膝关节置换术。术后于肿瘤内科给予 MAPI 方案化疗 15 次。术后定期复查。

病理结果

术后病理：左胫骨近端硬化性骨肉瘤，肿瘤累及关节面软骨但未穿透；肿瘤穿透骨皮质累及骨旁软组织。

镜下见大片骨样组织和粗大钙化的编织骨小梁形成，几乎看不到肿瘤细胞（图11-3a HE×100）；肿瘤呈浸润性生长，将残存的宿主骨小梁包裹在肿瘤骨中（图11-3b HE×100）。

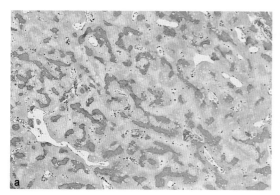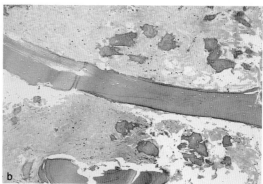

图11-3 术后病理图片（HE染色）

最终诊断

左胫骨近端硬化性骨肉瘤。

MDT 点评

硬化性骨肉瘤属于普通型骨肉瘤的亚型，占全部骨肉瘤中的1.5%。好发于青少年患者长骨干骺端，X线表现以高密度的骨质硬化为特征，成骨区在MRI上以低信号为主，有或无骨膜反应及软组织肿块。本例的病灶位于左胫骨近端，累及关节面，有骨膜反应及软组织肿块，需要与硬化性尤因肉瘤及硬化性骨髓炎相鉴别。

病理科：硬化性骨肉瘤属于普通型骨肉瘤的硬化性亚型。本例在镜下表现为大片骨样组织和粗大钙化的编织骨小梁，在骨小梁间肿瘤细胞数量较少，甚至很难看到。骨肉瘤往往有一种倾向，当肿瘤细胞被融合进肿瘤性骨样组织后，瘤细胞会变小并缺乏异型性，称为肿瘤性骨样组织的"正常化"。在硬化性骨肉瘤中，这种"正常化"的硬化性间质充满髓腔，并将残存的宿主骨小梁包裹在肿瘤骨中，呈明显的浸润性生长，并破坏骨皮质，在软组织内形成质地坚硬的肿块。硬化性骨肉瘤的病理诊断主要依据是否有肿瘤性骨的浸润性生长，而不是肿瘤细胞的异型性。

骨肿瘤科和肿瘤内科：在临床工作中骨肉瘤患者出现其他部位疼痛，特别是四肢关节痛时，要排除单骨多发和多骨多发的情况，以更好地选择治疗方案。本病要注意与成骨型转移瘤、纹状骨病、石骨症、骨斑点症、遗传性多发骨干硬化症相鉴别。治疗严格采用骨肉瘤标准治疗方案，即术前、术后化疗结合手术治疗。

经验分享

1. 硬化性骨肉瘤为普通型骨肉瘤的一个组织学亚型，ICD-O 编码 9180/3。
2. 硬化性骨肉瘤病理诊断以肿瘤性成骨为主要特征。
3. 治疗严格采用骨肉瘤标准治疗方案。

参考文献

［1］HOFSTAETTER J G, ROSCHGER A, PUCHNER S E, et al. Altered matrix mineralization in a case of a sclerosing osteosarcoma. Bone, 2013, 53（2）: 409-413.

［2］MCHUGH K E, REITH J D, LUCAS D R, et al. A typical "Sclerosing" osteoblastic neoplasm: A tumor of intermediate biological potential between usual osteoblastoma and conventional osteosarcoma. Am J Surg Pathol, 2019, 43（5）: 610-617.

［3］赵振江,刘记存,孙英彩,等. 多中心性骨肉瘤 6 例报告并文献复习. 中国 CT 和 MRI 杂志, 2018, 16（9）: 126-127, 151.

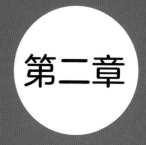

第二章

软骨性肿瘤

病例 12　骨端的"液液平"

病例简介

　　患者男性,22 岁。主诉:患者 2016 年出现左髋疼痛,不伴肿胀,活动略微受限已 1
年余。

　　现病史:患者未予重视及相应处理。近期疼痛加重,2017 年 8 月于我院急诊摄 X 线片
发现病灶就诊。

　　体格检查:左髋未见明显肿胀,无明显压痛,活动略微受限。

影像学检查

　　X 线(图 12-1a)及 CT(图 12-1b、c)示左股骨头溶骨性骨质破坏,边界尚清,大小约
3.5cm×5.3cm×4.1cm,密度不均,内见少许高密度灶,边缘可见残留骨嵴影。骨皮质变薄,
连续性存在。MRI 示左股骨头异常信号灶,呈 T_1WI 等低信号(图 12-1d)、T_2WI 以高信号为
主的高低混杂信号(图 12-1e、f),边界清楚,大小约 3.5cm×5.5cm,可见液液平面,周围片状
骨髓水肿。

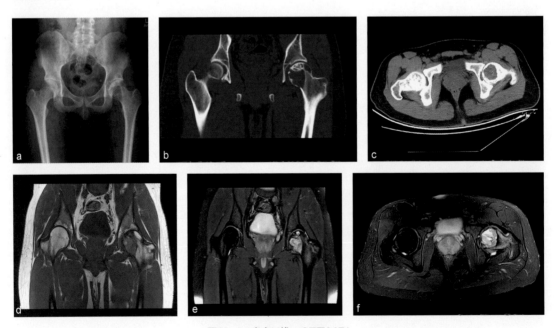

图12-1　患者X线、CT及MRI

　　2017 年 8 月 SPECT/CT(图 12-2)示左股骨头骨质破坏伴环形放射性浓聚。

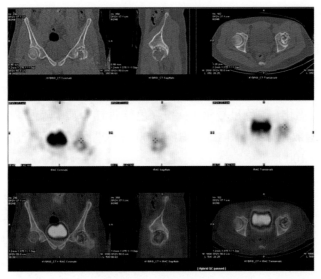

图12-2　患者SPECT/CT

穿刺病理

2017 年 8 月 25 日行 CT 引导下左股骨头病灶穿刺活检术。病理提示:结合影像学及免疫组化结果诊断左股骨近端软骨母细胞瘤(CB)。肿瘤组织免疫组化结果(M17-4712):S100(+),H3F3B(+),Ki67(5%+),SATB2(+)。

MDT 讨论

影像科:患者髋关节 X 线及 CT 平扫发现左股骨头溶骨性骨质破坏区,边界清楚,密度不均,内见少许高密度灶,骨皮质受压变薄。MRI 平扫示左股骨头可见边界清楚的异常信号灶,呈 T_2WI 高低混杂,T_1WI 等低信号改变,可见液液平面,周围骨髓水肿明显,考虑软骨母细胞瘤可能性大,骨巨细胞瘤(GCT)待排。

病理科:镜下见增生的成软骨细胞,细胞周围有粉红色的软骨基质,免疫组化 S100、H3F3B 均呈阳性,结合影像学表现(肿瘤位于骨端)诊断为软骨母细胞瘤。

骨肿瘤科:患者为青年男性,左髋部疼痛症状明显,结合影像及病理可初步诊断为软骨母细胞瘤。软骨母细胞瘤主要以手术治疗为主,大多数病例可做刮除或刮除后植骨,刮除不彻底可复发。

肿瘤内科:青年男性,病变部位在股骨头,CT 及 MRI 提示溶骨性骨质破坏,特征性分子标志物 H3F3B 阳性,故诊断软骨母细胞瘤。以手术切除为主。

初步诊断

左股骨近端软骨母细胞瘤。

治疗过程

患者于 2017 年 8 月 31 日行左股骨头病灶刮除植骨 + 内固定术。

术后病理

术后病理：2017年9月1日（左股骨头）结合影像学改变，诊断为软骨母细胞瘤继发ABC样改变。

镜下见成片增生的软骨母细胞，呈卵圆形或多角形，边界较清楚，胞质丰富呈嗜酸性；细胞周围见"窗格样"钙化（黄色星号示）及粉红色软骨样基质（蓝色星号示）。肿瘤内见破骨细胞样多核巨细胞散在分布（图12-3a HE×200）；软骨母细胞免疫组化H3F3B呈弥漫核阳性（图12-3b HE×100）。

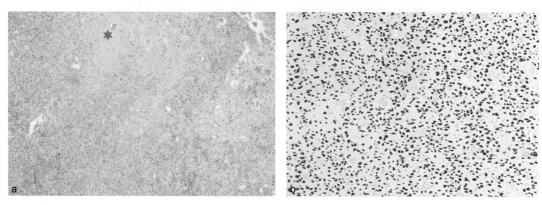

图12-3　术后病理图片（HE染色）及免疫组化

最终诊断

左股骨头软骨母细胞瘤继发静脉瘤样骨囊肿（ABC）。

随访情况

术后3个月、6个月、1年、2年定期复查。随访X线（图12-4a~c）示左股骨头病灶刮除植骨术后，未见复发征象。

术后1月　　　　　　　　术后3月　　　　　　　　术后2年

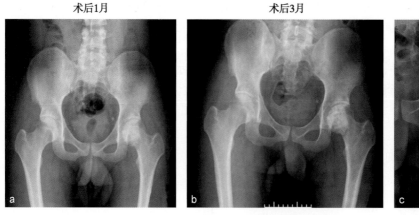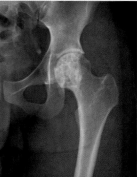

图12-4　患者术后随访X线

MDT 点评

影像科：该病例诊断为软骨母细胞瘤。病例 12 患者左髋部疼痛，X 线及 CT 提示左股骨头溶骨性骨质破坏，MRI 显示左股骨头内液液平面及周围骨髓水肿，结合术后病理最终明确诊断为左股骨头软骨母细胞瘤继发 ABC 样改变。

影像特点：① X 线典型表现为位于骨骺部位毗邻未闭合的生长板界限清楚、偏心性、溶骨性病变，周围有薄层硬化骨形成的边缘；②病变一般较小（直径 3~6cm），范围常小于骨骺的 50%；③矿化、骨化程度不等，中心"绒毛状"钙化常见；④骨皮质常被侵蚀或变薄，但病变局限于骨内，骨皮质破坏并侵犯软组织罕见；⑤骨膜反应少见；⑥ MRI 显示病变信号不均，以实性成分为主的病灶表现为分叶状强化，以囊性成分为主的病灶表现为边缘 - 间隔强化伴或不伴实性强化，病灶周围广泛骨髓水肿。

鉴别诊断：

1. 骨巨细胞瘤（GCT） 好发于长骨骨骺端，多见于成人，一般发生于骺板闭合以后的骨骼生长期，X 线局部膨胀明显，为偏心性、溶骨性病变，病灶内很少有钙化、骨化影，病灶周围也无硬化带形成。

2. 透明细胞软骨肉瘤 是软骨性恶性肿瘤的特殊类型，罕见；好发于长骨骨骺端，表现为骨骺部界限清楚的溶骨性病变，偶尔有硬化缘。

3. 软骨黏液样纤维瘤 罕见，好发于长骨干骺端，偏心膨胀性、多房囊状骨质破坏，呈"鬼脸征"。

4. 内生性软骨瘤 以 10~20 岁多见，最常见于指、趾部短管状骨，其次是股骨和肱骨，长骨的肿瘤常位于干骺端中央，无硬化性边缘。

5. ABC 软骨母细胞瘤常继发或合并 ABC 样改变，但 ABC 膨胀更明显，增强 MRI 显示纤维间隔强化。

病理科：软骨母细胞瘤的组织形态特点如下。

肿瘤由成片的成软骨细胞构成，可见多少不等的粉红色软骨样基质形成。

细胞边界清楚，细胞核圆形或卵圆形，常可见纵向核沟，一个或多个小核仁，核分裂象少见（1~3 个 /10HPF）。

可见破骨样多核巨细胞散在分布，成熟的透明软骨相对少见。

纤细网格状的细胞周围基质钙化，"鸡笼样"或"窗格样"钙化为软骨母细胞瘤的特征性改变，但并非诊断必须；继发 ABC 常见。

软骨母细胞 H3F3B 阳性也是本病诊断的重要依据。本组 2 例软骨母细胞瘤，其中一例软骨样基质形成明显，并伴有"窗格样"钙化，2 例 *H3F3B* 均呈弥漫核阳性。软骨母细胞瘤常伴有 17 号染色体 *H3F3B* 基因 *p.K36M* 位点的突变，抗 H3F3 K36M 抗体免疫标记在超过 96% 的病例显示弥漫性核阳性，对软骨母细胞瘤的诊断具有非常高的特异性和敏感性。笔者参与的一项大样本研究显示：H3F3B 对未经脱钙处理的软骨母细胞瘤诊断的灵敏度和特异度均达 100%。

骨肿瘤科：软骨母细胞瘤治疗以手术为主，80%~90% 的软骨母细胞瘤通过单纯刮除骨治愈，局部复发率为 14%~18%。当肿瘤侵及骨 - 骨膜和关节软骨时必须一并切除。但经骺板入路的有可能导致生长畸形。

肿瘤内科：软骨母细胞瘤对化疗不敏感，一般也不主张放疗，因患者多处于生长期，有诱发放射后肉瘤的可能。

经验分享

1. 2020 年第 5 版的 WHO 骨和软组织肿瘤分类中将软骨母细胞瘤定义为一种良性软骨源性肿瘤，ICD-O 编码为 9230/0，但该肿瘤可呈侵袭性生长，偶可复发。

2. 软骨母细胞瘤好发于 10~25 岁，男：女 =2：1。典型部位为骨骺端常见于股骨上下端和胫骨、肱骨上端的骨骺，以及股骨大转子和胫骨粗隆。

3. 呈偏心性边缘清晰的圆形或椭圆形溶骨灶，移行区较窄，可有或无薄层硬化缘（60%），软骨样基质仅限于 1/3 的病例；70% 的病例生长板未闭合。通常无膨胀性改变，若出现骨膨胀，应考虑继发 ABC 的可能；且 15%~25% 病例可伴有 ABC 样改变。

4. "侵袭性软骨母细胞瘤"可穿过生长板，侵入干骺端或关节腔，出现较厚的骨膜反应和 / 或软组织肿块。

5. 软骨母细胞瘤常伴有 17 号染色体 *H3F3B* 基因 *p.K36M* 位点的突变，抗 H3F3 K36M 抗体免疫标记在超过 96% 的病例显示弥漫性核阳性，对软骨母细胞瘤的诊断具有非常高的灵敏度和特异度。

6. 治疗以手术为主，多数病例可进行刮除或刮除后植骨。

7. 恶变的风险非常低，在极个别病例中可出现所谓的良性"肺转移"。

参考文献

［1］CHEN W, DIFRANCESCO L M. Chondroblastoma: An update.Arch Pathol Lab Med, 2017, 141（6）: 867-871.

［2］DEVENTER N, GOSHEGER G, GOSHEGERET G, et al. Chondroblastoma: Is intralesional curettage with the use of adjuvants a sufficient way of therapy?. J Bone Oncol, 2020, 26: 100342.

［3］LAITINEN M K, STEVENSON J D, EVANS S, et al. Chondroblastoma in pelvis and extremities-a signle centre study of 177 cases. J Bone Oncol, 2019, 17: 100248.

［4］DE MATTOS C B, ANGSANUNTSUKH C, ARKADER A, et al. Chondroblastoma and chondromyxoid fibroma. J Am Acad Orthop Surg, 2013, 21（4）: 225-233.

［5］ZHAO Q, TANG J, LUO Y, et al. Chondroblastoma: Clinicopathological analyses of 307 cases from a single institution in China and the diagnostic value of the H3F3 K36M mutant antibody. J Clin Pathol, 2023, 75（6）: 367-373.

［6］柳方，颜方方，陈梦宇，等 . 股骨粗隆软骨母细胞瘤的影像学特征和诊断 . 中国医学计算机成像杂志，2021, 27（3）: 247-252.

［7］徐福欣，王静静，徐高峰，等 . 软骨母细胞瘤的影像诊断和鉴别诊断 . 实用放射学杂志，2009, 25（9）: 1368-1370.

［8］于爱红，顾祥，屈辉，等 . 软骨母细胞瘤的 CT 诊断和鉴别诊断 . 中国医学影像技术，2010, 26（6）: 1137-1139.

病例 13　似恶的硬化

病例简介

　　患者女性,20岁。主诉:2017年9月无明显诱因下出现右肱骨近端疼痛,活动受限10月余。

　　现病史:当地医院摄片检查,未明确诊断,2018年7月于我院行X线及CT检查示:右肱骨近端软骨源性肿瘤,恶变可能;MRI示:右肱骨近端骨质破坏伴软组织肿块形成,恶性肿瘤性病变可能。转至MDT门诊就诊。

　　体格检查:右上臂未见明显肿胀,无压痛,皮温不高,活动明显受限。

影像学检查

　　右肱骨正位X线(图13-1a)、CT冠状位重建(图13-1b)、CT横断面(图13-1c)示右肱骨近端偏心性分叶状溶骨性骨质破坏,病灶边缘硬化,内可见点多发片状、半环状钙化,局部骨皮质变薄、中断。

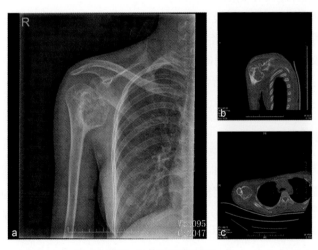

图13-1　患者X线及CT

　　MRI示右肱骨近端骨端及干骺端分叶状膨胀性骨质破坏,T_1WI低信号(图13-2a)、T_2WI压脂(图13-2b)等高信号,局部骨皮质侵蚀,增强后明显强化(图13-2c~e),其内可见斑点状、小斑片状低信号影,局部骨皮质中断,病灶向关节内突入,考虑软骨母细胞瘤表现。

　　ECT(图13-3)示右肱骨近端骨形膨胀伴放射性浓聚,全身其余部位未见异常。

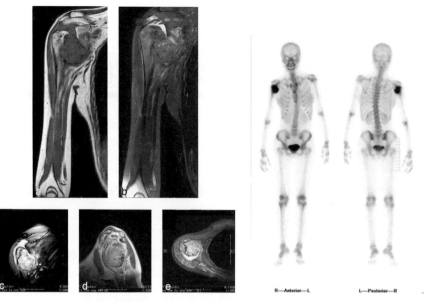

图13-2　患者MRI　　　　　图13-3　患者ECT

首次 MDT 讨论

影像科：患者为青年女性，慢性病程，影像学检查提示右肱骨近端偏心性、膨胀、溶骨性骨质破坏，局部骨皮质变薄、中断，边缘硬化，病灶内可见高密度片絮影。考虑软骨源性病变，软骨母细胞瘤可能，建议穿刺活检明确病理。

骨肿瘤科：患者结合临床表现及影像学检查，考虑软骨母细胞瘤可能，并伴有软组织肿块形成，为进一步明确诊断，建议患者穿刺活检，等待病理结果后考虑进一步治疗方案。

讨论结论：建议患者穿刺活检明确病理后进一步治疗。

穿刺活检病理：（右肱骨近端）结合影像学改变，符合软骨母细胞瘤。

免疫组化结果：CK（+），S100（+），H3F3B（+），Ki67（5%+）。

MDT 第二次讨论

影像科：该患者右肱骨 X 线、CT 示右肱骨近端偏心、膨胀、溶骨性骨质破坏，病灶内可见高密度片絮影，提示病变具有一定侵袭性。补充的全身骨显像提示右肱骨近端浓聚。结合患者年龄、部位及影像学表现，可考虑软骨源性病变，软骨母细胞瘤可能。

病理科：该例患者穿刺病理可见增生的成软骨细胞，细胞边界清楚，可见核沟；并见散在破骨细胞样巨细胞和粉红色软骨基质；结合影像学表现，符合软骨母细胞瘤特征。

骨肿瘤科：根据影像学及病理学分析，可诊断该患者为软骨母细胞瘤，建议局部手术切除病灶。

讨论结论：建议手术治疗。

初步诊断

右肱骨近端软骨母细胞瘤。

治疗过程

患者入院后完善相关检查,于 2018 年 8 月 27 日行右肱骨病损切除 + 髂骨植骨内固定术。

X 线(图 13-4)示右肱骨近端术区骨质缺损,未见肿瘤复发征象。

术后病理

术后病理:(右肱骨病灶)结合影像学符合软骨母细胞瘤。

肿瘤由成片的软骨母细胞组成,细胞边界清楚,胞质丰富,淡伊红色;并见破骨细胞样多核巨细胞散在

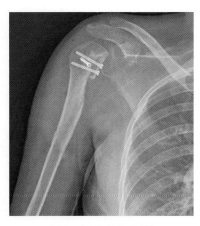

图13-4 患者术后X线

其中;局灶可见窗格样钙化(图 13-5a HE×100),并可见淡粉色软骨样基质形成(图 13-5b HE×200)。软骨母细胞特异性表达 H3F3B(图 13-5c HE×100)。

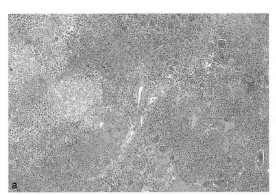
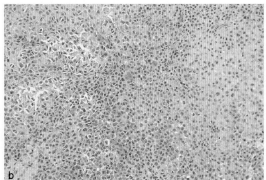

图13-5 术后病理图片(HE染色)

最终诊断

右肱骨近端软骨母细胞瘤。

随访情况

术后 3 个月、6 个月、1 年、2 年、3 年定期复查(图 13-6)。

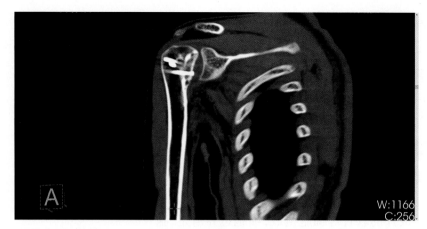

图13-6　患者术后1年CT

MDT 讨论

影像科：患者为青年女性，慢性病程，以右肱骨近端疼痛，活动受限 1 年为主诉就诊。根据临床表现、影像学表现及病理结果，可诊断为软骨母细胞瘤。典型的软骨母细胞瘤 X 线表现为长骨骨骺圆形、椭圆形偏心性溶骨性地图样骨质破坏，少见跨越骺板向干骺端发展，部分病灶边缘呈分叶状、多房或皂泡样，多数边缘整齐，有不同程度的边缘硬化，相邻骨质可变薄，可有良性骨膜反应，如肿瘤侵犯骨皮质，可形成软组织肿块；位于扁骨及不规则骨者，常呈类圆形溶骨性骨质破坏，边缘可有硬化；若位于短管状骨或窄细长管状骨，如腓骨者，常呈中心性骨质破坏，易有膨胀性改变。CT 除能显示 X 线所见征象外，病灶内部结构显示更清晰，对瘤内钙化、分隔、骨膜反应、骨皮质破坏、边缘硬化等的检出均优于 X 线。另外，CT还可发现继发 ABC 的成分。软骨母细胞瘤在 MRI 显像中常表现为 T_1WI 低信号；因其兼有软骨基质及骨化，T_2WI 信号常有降低，为低到高的不均匀信号，病灶内软骨组织及关节积液呈高信号，钙化呈低信号。MRI 能很好地显示肿瘤破入软组织后的大小及范围。增强扫描后病灶为不均匀强化，可呈现软骨源性病变典型的间隔强化。相当部分病例缺乏特征性影像学表现，与相似病变鉴别有一定难度。

软骨母细胞瘤的鉴别诊断如下：

1. 骨巨细胞瘤（GCT） 常见于 20~40 岁患者，而软骨母细胞瘤患者多小于 25 岁；GCT多发生于干骺端愈合后的骨端，骨破坏区膨胀较明显，周围无明显硬化边，其内无钙化。

2. 内生软骨瘤 发病高峰年龄段为 20~40 岁，虽然骨破坏区内常见钙化，但多见于成人短管状骨，周围少有广泛水肿信号。发生于长骨者，病变多位于干骺端并向骨干方向发展。

3. 软骨黏液样纤维瘤 发生于干骺端。偏心性囊状扩张明显，常为多房状，房隔粗厚呈"蜂窝状"，少见钙化，近骨干侧皮质显著增厚。

4. 骨骺、干骺端结核 病灶多位于骨骺或跨干骺端，病变多较小且无膨胀，一般无硬化边及骨膜反应，周围软组织肿胀，病灶内的钙化常密度较高，也可见细小死骨，邻近骨质常有骨质疏松及关节间隙变窄。

5. 软骨肉瘤 多见于中老年患者，多位于骨盆或长管状骨干骺端，病灶呈溶骨性破坏，边缘模糊,软组织肿块较大,边界不清。MRI 上易出现短 T_1 出血信号。

病理科:本例软骨母细胞瘤形态比较典型,镜下肿瘤由软骨母细胞、软骨样基质,以及散在破骨细胞样多核巨细胞构成。软骨母细胞的胞质呈淡粉红色或透明,细胞边界清晰,有核纵沟。破骨细胞样巨细胞散在于整个肿瘤内,在出血坏死灶附近尤为集中。同时可见特征性粉红色的软骨基质伴灶性钙化。特征性的"窗格样"钙化呈线性围绕每个细胞,使成软骨细胞的界限更加清楚,但仅见于约 1/3 的病例,并不是诊断的必备条件;本例患者病变内局灶可见。软骨母细胞瘤常伴有 17 号染色体 *H3F3B* 基因 *K36M* 的突变,抗 H3F3 K36M 抗体免疫标记在超过 96% 的病例中显示弥漫性核阳性,对软骨母细胞的诊断具有非常高的特异度。

骨肿瘤科:软骨母细胞瘤是一种少见的软骨源性肿瘤,起源于成软骨细胞或成软骨性结缔组织,多数起源于青少年长管状骨。1993 年 WHO 将本病分为软骨母细胞瘤及恶性软骨母细胞瘤,而根据 2020 年第五版 WHO 骨和软组织肿瘤分类,该病归属于软骨性良性肿瘤,虽属良性,但本病有侵袭性生长及复发、转移等组织学特性和生物学行为。5~25 岁好发,胫骨近端、股骨两端和肱骨近端最为常见。本病发病缓慢,表现为局部疼痛,肿胀,关节积液或功能障碍。软骨母细胞瘤的外科治疗以手术局部切除为主,不必要行广泛切除,复发率较低。

肿瘤内科:患者诊断为软骨细胞瘤。该病可发生在 6 月龄~67 岁的任何年龄,男女比例约 2:1,骺线闭合前发生在骨骺,闭合后发生在骨端,好发部位为长骨骨骺,其中有时可见滑膜增厚。虽属于少见骨肿瘤,但其有常见发病年龄段和好发部位,结合 X 线、CT 及 MRI 表现,一般能作出正确诊断,但应注意与 GCT、内生软骨瘤、软骨黏液样纤维瘤等疾病相鉴别。治疗主要以手术为主,大多数病例可做刮除或刮除植骨,少数骨皮质破坏和软组织浸润的肿瘤,可做局部切除手术,术后不必放疗,以免诱发放疗后肉瘤变。目前也无足够的证据证明化疗对肿瘤有改善疗效的作用,绝大多数软骨母细胞瘤在经过适当治疗后都能被治愈,个别侵袭性软骨母细胞瘤患者由于复发和局部广泛浸润,最后可能死于肿瘤,但十分少见,要注意和软骨母细胞瘤样骨肉瘤进行鉴别。

经验分享

1. 2020 年第 5 版 WHO 骨和软组织肿瘤分类中将软骨母细胞瘤定义为一种良性软骨源性肿瘤,ICD-O 编码为 9230/0,但是该肿瘤具有侵袭性生长及复发、转移等组织学特性和生物学行为。

2. 该病发病缓慢,表现为局部疼痛、肿胀、关节积液或功能障碍。

3. 该病好发于 5~25 岁,常发于长骨骨骺或骨端,影像学表现为长骨骨骺偏心性溶骨性骨质破坏,部分边缘呈分叶状、多房状,多有边缘硬化,其内常见斑点状、片状钙化,可有良性骨膜反应及软组织肿块,增强扫描可见间隔强化。

4. 需要与 GCT、内生软骨瘤、软骨黏液样纤维瘤、透明细胞软骨肉瘤和软骨母细胞瘤样骨肉瘤等疾病相鉴别。

参考文献

［1］CHEN W, DIFRANCESCO L M. Chondroblastoma: An update.arch pathol lab med, 2017, 141（6）: 867-871.

［2］DEVENTER N, GOSHEGER G, GOSHEGERET G, et al. Chondroblastoma: Is intralesional curettage with the use of adjuvants a sufficient way of therapy?. J Bone Oncol, 2020, 26: 100342.

［3］LAITINEN M K, STEVENSON J D, EVANS S, et al. Chondroblastoma in pelvis and extremities-a signle centre study of 177 cases. J Bone Oncol, 2019, 17: 100248.

［4］DE MATTOS C B, ANGSANUNTSUKH C, ARKADER A, et al. Chondroblastoma and chondromyxoid fibroma. J Am Acad Orthop Surg, 2013, 21（4）: 225-233.

［5］ZHAO Q, TANG J, LUO Y, et al. Chondroblastoma: clinicopathological analyses of 307 cases from a single institution in China and the diagnostic value of the H3F3 K36M mutant antibody. J Clin Pathol, 2023, 75（6）: 367-373.

［6］柳方, 颜方方, 陈梦宇, 等. 股骨粗隆软骨母细胞瘤的影像学特征和诊断. 中国医学计算机成像杂志, 2021, 27（3）: 247-252.

［7］徐福欣, 王静静, 徐高峰, 等. 软骨母细胞瘤的影像诊断和鉴别诊断. 实用放射学杂志, 2009, 25（9）: 1368-1370.

［8］于爱红, 顾祥, 屈辉, 等. 软骨母细胞瘤的CT诊断和鉴别诊断. 中国医学影像技术, 2010, 26（6）: 1137-1139.

病例 14　Ollier 病的"另类"

病例简介

患者女性,27 岁。主诉:2020 年 3 月发现左膝肿块已 2 月余。

现病史:无其他不适症状,为进一步诊治,至我院 MDT 门诊就诊。

体格检查:骨盆倾斜,稍跛行,左膝肿胀,压痛不明显,皮温不高,活动无明显受限。

影像学检查

X 线(图 14-1a)及 CT(图 14-1b~d)示双下肢欠对称,骨盆左倾,左下肢骨质密度不均匀降低,左侧骨盆(左侧髂骨、耻骨上支、左髋臼)、股骨及胫骨多发骨质破坏区,右肱骨头、右肩峰、右锁骨肩峰端不规则、局部低密度灶。左胫骨近端骨质破坏明显,局部骨皮质破坏伴软组织肿块形成,病灶内密度不均伴散在斑点状钙化灶。考虑 Ollier 病(多发性内生软骨瘤病)局部恶性变。

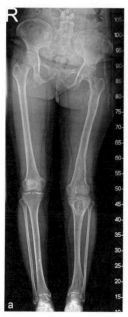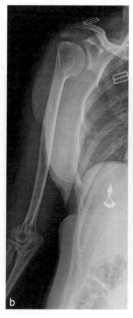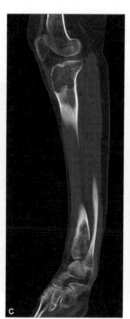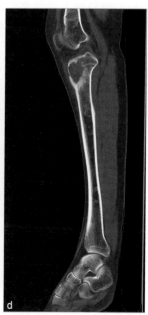

图14-1　患者X线及CT

MRI(图 14-2)示左股骨下段及胫骨可见多发骨质破坏区,以胫骨近端为主,呈斑点状、片状 T_1WI 低信号,T_2WI 压脂高信号影,信号不均。病灶内见斑点状 T_1WI、T_2WI 压脂低信号影,胫骨前缘局部骨皮质破坏,可见软组织肿块形成。

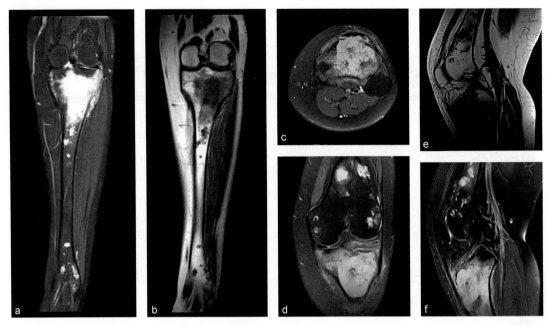

图14-2　患者MRI

　　ECT血流灌注相显像（图14-3）示双侧股动脉和腘动脉显影对称，左侧膝关节部位见放射性摄取增高。血池相显像示左膝关节见放射性浓集灶。延迟相全身骨显像示左侧股骨下段、左侧胫骨上段见多发放射性浓集灶。SPECT/CT平扫图像融合显像示放射性摄取增高影定位于左侧股骨下段、左侧胫骨上段；局部骨骼CT平扫骨窗示左股骨及胫骨可见多发骨质破坏区，以胫骨近端明显，考虑恶性病变。

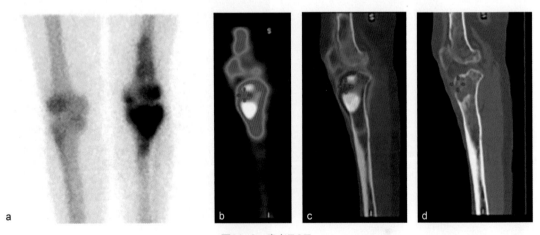

图14-3　患者ECT

　　PET/CT示双侧肩胛骨、胸骨、右侧肱骨、双侧多发肋骨、骨盆诸骨（左侧为著）、左股骨、胫骨多发囊样骨质破坏区，以左胫骨近端为著，髓腔内密度不均，局部见点片状高密度影，放射性摄取增高，SUV_{max}约4.6。全身多发骨质破坏，以左胫骨近端为著，葡萄糖代谢增高，考虑多发内生软骨瘤伴局部恶变可能（图14-4a~c）。

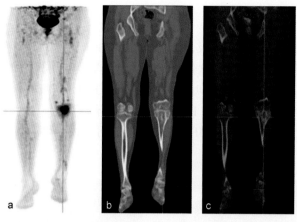

图14-4　患者PET/CT

穿刺病理

　　左胫骨近端穿刺活检:结合影像学改变,诊断为高分化软骨肉瘤。因穿刺活检局限,待肿块完整切除后进一步明确诊断。

MDT 讨论

　　影像科:患者为青年女性,X 线及 CT 发现患者全身多发骨质破坏,以左胫骨近端为主,髓腔内密度不均,可见小斑片状高密度灶,前缘骨皮质破坏伴软组织肿块形成。MRI 示病变呈 T_1WI 低信号,T_2WI 压脂高信号,其内可见小片 T_1WI、T_2WI 压脂低信号影。结合 ECT 及 PET/CT 检查,首先考虑患者为 Ollier 病,伴局部恶性变,需结合病理诊断。

　　病理科:患者为多骨性病变,左胫骨近端病灶穿刺活检明确为高分化软骨肉瘤。首先考虑为 Ollier 病的基础上发生了肉瘤变。

　　骨肿瘤科:患者为青年女性,慢性病程,急性发病,骨盆可见明显倾斜,行走稍有跛行,结合患者影像学及病理学检查结果,可初步诊断为 Ollier 病。考虑患者左胫骨近端局部病灶较为严重,胫骨平台皮质明显破坏,局部伴有软组织肿块形成,并出现疼痛等症状,恶变可能,建议患者先处理左胫骨近端病灶,行肿块切除假体重建术,根据术后病理结果判断是否恶变,同时确认进一步治疗方案。

　　肿瘤内科:患者为青年女性,慢性病程,急性发病,多骨性病变。穿刺病理诊断为高分化软骨肉瘤,首先考虑为 Ollier 病的基础上发生了肉瘤变可能。目前诊断为高分化软骨肉瘤,无术前化疗指征。建议先行手术切除。

　　讨论结论:建议行左胫骨近端肿瘤根治性手术 + 假体重建术。

初步诊断

　　Ollier 病(多发性内生软骨瘤病)伴肉瘤变。

治疗过程

　　患者于 2020 年 5 月 25 日行左胫骨瘤段切除假体重建术,术后定期复查。

术后病理

　　左胫骨近端中央型软骨肉瘤Ⅱ级,肿瘤紧贴关节面未穿透,局部穿透骨皮质累及骨旁软组织。骨干髓腔内见多发性内生性软骨瘤。结合影像学改变,符合 Ollier 病伴肉瘤变。

　　软骨肉瘤Ⅱ级:肿瘤性软骨呈分叶状,软骨小叶周边无成熟现象(图 14-5a HE×40);软骨基质广泛黏液变性(图 14-5b HE×100);软骨细胞异型明显,大小不一,可见双核细胞,并见髓腔浸润(软骨包骨)(图 14-5c HE×200)。同时可见内生性软骨瘤区域,软骨小叶周围有骨化(图 14-5d HE×100)。

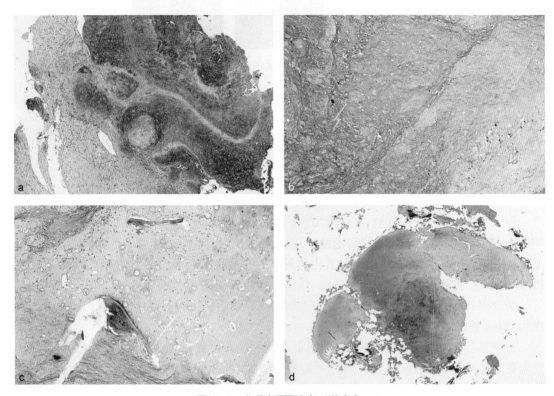

图14-5　术后病理图片(HE染色)

最终诊断

　　Ollier 病伴肉瘤变。

MDT 讨论

　　内生软骨瘤是一种发生在骨髓腔内的良性透明软骨肿瘤,相对常见。主要发生于手短管状骨,长管状骨少见,扁骨罕见(<1%)。大多数内生软骨瘤为孤立性;偶尔多灶性累及一个或多个骨,此时称之为多发性内生软骨瘤病(Ollier 病),病灶大小通常 <3cm。Ollier 病是非遗传性疾病,常发生于儿童。若 Ollier 病合并软组织血管瘤,即为马富奇综合征。Ollier病和马富奇综合征的内生性软骨瘤主要累及四肢管状骨,常有单侧肢体受累倾向。Ollier病发生在手部,病变常呈球形或结节样肿胀,严重时可出现手指短缩、偏离轴心。病变位于肢

体干骺端时可仅轻微膨胀,但随着骨骼发育,可出现肢体短缩畸形:发生于上肢,桡骨外侧皮质病变致前臂畸形,导致尺偏手;发生于下肢,可出现严重的膝外翻畸形、下肢不等长,还可继发脊柱侧弯、骨盆倾斜等。

Ollier病的影像学表现多为中心性的髓内病变,典型部位为干骺端,呈溶骨性骨质破坏(发生于儿童的短管状骨时,表现为膨胀性透亮区)伴基质钙化(大多数可表现为点状、斑点状、环状、弧状、轮状、絮状、爆米花样钙化),受累骨骼的皮质变薄、向外扩展,甚至内膜呈扇形,发生病理性骨折或恶变时可出现皮质破坏或骨膜反应。

Ollier病多由骨生长过程中包埋在干骺端的残余的骺软骨发育而来,这些"残余的软骨"常位于骨骼干骺端或者骨干,通常在骨骼发育成熟后停止生长并且随着时间的推移发生不同程度的矿化。

Ollier病的病理形态与内生性软骨瘤相同,即结节状的高分化透明软骨结节,但是在Ollier病中软骨细胞更丰富,细胞有轻微不典型,细胞增多及核非典型性不足以诊断为非典型性软骨瘤/软骨肉瘤Ⅰ级。当病灶发生肉瘤变时,表现为中央型软骨肉瘤的形态,出现软骨细胞的异型、核分裂,软骨基质的黏液变性,肿瘤在髓腔内呈浸润性生长,或浸润骨皮质,或侵犯软组织,例如本例左胫骨近端肉瘤变(软骨肉瘤Ⅱ级)病灶。80%以上的Ollier病患者存在*IDH1/2*基因突变,存在该突变预示恶变风险增加。

内生软骨瘤常没有症状,手术并非必需,可以选择长期X线监测。有症状的良性病变或者即将发生病理性骨折时,则可以行病变切除、植骨,或者结合物理手段治疗。Ollier病随骨骼发育停止可不再生长,但易发生恶变,通常恶变为软骨肉瘤,也可为纤维肉瘤、骨肉瘤等。如发生恶变,其治疗及预后随恶变后肿瘤性质的不同而不同。Ollier病患者还需矫正畸形及下肢不等长等,此外还需要定期复查、进行遗传咨询,怀疑或活检确认恶变时,要及时介入。

经验分享

1. Ollier病为多发性内生软骨瘤伴有不同程度的骨骼畸形,常有单侧肢体受累倾向。

2. Ollier病恶变为软骨肉瘤的概率比内生软骨瘤要高,为5%~50%;无症状的内生软骨瘤恶性转化少见(<1%)。当出现无骨折的疼痛和影像学发生改变时,应注意病变发生进展的可能性。

3. 影像学表现多为中心性,干骺端髓腔内多见,呈溶骨性骨质破坏伴基质钙化,皮质变薄呈扇贝样,发生病理性骨折或恶变时,可出现皮质破坏或骨膜反应。

4. 有80%以上的Ollier病患者存在*IDH1/2*基因突变,存在该突变预示恶变风险增加。

参考文献

[1] AMARY M F, DAMATO S, HALAI D, et al. Ollier disease and Maffucci syndrome are caused by somatic

mosaic mutations of IDH1 and IDH2. Nature genetics, 2011, 43 (12): 1262-1265.

［2］KUMAR A, JAIN V K, BHARADWAJ M, et al. Ollier disease: Pathogenesis, diagnosis, and management. orthopedics, 2015, 38 (6): e497-e506.

［3］WHO Classification of Tumours Editorial Board. Soft tissue and bone tumours. 5 th ed. Lyon: IARC Press, 2020.

［4］刘晓红, 贾雄, 方燕燕, 等. Maffucci 综合征 1 例. 疑难病杂志, 2014, (10): 1061.

［5］吴雯丽, 田军, 孙博, 等. 长骨 Ollier 病的影像学诊断（附 17 例分析）. 医学影像学杂志, 2015, 25 (12): 2234-2236.

病例 15　白（硬化）与黑（溶骨）

病例简介

　　患者女性，27 岁。主诉：2019 年左上肢疼痛活动受限，加重已 1 月余。
　　现病史：无特殊，未院外诊治。体格检查：左上肢未见明显肿胀，有压痛，皮温不高，活动明显受限。

影像学检查

　　X 线示肱骨鹰嘴窝处透亮区，边界清（图 15-1a）；CT 示肱骨远端膨胀性溶骨性骨质破坏，过渡带窄，边缘硬化，皮质侧骨质不连续（图 15-1b~d）。

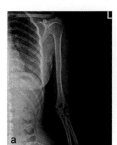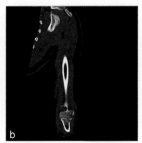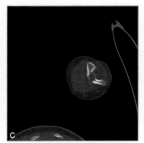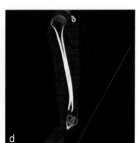

图15-1　患者X线及CT

　　MRI 示肱骨远端鹰嘴窝骨质破坏，呈 T_1WI 低信号（图 15-2a），T_2WI 压脂高信号，周围硬化边（图 15-2b、d）；T_1WI 压脂增强后病灶呈不均匀强化，病灶前缘无强化。病灶周围骨髓水肿，软组织肿胀（图 15-2c、e）。

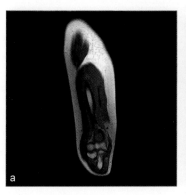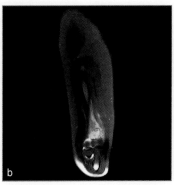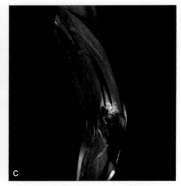

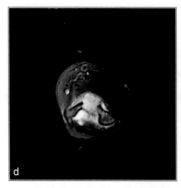
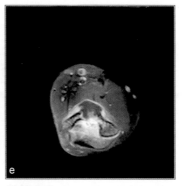

图15-2 患者MRI

MDT 讨论

影像科：患者为青年女性，左肱骨远端溶骨性骨质破坏，边界清晰，过渡带窄，骨皮质变薄。MRI 信号混杂，呈 T_1WI 低信号，T_2WI 压脂高信号，不均匀强化，内见无强化低信号区，骨皮质有破坏，但未见明显软组织肿块，考虑偏良性伴一定侵袭性的病变。

骨肿瘤科：患者为青年女性，慢性病程，急性加重，以左肘疼痛为主要临床表现，影像学考虑侵袭性病变，可直接手术，术后行病理检查。建议行局部刮除术。

讨论结论：左肱骨远端病灶刮除并送病理进一步明确诊断。

初步诊断

左肱骨远端中间型或低度恶性骨肿瘤。

治疗过程

患者于 2020 年 5 月行左肱骨远端病灶刮除 + 髂骨植骨内固定术。

病理结果

左肱骨远端软骨黏液样纤维瘤（CMF）。

肿瘤呈分叶状，小叶中央细胞稀疏，黏液样背景中可见星芒状的幼稚间叶细胞。小叶周边细胞丰富，可见破骨细胞样多核巨细胞及单核间质细胞（图 15-3a HE × 40，b HE × 100）。

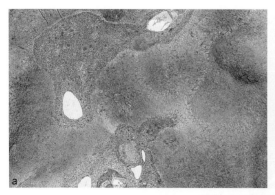
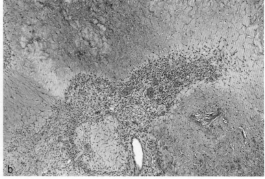

图15-3 病理图片（HE染色）

最终诊断

左肱骨远端软骨黏液样纤维瘤（CMF）。

MDT 点评

影像科：患者为青年女性，左肱骨远端溶骨性骨质破坏，过渡带窄，周边轻度硬化，骨皮质不连续（"咬饼征"）。MRI 信号混杂，呈 T_1WI 低信号，T_2WI 压脂高信号（肿瘤内黏液成分和透明软骨成分），增强后不均匀强化，可能与软骨样、黏液样和纤维区域以不同的比例存在相关，无强化区为黏液成分。病灶表现为良性但具有一定侵袭性，符合软骨黏液样纤维瘤表现。鉴别诊断包括软骨母细胞瘤、内生软骨瘤病、动脉瘤样骨囊肿等。

病理科：本例表现符合软骨黏液样纤维瘤的好发年龄及好发部位，病理形态也是典型的软骨黏液样纤维瘤。肿瘤边界清楚，呈分叶状。小叶中央细胞稀疏，黏液样背景中可见梭形或星芒状的幼稚间叶细胞，部分区域有透明软骨分化特征。小叶周边细胞丰富，可见破骨细胞样多核巨细胞及软骨母细胞样细胞。未发现核分裂。软骨细胞 S100 蛋白阳性。小叶周边区域可表达 SMA、肌动蛋白和 CD34。病理诊断明确。

谷氨酸受体基因 *GRM1* 重组被认为是该肿瘤的驱动基因。在其他软骨肿瘤中 *GRM1* 表达缺乏或非常低，对于诊断软骨黏液纤维瘤具有较高的特异度。值得注意的是，也有约 10% 的软骨黏液纤维瘤不出现 *GRM1* 表达上调。

软骨黏液样纤维瘤常需与软骨母细胞瘤相鉴别，后者常发生于骨骼发育不成熟的个体，长骨的骺端（骨端）是最常见的发病部位。由软骨母细胞和岛状嗜酸性软骨样基质构成。H3.3B（H3F3B）p.Lys36Met（K36M）在 >96% 的病例中显示弥漫细胞核表达，可用于诊断及鉴别诊断。

骨肿瘤科：治疗软骨黏液样纤维瘤的最常见的方法是局部刮除 + 填充植骨术，但局部刮除复发率较高，需密切随访。

肿瘤内科：软骨黏液样纤维瘤的治疗方式以手术治疗为主。

经验分享

1. 软骨黏液样纤维瘤为良性的软骨源性肿瘤，ICD-O 编码为 9241/0。有两个好发年龄阶段，80% 患者发生在 30 岁以下，50~70 岁为第二高峰。

2. 软骨黏液样纤维瘤有 70% 发生在下肢干骺端，以胫骨上段最为多见，有偏心性、溶骨性，长径 > 横径。

3. 软骨黏液样纤维瘤呈分叶状生长，由软骨样、黏液样、肌纤维母细胞区域构成。约 90% 的病例可出现 *GRM1* 基因的表达上调，可用于诊断及鉴别诊断。

软骨黏液样纤维瘤预后很好，即使肿瘤出现复发也不会影响预后。局部治疗的病例复发率为 9%~15%。

参考文献

［ 1 ］ COHEN E K, KRESSEL H Y, FRANK T S, et al. Hyaline cartilage-origin boneand soft-tissue neoplasms: MR appearance and histologic correlation. Radiology, 1988, 167（ 2 ）: 477-481.

［ 2 ］ DE BEUCKELEER L H, DE SCHEPPER A M, RAMON F, et al.Magnetic resonance imaging of cartilaginous tumors: is it useful or necessary?. Skeletal Radiol, 1996, 25（ 2 ）: 137-141.

［ 3 ］ GEIRNAERDT M J, HOGENDOORN P C, BLOEM J L, et al. Cartilaginous tumors: Fast contrast-enhanced MR imaging. Radiology. 2000, 214（ 2 ）: 539-546.

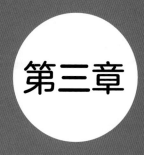

第三章

富于巨细胞性肿瘤

病例 16 起源争议的恶变

病例简介

患者男性,12 岁。主诉:2020 年 7 月患者突发左膝疼痛,出现肿块已 1 月余。

现病史:患者于 2020 年 10 月,出现左膝疼痛无包块,未予重视,后疼痛逐渐加重,1 个月后出现肿块,左膝活动受限。至当地医院行切开活检术,诊断不明确,遂至我院 MDT 门诊就诊。

体格检查:左膝疼痛,左胫前可触及一大小约 3cm×4cm 的肿块,质硬,局部皮温稍高,伴左膝活动受限。

影像学检查

X 线示左胫骨近端干骺端内侧膨胀性骨质破坏,密度减低,骨皮质不连续,累及髓腔,边界尚清(图 16-1a);CT 示左胫骨干骺端膨胀性骨质破坏,以皮质为主,密度不均匀,范围约 6.1cm×7.2cm×7.1cm;骨端骨质密度不均。右胫骨近端皮质下囊状骨质破坏,边界清晰。考虑双侧胫骨近端非骨化性纤维瘤(NOF)可能(图 16-1b~d)。

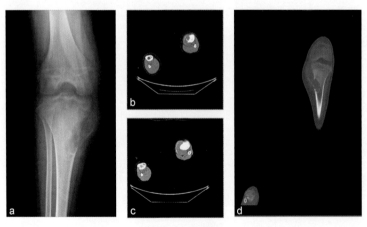

图16-1 患者X线

MRI 示左胫骨近端干骺端内侧异常信号,T_1WI 等低混杂信号(图 16-2a),T_2WI 压脂高低混杂信号(图 16-2b、d),增强后边缘轻度强化,其内大片无强化低信号区。髌板及骨端受累(图 16-2c、e)。可符合 NOF 肉瘤变表现,部分坏死。右胫骨近端皮质下斑片状 T_1WI 低信号,T_2WI 压脂低信号影,增强后边缘强化,考虑多发 NOF 可能。

ECT 示全身骨骼显像清晰,两侧胫骨近端局部放射性浓聚,左侧为著(图 16-3a);SPECT/CT 示左侧胫骨近端局部溶骨性骨质破坏伴软组织肿块形成,病灶周围可见放射样骨膜反应(图 16-3b、c);SPECT/CT 示右侧胫骨近端皮质下多发低密度灶,周边硬化明显(图 16-3d、e)。

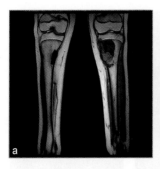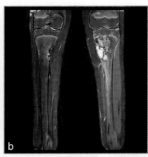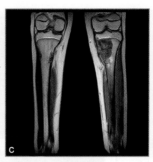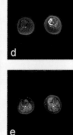

图16-2　患者MRI

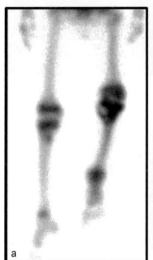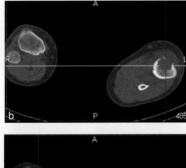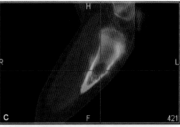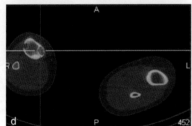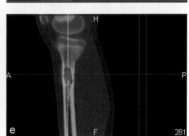

图16-3　患者ECT

　　PET/CT示左侧胫骨近端内侧溶骨性、膨胀性骨质破坏,边缘模糊,病变累及髓腔,髓腔内密度增高,伴病理性骨折,范围约 5.0cm×4.6cm×9.1cm,放射性摄取增高,SUV_{max}=5.0。右侧胫骨近端内侧骨皮质缺损,边缘轻度硬化,大小约 1.5cm×1.0cm×4.2cm,放射性摄取增高,SUV_{max}=5.2。结合病史,符合左侧胫骨 NOF 恶变表现(图 16-4)。

首次 MDT 讨论

　　影像科:综合影像学检查显示,两侧胫骨干骺端皮质溶骨性破坏,符合典型 NOF 表现;而左胫骨干骺端有膨胀性骨质破坏,骨壳不完整,累及骨髓腔,病灶范围较大,是 NOF 基础上肉瘤变还是碰撞瘤,需要结合临床病理诊断。

　　病理科:病理会诊,(左胫骨近端)活检切片内可见两种成分如图 16-5 与图 16-6 所示,其一为良性的 NOF,另一种成分为高级别的肉瘤。参考该病例影像学表现,考虑 NOF 肉瘤变。因活检组织观察局限,难以对肉瘤变的成分进行分型,建议肿瘤完整切除后进一步明确诊断。

　　NOF 成分,梭形细胞呈车辐状排列,无明显异型;其间散在破骨细胞样多核巨细胞(HE×100)(图 16-5)。

　　高级别肉瘤成分,肿瘤细胞异型明显,核质比增大,核分裂象易见(HE×100)(图 16-6)。

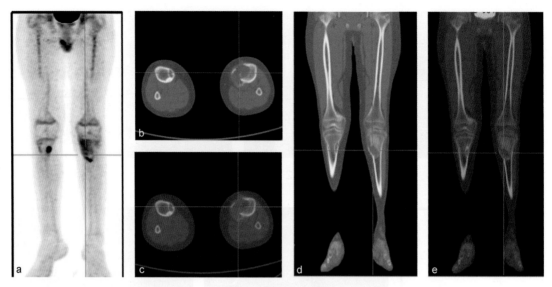

图16-4 患者PET/CT

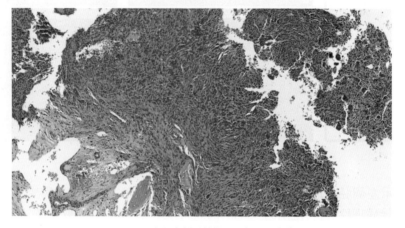

图16-5 患者穿刺活检切片1（HE染色）

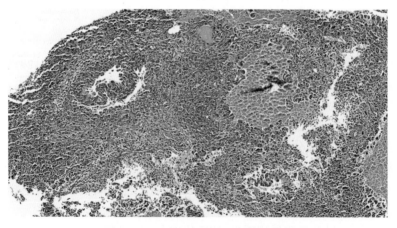

图16-6 患者穿刺活检切片2（HE染色）

骨肿瘤科：患者为急性起病,以左膝疼痛为主,伴局部肿块形成,病程进展较快,结合影像学及病理学可初步诊断为左胫骨近端 NOF 肉瘤变,建议患者进行新辅助化疗结合手术治疗,术后根据化疗坏死率进一步化疗。

肿瘤内科：患者为青少年,双侧胫骨病变,左侧经活检证实看到 2 种成分,其一为良性的 NOF,另一种成分为高级别的肉瘤。故应考虑 NOF 肉瘤变。对于青少年发生在骨的肉瘤变,应按照骨肉瘤治疗方案行术前化疗。

讨论结论：建议患者行新辅助化疗结合手术治疗。

初步诊断

双侧胫骨近端多骨性非骨化性纤维瘤（NOF）,左胫骨干骺端 NOF 肉瘤变。

治疗过程

术前于肿瘤内科予 ADM 75mg/m², IFO 10g/m² 化疗共 2 次。2021 年 1 月 11 日行左胫骨病损切除术 + 假体重建术。术后转入肿瘤内科化疗 12 次。术后定期随访。

术后病理

左胫骨干骺端 NOF 肉瘤变,化疗后高级别梭形肉瘤成分已大部分消失,化疗后坏死率 >90%,残余少量 NOF 成分,局部囊性变,肿瘤病变未累及骺板软骨。

化疗后残留的 NOF 成分（HE×200）（图 16-7）。

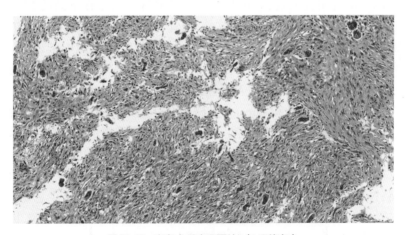

图16-7 患者术后病理图片1（HE染色）

化疗后高级别肉瘤成分大部分消失,被纤维肉芽组织替代（右侧）（HE×40）（图16-8）。

最终诊断

双侧胫骨多骨性非骨化性纤维瘤（NOF）,左胫骨干骺端 NOF 肉瘤变,结合患者年龄及肿瘤部位,肉瘤变成分考虑为骨肉瘤可能性大。

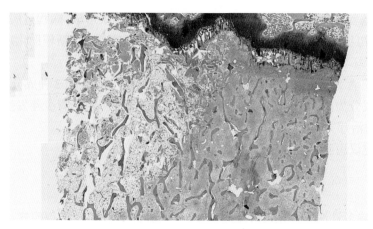

图16-8　患者术后病理图片2（HE染色）

MDT 讨论

影像科：该例患者双侧胫骨近端 NOF 诊断应该没问题，但该病例的难点在于左侧病灶是否为肉瘤变，是病理诊断的 NOF 基础上恶变为梭形细胞肉瘤，还是与 NOF 无关的碰撞瘤很值得商榷。NOF 罕见恶变，同时病变髓腔侧骨质密度增高，ECT 明显浓聚，反映成骨性改变，因此除了 NOF 肉瘤变的可能外，也需要考虑原发的骨肉瘤可能性。

病理科：组织形态上，NOF 由温和的梭形细胞构成，排列呈车辐状结构。核分裂象少见。破骨巨细胞散在分布于整个病变。反应性特征包括含铁血黄素沉积、泡沫样巨噬细胞聚集。Akio Sakamoto 等研究发现，NOF 具有部位特异性。发生在下肢的 NOF 呈现出骨发育异常的非肿瘤性特征；而发生在上肢（肱骨、桡骨）的 NOF 易出现侵袭性的生物学特征，包括骨皮质膨胀、体积增大、骨化缓慢等。NOF 具有自限性，以往 NOF 被认为是一种反应性病变或是一种发育异常。研究发现 NOF 是基因突变导致 RAS-MAPK 通路活化而发生的真正的肿瘤，主要涉及 *KRAS*、*FGFR1* 和 *NF1* 基因的突变，被认为是 RASopathies 家族的一个新成员。关于同一部位的 NOF 和 sarcoma 是碰撞共存还是 NOF 恶性转化尚存争议。本例考虑 NOF 恶变的原因如下：患者有多发性 NOF 的背景；影像提示左侧胫骨上段病灶在一个 NOF 的基础上突然增大，突破骨皮质，两者紧密相连；患者虽未接受过放疗或手术治疗，但可能存在被忽视的外伤，也许是促进恶性转化的启动因素；符合肿瘤一元论解释。

骨肿瘤科：NOF 属于良性肿瘤，预后良好，呈自限性，无需手术，极少恶变。本例患者诊断时已出现左胫骨干骺端膨胀性骨质破坏伴软组织肿块，病理可见肉瘤细胞，因此考虑 NOF 肉瘤变。对于有症状的病灶，若其在不断发展扩大且有骨折倾向，可选择病灶刮除植骨，预后良好。恶变的 NOF 少见。按照恶性肿瘤常规术前化疗后进行肿瘤根治性手术，术后根据化疗坏死率决定下一步的治疗。

肿瘤内科：NOF 为常见的良性肿瘤，但有较多报道称，NOF 恶变为骨源性肉瘤。有研究发现 NOF 和骨肉瘤都发生在相同的年龄（出生第二个十年）和相同的部位（股骨远端和胫骨近端）。在这些病例中，从一开始就很难理解其是否属于肉瘤，因为低级别纤维肉瘤和结缔组织增生性纤维瘤之间的鉴别诊断即使对有经验的病理学家来说也是一个挑战。对这一类患者应长期密切随访。

经验分享

1. NOF 被认为是最常见的良性骨肿瘤,且随着骨骼的生长,肿瘤具有自限性,一般不需要手术。

2. NOF 多见于 20 岁前的青少年,好发于长骨干骺端,主要位于股骨远端和胫骨近端,其次为胫骨远端。多位于一侧皮质或皮质下,长轴与骨的长轴一致的单房或多房透光区,一般无骨膜反应及软组织肿块。

3. NOF 具有典型的影像学特征且病程自限,因此无症状的偶发病例不需要手术活检和治疗性干预;如果 NOF 占据了受累骨宽度的 50% 以上,为了降低发生病理性骨折的风险,可给予病灶刮除植骨。

4. NOF 出现骨膜反应及软组织肿块,应高度怀疑 NOF 恶变,必要时可行穿刺活检协助判断病变性质。

5. 多发性 NOF 通常与 Jaffe-Campanacci 综合征相关,这是一种多发性 NOF 伴发皮肤损害的综合征,表现为皮肤多个咖啡斑、精神发育迟缓、性腺功能减退、眼部疾病及心血管畸形。

参考文献

［1］BAUMHOER D, KOVAC M, SPERVESLAGE J, et al. Activating mutations in the MAP-kinase pathway define non-ossifying fibroma of bone. J Pathol, 2019, 248（1）: 116-122.

［2］BIAZZO A, DE PAOLIS M, RIGHI A, et al. Osteosarcoma in identical twins: A case report. J Clin Orthop Trauma, 2014, 5（4）: 257-260.

［3］GOLDBLUM J R, LAMPS L W, MCKENNEY J K, et al. Rosai and Ackerman's Surgical Pathology International Edition.11th ed. Amsterdam: Elsevier, 2017.

［4］SAKAMOTO A, ARAI R, OKAMOTO T, et al. Non-ossifying fibromas: Case series, including in uncommon upper extremity sites. World J Orthop, 2017, 8（7）: 561-566.

［5］WHO health organization classification of tumours of soft tissue and bone［M］. Lyon: IARC Press, 2013.

［6］WHO health organization classification of tumours of soft tissue and bone［M］. Lyon: IARC Press, 2020.2.

病例 17　被忽视的"云絮"

病例简介

　　患者女性,34 岁。主诉:患者 2015 年 10 月出现左大腿远端肿胀、疼痛,活动受限已 2 月余。

　　现病史:当地医院就诊,X 线及 CT 提示左股骨远端溶骨性骨质破坏。2015 年 12 月 11 日至我院行左股骨病灶穿刺活检,考虑骨巨细胞瘤(GCT),建议进一步免疫酶标记协助诊断。并于 MDT 门诊就诊。

　　体格检查:左大腿远端见穿刺切口,局部轻度压痛,肿胀,活动受限。

影像学检查

　　2015 年 11 月穿刺前左膝关节正位 X 线(图 17-1a)示左股骨外侧髁溶骨性骨质破坏,边界清楚。CT(图 17-1b)示左股骨外侧髁溶骨性骨质破坏,破坏区偏内侧可见少许淡薄骨化影,破坏区边界清楚,内侧缘可见硬化带,外侧缘骨皮质变薄。MRI(图 17-1c~f)示左股骨外侧髁骨质破坏伴信号异常,T_1WI 低信号,T_2WI 高信号,增强后强化明显,周围软组织轻度肿胀。

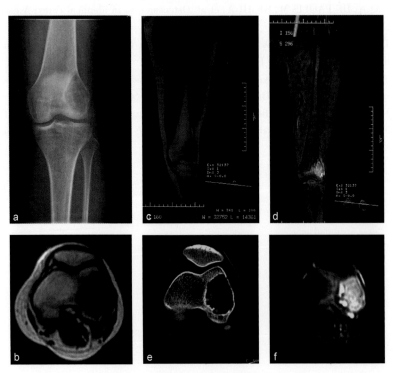

图17-1　患者2015年11月X线及MRI

左股骨远端穿刺考虑富于巨细胞性肿瘤,结合影像学改变,GCT可能性大。

肿瘤由破骨细胞样巨细胞和单核间质细胞组成,巨细胞分布均匀,单核间质细胞无明显异型(图17-2)。

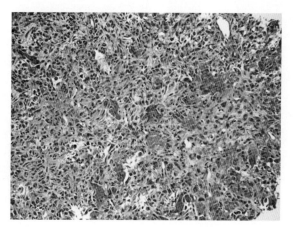

图17-2　患者穿刺活检(HE染色)

MDT 讨论

影像科:患者女性,34岁,X线、CT、MRI示左股骨远端偏心性溶骨性破坏,骨皮质变薄,骨壳尚完整,未见明显软组织肿块及骨膜反应;结合患者年龄及穿刺病理,符合GCT表现。

病理科:穿刺活检镜下见富于巨细胞性肿瘤,结合影像学改变,考虑GCT可能性大。

骨肿瘤科:患者女性,34岁,因"左膝肿胀疼痛伴膝关节活动受限"来院就诊,外院考虑GCT。患者于我院行穿刺活检术,结合影像及病理表现考虑左股骨远端GCT。外科手术切除是其主要治疗手段,该患者病灶位于左股骨远端偏外侧,边界清楚,未侵及关节面,可行病灶刮除+植骨内固定术。

肿瘤内科:患者病理诊断明确为GCT,无化疗、放疗指征,治疗以手术切除为主。

初步诊断

左股骨远端骨巨细胞瘤(GCT)。

诊疗过程

患者入院后完善相关检查,于2015年12月31日行左股骨远端肿瘤刮除+植骨内固定术。

X线(图17-3)示左股骨远端肿瘤刮除+植骨内固定术后的改变。

病理结果

左股骨远端:结合影像学改变,诊断为GCT。

肿瘤由破骨细胞样巨细胞和单核间质细胞组成,巨细胞分布均匀,单核间质细胞无明显异型(图17-4)。

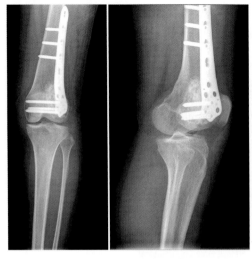
图17-3　患者术后X线

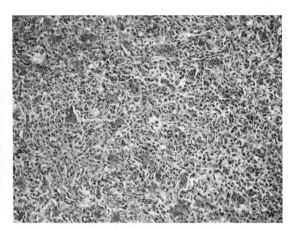
图17-4　患者术后病理图片（HE染色）

随访情况

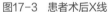

　　术后定期随访。2016年5月,患者在治疗半年后再次出现左股骨远端疼痛伴肿胀,活动受限,X线、CT、MRI示左股骨远端肿瘤术后,周围软组织肿块,考虑肿瘤复发可能。本院切开活检病理检查示大量手术后反应性增生骨,局部区域见少量恶性成骨性肿瘤。结合前次手术病理,符合恶性GCT表现,恶性成分为骨肉瘤。2016年6月,患者于肿瘤内科行AP方案化疗1次,患者要求回当地治疗后失访。

　　2016年5月术后复查,X线（图17-5a）及CT（图17-5b）示左股骨远端术区及周围云絮状肿瘤骨形成;MRI（图17-5c、d）示左股骨远端术区及周围软组织肿块形成,考虑肿瘤复发骨肉瘤变可能。

　　局部区域见肿瘤性骨样基质形成,单核细胞丰富伴异型（图17-6a HE×100）;高倍镜下,骨样基质周围的单核细胞异型性明显,可见大核仁（图17-6b HE×200）。

　　ECT（图17-7）示左侧股骨远端、右侧肱骨上段、第3胸椎椎体、颅骨多发放射性摄取增高灶,符合左侧股骨远端肿瘤复发伴多发转移瘤表现。

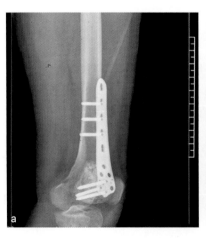
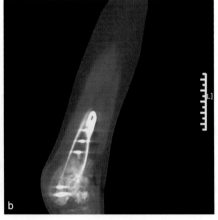

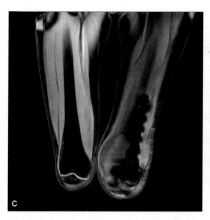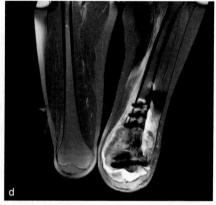

图17-5　患者术后复查X线、CT及MRI

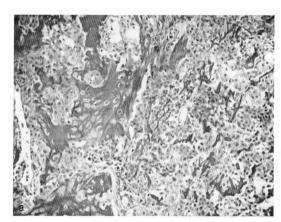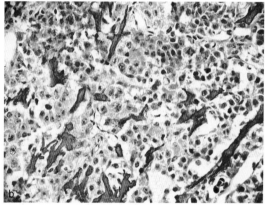

图17-6　患者复发后穿刺活检（HE染色）

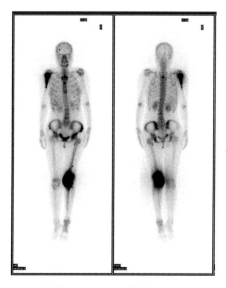

图17-7　患者术后复查ECT

最终诊断

左股骨远端恶性骨巨细胞瘤(GCT),恶性成分为普通型骨肉瘤,伴多发转移。

MDT 点评

影像科:最终病理诊断为 GCT 恶变,恶变成分为骨肉瘤,并且出现右肱骨及胸椎转移。回顾性分析术前 CT 示左股骨远端溶骨性骨质破坏,结合患者年龄,诊断 GCT 问题不大。破坏区偏内侧可见少许淡薄骨化影,术后复查出现了明显的肿瘤骨。存在两种情况,一种是原发病变,即为富于巨细胞型骨肉瘤(GCRO),其内侧为瘤骨;另外一种可能为残留骨嵴,后期 GCT 骨肉瘤变,二者鉴别诊断非常困难。

GCT 典型发病部位为发育成熟骨骼的长骨骨端,以股骨远端和胫骨近端最常见。影像学表现为骨端的偏心性、膨胀性溶骨性破坏,可呈单房或多房样骨质吸收,X 线典型者的"皂泡样"改变在 CT 上表现为残留骨嵴。病灶内无钙化,边缘清楚,大多无硬化,病灶可突破关节面,骨皮质可变薄和突破,骨皮质破坏时肿瘤局限于变薄的骨膜内,多无骨膜反应及软组织肿块。GCT 在脊柱者多位于椎体,肿瘤可引起椎体塌陷,侵犯到椎间盘、邻近的椎体、椎管和周围的软组织。位于骶椎者常累及骶髂关节。GCT 慢性出血产生的含铁血黄素在 T_2WI 呈中至低信号,存在新鲜出血时可见 ABC 样的液液平面。增强扫描实性成分强化明显。

鉴别诊断:

1. 骨囊肿 多在干骺愈合前发生,位于干骺端而不在骨端,膨胀不如 GCT 明显且沿骨干长轴发展,病灶密度及信号均匀,无异常强化。

2. 成软骨细胞瘤 好发于年轻人的骨端,肿瘤的骨壳较厚且破坏区内常可见钙化影,边缘有硬化,周围骨髓水肿明显。病灶实性成分血供丰富,表现为分叶状强化。组蛋白 H3K36M 免疫组化(主要对应 *H3F3B* 基因突变)阳性结果是其诊断的高特异度指标。

3. ABC 发生于长骨干骺端,常有硬化边,大多数肿瘤存在骨膜下反应骨形成的薄壳。CT 和 MRI 上典型表现为液液平面,增强后纤维间隔强化,无实性成分强化。实体性 ABC 可见强化实性成分。

"巨细胞瘤恶变"分为原发性和继发性两类。原发性恶性巨细胞瘤极为罕见,是指在初次发病的病灶内见到大片良性的巨细胞瘤与大片高度恶性肉瘤相邻,泾渭分明。继发性恶性 GCT 是指 GCT 在治疗后若干年,同一部位出现了高度恶性肉瘤。可发生于放疗后,亦可无诱因发生。无论是原发或继发恶性巨细胞瘤,它们的恶变成分一般都是高级别的肉瘤,以普通骨肉瘤或纤维肉瘤多见。

提示恶性征象:①有明显的侵袭性表现,如边界模糊、虫蚀状骨破坏、骨性包壳和骨嵴残缺不全;②骨膜增生明显,可有 Codman 三角;③骨外软组织肿块,且较大;④瘤骨形成;⑤患者年龄大,且疼痛持续加重,肿瘤生长迅速并有恶病质。

病理科:该患者术前穿刺活检病理提示 GCT 可能,行病灶刮除术后半年局部复发,切开活检后镜下发现局部区域单核间质细胞异型明显,可见核仁与核分裂象,并伴有幼稚的肿瘤性骨样基质形成,考虑为恶性 GCT,恶性成分为普通型骨肉瘤。复查之前的术前穿刺活检病理切片为典型的 GCT 图像,未见恶性依据;复查第一次病灶刮除病理切片,在局部区域查见异型的单核间质细胞,并伴有少量蕾丝样骨样基质形成,提示恶变倾向。本例教训:①穿刺活检观察有局限性,术前的多学科讨论对疾病的全面评估、治疗方案的确定意义重大;②对于刮除标本,必须充分取材,仔细观察,如有疑问应与临床医生及时沟通。

骨肿瘤科:GCT 的初次治疗以手术刮除为主,植骨内固定,植入自体或异体松质骨或骨水泥填充空腔。骨水泥产生的热量可预防复发,即骨水泥的致热反应造成局部发热,使残存肿瘤组织坏死。对于累及关节软骨下骨者,需要自体髂骨片重建软骨下骨,防止关节退变。若 GCT 恶变,考虑广泛切除关节置换或截肢。

肿瘤内科:GCT 为较常见的骨良性肿瘤,有一定复发率,但复发后仍以再次手术治疗为主。而对于复发伴有肉瘤变的患者,应及时调整治疗方案,接受全身化疗,必要时需接受新辅助化疗。

经验分享

1. GCT 是较常见的原发性骨肿瘤之一,属中间型肿瘤,具有局部侵袭性,偶可转移,占所有原发性骨肿瘤的 4%~5%,ICD-O 编码 9250/1。恶性巨细胞瘤占所有巨细胞瘤的比例 <10%。

2. 多见于 20~40 岁,占 65%,儿童及少年少见,骨骺愈合前的 GCT 非常少见,可以说骨骺愈合是一个年龄界限。

3. 好发于四肢长骨骨端和骨突部,即愈合后的骨骺部,最常见的发病部位依次是股骨远端、胫骨近端及桡骨远端,三处占全部的 60%~70%。

4. X 线典型表现为偏心性、溶骨性、膨胀性骨破坏,呈"皂泡样"改变,横径 > 纵径,多有明显包壳,骨破坏区无钙化、骨化影,骨膜反应少见。

5. 恶性 GCT 可分为原发性和继发性,原发性恶性 GCT 病理诊断需典型的 GCT 和肉瘤两种成分共存。H3F3A 免疫组化和分子检测有利于恶性 GCT 和富于破骨细胞样巨细胞的其他恶性骨肿瘤相鉴别。

6. GCT 提示恶性征象　①有明显的侵袭性表现;②骨膜增生明显;③骨外较大软组织肿块;④瘤骨形成;⑤患者年龄大,且疼痛持续加重,肿瘤生长迅速并有恶病质。

参考文献

[1] BEHJATI S, TARPEY P S, PRESNEAU N, et al. Distinct H3F3A and H3F3B driver mutations define chondroblastoma and giant cell tumor of bone. Nat Genet, 2013, 45(12): 1479-1482.

[2] DI CARLO F S, WHYTE M P, GIANFRANCESCO F. The two faces of giant cell tumor of bone. Cancer Lett, 2020, 489: 1-8.

[3] MALLICK A B, CHAWLA S P. Giant cell tumor of bone: An update. Curr Oncol Rep, 2021, 23(5): 51.

[4] 孙伟杰,苏永彬,王玲,等. 增强扫描 CT 值在骨巨细胞瘤诊断中的价值. 中华放射学杂志, 2013, 47(5): 444-448.

[5] 徐明,郑凯,于秀淳,等. 胫骨近端骨巨细胞瘤的多中心大样本回顾性研究. 中华骨科杂志, 2017, 37(6): 321-328.

病例 18　小骨大囊变

病例简介

患者女性,31 岁。主诉:患者 2020 年 12 月无明显诱因下发现左手肿物,已 4 月余。

现病史:左手偶感疼痛,无明显活动受限,2021 年 3 月于当地医院就诊,考虑骨肿瘤。遂至我院 MDT 门诊就诊。

体格检查:左手尺侧可触及一肿块,质韧,不可推动,边缘不清楚,压痛不明显,皮温不高,活动无明显受限。

影像学检查

X 线及 CT(图 18-1)示左手第 5 掌骨基底溶骨性、膨胀性骨质破坏,密度不均,似见软组织肿块形成,可见骨膜反应。

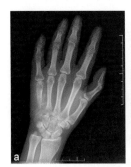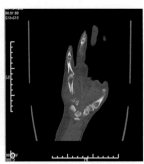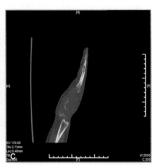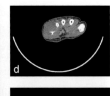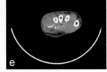

图18-1　患者X线及CT

MRI 示左手第 5 掌骨基底膨胀性骨质破坏,大小约 2.9cm × 4.0cm × 3.0cm,呈 T_1WI 低信号(图 18-2a), T_2WI 压脂高信号(图 18-2b、d),病灶内可见低信号间隔,局部见液液平面,增强(图 18-2c、e、f)后可见边缘及间隔强化,骨皮质破坏,可见骨膜反应形成的薄壳,周围软组织肿胀。第 5 掌骨基底部骨质信号不均。考虑 ABC 可能,第 5 掌骨基底部受累。

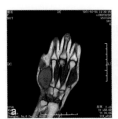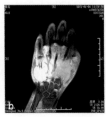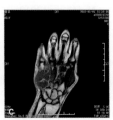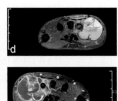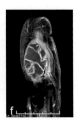

图18-2　患者MRI

MDT 讨论

影像科：患者为青年女性，X 线、CT 提示左手第 5 掌骨基底溶骨性、膨胀性骨质破坏，移行带窄，软组织肿块形成，少许骨膜反应，符合中间型侵袭性骨肿瘤影像表现。MRI 提示病灶膨胀性骨质破坏，局部见液液平面（内部出血），增强后边缘及间隔强化，考虑 ABC 可能。

骨肿瘤科：患者以左手掌肿块为主要临床表现，关节功能影响不大。影像示左手第 5 掌骨基底溶骨性、膨胀性骨质破坏，局部见液平，考虑 ABC 可能性大，建议患者手术切除并活检术，进一步明确病理及下一步治疗方案。

初步诊断

左手第五掌骨 ABC。

治疗过程

左第五掌骨病损刮除植骨术。

病理结果

（左手第五掌骨）结合影像学改变及分子检测结果（*USP6* 相关基因易位阳性），符合 ABC。免疫组化结果：H3F3A（ - ），H3F3B（ - ），Ki67（热点区 20%+）。

肿瘤由富于巨细胞的纤维囊壁组织构成（图 18-3a HE × 100）。FISH 检测提示 *USP6* 相关基因易位（图 18-3b）。

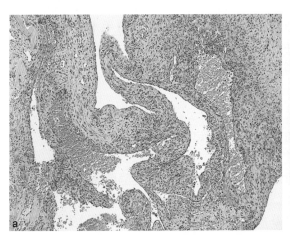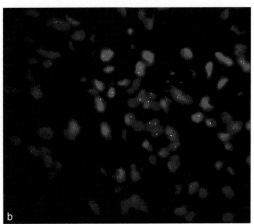

图18-3　患者术后病理图片（HE染色）

最终诊断

左第五掌骨动脉瘤样骨肿瘤（ABC）。

MDT 点评

影像科：患者掌骨膨胀性、溶骨性骨质破坏，移行带窄，存在骨膜下反应骨形成的薄壳，且具有典型的液液平面及纤维间隔强化,诊断 ABC 问题不大,关键在于是原发(ABC 病灶内未发现明确的前期病灶)还是继发(发生在其他骨疾病基础上,如 GCT、软骨母细胞瘤、骨肉瘤等)。MRI 增强示病灶内分隔强化,而无确切实性成分强化,因此考虑原发性 ABC 可能性大。

ABC 是富于破骨巨细胞的良性肿瘤,好发于长骨干骺端。自然演变过程分为三个期。溶骨期:表现为病变轻度膨胀,无骨间隔。膨胀期:呈膨胀性骨质破坏,皮质变薄,有骨膜反应,常有骨嵴、骨间隔,形成特征性"吹气球"样外观。成熟期:骨质增生硬化显著,囊壁增厚,间隔增粗,形成致密骨块。

ABC 影像诊断要点:①年轻患者、有外伤史、病变进展快;②分叶状、偏心膨胀多房溶骨性骨质破坏;③骨质破坏区与正常骨组织之间移行带窄,有硬化边(MRI 低信号);④多发分隔,囊腔内可见液液平面,囊腔无强化,分隔强化;⑤轻度骨膜反应、钙化少见,病灶内可见骨小梁状分隔或骨嵴,使病变呈皂泡状外观。

常需与单纯骨囊肿(中心性破坏、轻度或无膨胀)、GCT(发生于骨端、边缘无硬化)、软骨黏液样纤维瘤(实性病变,无液液平面)、毛细血管扩张型骨肉瘤(液液平面概率小,虫蚀样骨质破坏伴软组织肿块)相鉴别。

病理科: 镜下示肿瘤由富于巨细胞的囊壁样组织组成,除了多核巨细胞以外,囊壁内富含纤维/肌纤维母细胞伴含铁血黄素沉积,并可见少量反应性骨形成。本例发生于小骨,须与其他富于巨细胞的肿瘤进行鉴别。免疫组化 H3F3A 阴性基本可排除 GCT,H3F3B 阴性可排除软骨母细胞瘤。FISH 检测提示 *USP6* 相关基因易位阳性,支持诊断为原发性 ABC。

骨肿瘤科: ABC 最常见的临床症状是进行性疼痛、肿胀和邻近关节功能受限,脊椎的病变可有脊髓或神经压迫症状、脊柱侧弯、病理性骨折。常用的治疗方法有手术治疗、冷冻疗法和放射治疗等。手术治疗包括刮除、刮除植骨、局部大块切除(蝶形手术)等,单纯刮除植骨复发率较高(20%~60%)。另外也可行地诺单抗和激素局部注射治疗。

经验分享

1. ABC 是一种由多房性的充血囊腔构成的良性骨肿瘤。ICD-O 编码 9260/0。

2. 病因未明,可能是外伤引起局部血流动力学发生改变,引起静脉压增高,血管床受累吸收及继发性修复。

3. 76% 的患者 <20 岁,男:女 =1.0:1.2,长骨干骺端(可穿越骺板)多见,长管状骨发生率占比 70%~80%,脊柱发生率占比 15%(后柱多见,多位于附件,后向椎体发展),骨盆发生率占比 5%~10%,手发生率占比 10%~15%。

4. 液液平面是 ABC 的一个影像学特征,但并不特异,需要与继发于 GCT、骨囊肿、毛细血管扩张型骨肉瘤、软骨母细胞瘤等的 ABC 样改变鉴别,后者不存在 *USP6* 基因重排。

5. 主要以手术治疗为主,刮除植骨。可行激素局部注射或地诺单抗治疗。

参考文献

［1］MASCARD E, GOMEZ-BROUCHET A, LAMBOT K. Bone cysts：Unicameral and aneurysmal bone cyst. Orthop Traumatol Surg Res. 2015, 101（1 Suppl）: S119-S127.

［2］MAXIMEN J, ROBIN F, TRONCHOT A, et al. Denosumab in the management of aneurysmal bone cyst. Joint Bone Spine. 2022, 89（1）: 105260.

［3］RAPP T B, WARD J P, ALAIA M J. Aneurysmal bone cyst. J Am Acad Orthop Surg, 2012, 20（4）: 233-241.

病例 19 多变的"肥皂泡"

病例简介

患者女性,21 岁。主诉:2015 年 5 月无明显诱因下出现右膝肿胀、阵发性疼痛、活动时加重 4 月余。

现病史:2015 年 9 月疼痛持续并加重,至校医院就诊,X 线提示右股骨远端、胫骨近端恶性肿瘤可能,建议于上级医院行 CT 检查。遂于三甲医院就诊。X 线、CT、MRI 提示右股骨近端、右股骨远端、右胫骨近端及右距骨处多发骨肿瘤。行右股骨远端切开活检术,病理(2015 年 10 月 14 日)提示右股骨远端富于巨细胞肿瘤。至外院病理科会诊,考虑右股骨远端侵袭性 GCT,建议至骨肿瘤 MDT 门诊就诊,考虑多发 GCT,于 2015 年 10 月 30 日门诊行右股骨远端、胫骨近端穿刺活检术。患者平素体健,无其余不适主诉。

体格检查:右膝局部可见手术切口,伤口无明显渗出。右膝关节、右髋、右踝局部有压痛、肿胀,无活动受限。

实验室检查

肝肾功能、电解质(钙磷水平)、血常规、甲状腺功能检查未见异常。

影像学检查

X 线正位片示右股骨近端、股骨远端、胫骨近端、距骨处有膨胀性、溶骨性骨质破坏,周围伴硬化边(图 19-1a)。CT 示各病灶的边界清晰,呈膨胀性、溶骨性骨质破坏,边缘硬化;右股骨远端骨质破坏伴软组织肿块形成,其内可见少许骨样组织,肿块向外扩张性生长,骨皮质受压、吸收、变薄,局部骨皮质消失(图 19-1b~h)。

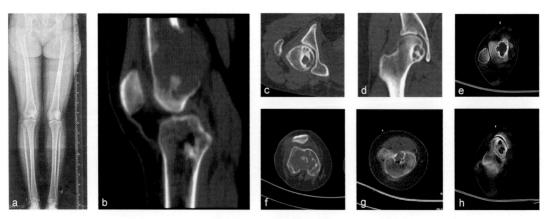

图19-1 患者X线正位及CT

MRI（图 19-2）示右下肢多发团块状异常信号影，信号特点类似，呈 T_1WI 等低信号，T_2WI 不均匀高低混杂信号，增强扫描后明显强化；病灶形态不规则，边界尚清，部分硬化。右股骨远端病灶膨胀，后缘骨皮质变薄、突破。

外院及我院穿刺病理

1. 2015 年 10 月 14 日外院病理检查　右股骨远端富于巨细胞肿瘤，间质细胞生长活跃，易见核分裂。

2. 2015 年 10 月 22 日外院病理科会诊结果　右股骨远端侵袭性 GCT。

3. 2015 年 10 月 30 日穿刺病理检查　行右股骨远端、胫骨近端穿刺，结合影像学改变，符合多骨性 GCT。

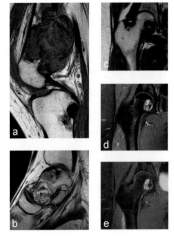

图19-2　患者MRI

镜下为富于巨细胞肿瘤，破骨细胞样多核巨细胞均匀散在分布，单核间质细胞 H3F3A 阳性（a、b 为股骨远端；c、d 为胫骨近端）（图 19-3a HE × 40，b IHC × 40，c HE × 100，d IHC × 40）。

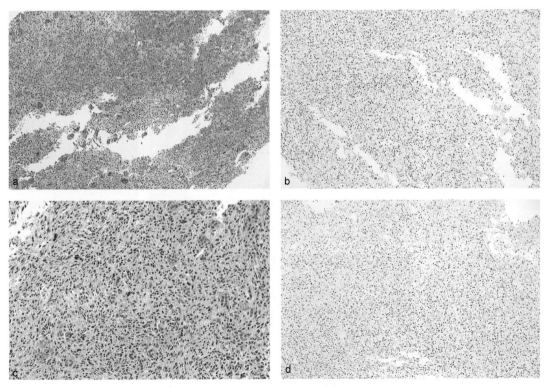

图19-3　患者穿刺活检（HE染色）及免疫组化

首次 MDT 讨论

影像科：患者为青年女性，右下肢多发骨膨胀性、偏心性、溶骨性骨质破坏，边界清晰，并可见硬化边，右股骨远端肿块向外扩张性生长，骨皮质受压、吸收、变薄。MRI 显示各病变范围更加清晰。考虑为右下肢多发骨肿瘤或肿瘤样病变,结合穿刺病理可符合右下肢 GCT 的诊断。

　　病理科:患者右下肢多发病灶,影像表现一致,均为边界清晰的溶骨性骨质破坏。右股骨远端、胫骨近端病灶穿刺镜下为富于巨细胞的肿瘤,间质细胞生长活跃,易见核分裂。结合影像学改变及免疫组化结果,可诊断右下肢多骨性 GCT。

　　骨肿瘤科:地诺单抗治疗后评估手术。

　　肿瘤内科:GCT 为中间型肿瘤,无全身化疗指征。该患者为全身多骨性 GCT,较为少见,但目前多发病灶活检病理未见明显恶变,故仍无化疗指征。

　　讨论结论:地诺单抗治疗,先每周一针,共四针,后每月一针,直到术前。

初步诊断

　　右下肢多骨性 GCT(右股骨近端、股骨远端、胫骨近端、距骨)。

治疗过程

　　患者术前于 2015 年 11 月开始使用地诺单抗治疗,先每周一针(120mg),共四针,后每月一针,使用半年至 2016 年 5 月共 9 针。地诺单抗治疗后复查 CT、MRI 及 PET/CT 情况:

　　CT(图 19-4a~d)、MRI(图 19-4e~h)示右下肢原病灶溶骨性骨质破坏区边缘明显硬化,右股骨远端肿块较前缩小,提示治疗效果佳,病变趋于稳定。

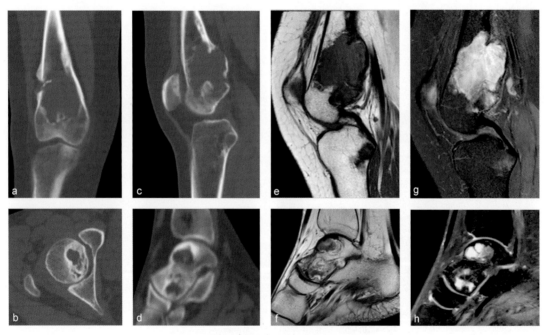

图19-4　患者地诺单抗治疗后半年,CT及MRI

　　镜下为富于巨细胞肿瘤,全身 [18]F- 氟代脱氧葡萄糖(^{18}F-FDG)PET/CT(图 19-5)示右下肢病变骨质硬化明显,符合治疗后骨质硬化表现,破骨细胞活性受抑。右股骨近端、距骨病灶葡萄糖代谢轻度增高,SUV_{max} 分别约 1.8、1.5,提示肿瘤得到有效抑制。右股骨远端及右胫骨近端病灶葡萄糖代谢增高,SUV_{max} 分别约 4.1、7.2,提示肿瘤仍具活性。

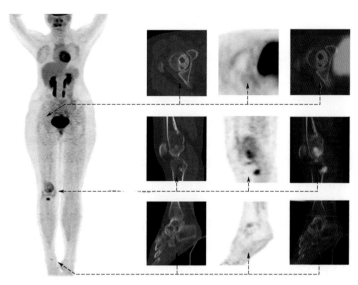

图19-5　患者地诺单抗治疗后半年，全身¹⁸F-FDG PET/CT

外科治疗：多发 GCT，建议手术治疗右股骨远端较大的病灶，其余病灶随访观察。患者于 2016 年 5 月 30 日全身麻醉下行右股骨远端病灶刮除 + 髂骨及人工骨植骨内固定术。术后予以双膦酸盐治疗（图 19-6）。

术后病理

2016 年 5 月 30 日本院术后病理示（右股骨远端病灶及周围硬化骨）单核间质细胞增生伴纤维化及大量反应骨形成，破骨细胞样巨细胞消失，结合临床病史，符合 GCT 地诺单抗治疗后的改变。

GCT 地诺单抗治疗后，破骨细胞样巨细胞消失，单核间质细胞增生伴大量反应性骨形成（图 19-7a HE × 40）。免疫组化显示单核间质细胞 H3F3A 阳性（图 19-7b IHC × 100）。

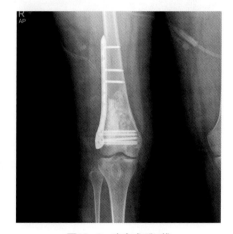

图19-6　患者术后X线

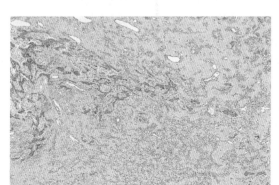

图19-7　患者手术切除HE及免疫组化

最终诊断

右下肢多中心性骨巨细胞瘤（multicentric giant cell tumor，MCGCT）。

随访情况

患者其余3处病灶随访观察，嘱患者术后3个月、6个月、1年、2年、3年定期复查。2016年9月10日，患者能脱离拐杖正常走路，之后每隔2~3个月随访一次。考虑患者为MCGCT，为控制其他病灶的进展，术后继续使用地诺单抗治疗，于2018年7月至2018年10月共3针；停用地诺单抗后，使用双膦酸盐治疗，于2019年4月至2019年8月，每2个月一针，共使用3针后停药随访。2019年11月复查时建议继续使用唑来膦酸治疗。2020年6月复查，建议停药，继续随访。目前患者还在随访中，未手术的病灶逐渐增大，但较缓慢，患者无任何症状，继续随访。手术病灶未复发。

术后3年CT（图19-8）示右股骨远端内固定中见成熟反应性骨质增生。右股骨头、距骨骨质破坏区均较前硬化，以右股骨头为主。

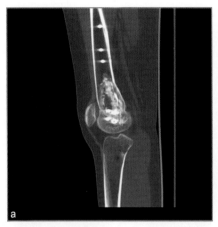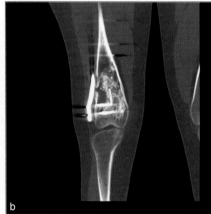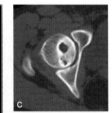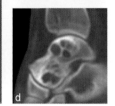

图19-8 患者术后半年CT

MDT 点评

影像科：患者为青年女性，右下肢多发骨膨胀性、偏心性、溶骨性骨质破坏，边界清晰，并可见硬化边，伴软组织肿块形成，考虑为多发骨肿瘤或肿瘤样病变。病变发生于长骨干骺端及距骨，根据年龄、发病部位、病灶的同质性，并结合病理结果，符合MCGCT诊断，但具体为单发的GCT转移还是多中心同时起源尚不明确。

MCGCT好发于年轻女性及骨骼尚未发育成熟者，多见于长骨干骺端，尤其是膝关节周围，手足骨也是MCGCT的相对好发部位。影像学表现与GCT相似：

X线、CT显示为边界清晰、偏心性、膨胀性、溶骨性骨质破坏，一般无骨膜反应、无硬化边，病变横向膨胀发展，具有一定特异性。骨皮质可变薄，可突破，肿瘤一般局限在骨膜内。地诺单抗治疗后50%以上的巨细胞瘤显示新骨形成，主要出现在肿瘤的外周。

MRI多表现为T_1WI等信号，T_2WI稍高信号，病灶慢性出血致含铁血黄素沉着时T_2WI呈低信号。增强扫描后可不同程度强化。

^{99m}Tc MDP 全身骨扫描可显示病灶放射性浓聚,有时病变可表现为周围放射性浓聚,中心放射性缺损,即"甜甜圈"征。

^{18}F-FDG PET/CT 可用于明确全身病变数量,排除骨转移灶可能,评估肿瘤活性及长期随访。

本病例的鉴别诊断包括甲状旁腺功能亢进骨病(棕色瘤)、多发骨嗜酸性肉芽肿、多发纤维结构不良、多发骨转移瘤等。

因患者钙磷水平正常,影像学并未发现甲状旁腺增生表现,故暂不考虑棕色瘤可能。

嗜酸性肉芽肿好发于长骨骨干及干骺端,较少累及骨骺;病灶呈溶骨性骨质破坏,病灶纵径往往大于横径,髓腔可膨胀,骨皮质变薄,有时可形成软组织肿块呈流注状,常伴层状骨膜反应,病灶的长度多大于骨破坏范围。若出现多系统累及,应提示嗜酸性肉芽肿可能。

该患者虽有甲状腺结节,但 ^{18}F-FDG PET/CT 未发现其余可疑病变,故可排除多发骨转移瘤。

多发纤维结构不良的典型表现为磨玻璃影及地图样骨质破坏、骨膨大变形。本例右股骨近端病灶内见纤细骨嵴、纤维硬化边,提示肿瘤具有纤维骨性或成骨性特点。

病理科:MCGCT 非常少见,占所有 GCT 的比例不到 1%。有概念认为所谓的 MCGCT 是在某些基础疾病的基础上发展而来的,比如骨佩吉特病、Gorlin-Goltz 综合征、Jaffe-Campanacci 综合征。但也有文献报道不伴有任何基础疾病的 MCGCT。

MCGCT 的病灶可以同时出现,也可以异时出现。与孤立性 GCT 相比,两者均多见于女性,好发于长骨的骨骺端,特别是膝关节周围;但 MCGCT 患者的年龄比较小,平均年龄为 21 岁,约 59% 的患者 <20 岁,文献报道最年轻的 MCGCT 患者为 11 岁;此外,两者在组织学形态上几乎无差别,均由肿瘤性的单核间质细胞与大量非肿瘤性的破骨细胞样多核巨细胞组成,部分肿瘤内可见富于纤维母细胞和纤维组织细胞的区域。免疫组化和分子检测:与孤立性 GCT 相同。70% 的 GCT 中单核间质细胞 P63 免疫组化阳性,96% 的 GCT 中发现在 *H3.3* 基因上有突变位点,其中 90% 是 *H3.3 p.G34W* 突变(可用相应的免疫组化抗体检测),其他少见突变位点包括 *p.G34L、V、R* 和 *M*。因此免疫组化阴性时,需行分子检测以排除少见位点突变可能。本例患者首次就诊已有 4 个病灶,均为 GCT 的好发部位,穿刺见典型的 GCT 的组织形态,单核间质增生较活跃,免疫组化提示 H3F3A 阳性,MCGCT 诊断明确。当采用地诺单抗进行治疗后,肿瘤内破骨细胞样多核巨细胞几乎完全消失,单核间质细胞存在伴大量反应性骨形成,与影像表现相符合。

肿瘤内科:MCGCT 是 GCT 中较为罕见的类型,影像学上往往给人恶性肿瘤的印象,但生物学行为仍符合 GCT,应按照 GCT 的治疗原则,不建议采用全身化疗。

骨肿瘤科:本例患者为青年女性,右下肢多发骨肿瘤,结合影像与病理资料,考虑右下肢 MCGCT。MCGCT 是 GCT 的一种罕见表现形式,在原发骨肿瘤中发病率不足 GCT 的 1%,临床表现无特异性,好发年龄是 20~45 岁,骨骼尚未发育成熟者也是好发人群。常见存在 2~3 个病灶。MCGCT 分为同时性和异时性两种类型,同时性是指同时发现两处病变或在发现第一处病变的后 6 个月内发现第二处病变;异时性则是两处病变发现时间间隔超过 6 个月。临床上以异时性 MCGCT 更为多见,多数异时性 MCGCT 发现新发病灶的时间通常在 2 年内。本病病因尚不完全明确,主要包括直接侵犯、医源性细胞种植转移、良性转移、恶性转移、多中心同时起源等几种假设。MCGCT 远处转移概率较低(5%~10%),但较 GCT

（1%~2%）略高，多转移到肺部。本病具有一定程度的恶变率，可恶变为未分化高级别多形性肉瘤、纤维肉瘤或骨肉瘤。

临床治疗的目的是切除病灶，尽可能保留受累骨关节的功能，最佳手术方式是病灶内刮除及骨水泥填充术。手术方式和范围会影响局部复发概率，放疗效果不佳，但可用于手术无法切除，或者刮骨和植骨后仍伴有软组织累及的病灶的替代治疗。多次局部复发或放疗会增加恶变的风险。地诺单抗被批准用于治疗局部复发、转移、手术无法切除的 MCGCT。长期使用地诺单抗可能会引起非典型应力性骨折、颌骨坏死、周围神经病变、皮疹、低磷血症等。地诺单抗停药与肿瘤复发率有一定的正相关性，目前尚无具体用法的相关指南。有文献指出单独术前使用地诺单抗可能会增加局部复发率，但术前术后联合使用对复发无影响。正确的诊断需要结合临床及影像学检查，病理诊断是确诊 MCGCT 的"金标准"。

经验分享

1. MCGCT 是 GCT 的一种罕见形式，病因不明。鉴于其好发于年轻患者的特点，可能存在一种胚系的遗传异常，使其偏向于发展成为多发性的肿瘤。但到目前为止，尚未发现家族性 MCGCT 的报道。

2. 好发于年轻女性和骨骼发育不成熟者，多见于长骨干骺端，尤其是膝关节周围，也可见于手足骨。

3. 临床上分为同时性和异时性两种类型，同时性多见。且每个病灶的生物学行为都是相互独立的，预后只和独立病灶的治疗方式有关。

4. 影像学表现与单发 GCT 类似，但部分病灶可见硬化。

5. MRI 是显示病变范围的最佳检查，PET/CT 以及骨扫描可以对其进行全身评估及疗效评价，推荐用于初治以及治疗后患者的检查与随访。

6. MCGCT 的病理形态特点与孤立性 GCT 一致。可局部复发，但极少发生转移和恶变。

7. 手术刮除及植骨是最佳治疗方式，手术方式及范围会影响预后，地诺单抗被批准用于治疗 MCGCT。

参考文献

[1] CHEN X, LI H, ZHU S, et al. Pre-operative denosumab is associated with higher risk of local recurrence in giant cell tumor of bone: A systematic review and meta-analysis. BMC Musculoskelet Disord, 2020, 21(1): 256.

[2] GHOSTINE B, SEBAALY A, GHANEM I. Multifocal metachronous giant cell tumor: Case report and review of the literature. Case Rep Med, 2014,(6): 678035.

[3] GIESCHE J P, VON BAER A, BREINING T, et al. H3F3A mutated multicentric giant cell tumor of bone: A very rare primary bone disease. Pathologe, 2018, 39(5): 451-456.

[4] HOCH B, INWARDS C, SUNDARAM M, et al. Multicentric giant cell tumor of bone. Clinicopathologic analysis of thirty cases. J Bone Joint Surg Am, 2006, 88(9): 1998-2008.

[5] LIU C, TANG Y, LI M, et al. Clinical characteristics and prognoses of six patients with multicentric giant cell tumor of the bone. Oncotarget, 2016, 7(50): 83795-83805.

［6］POUDEL RR, VERMA V, TIWARI A. Multicentric giant cell tumor（GCT）of bone treated with denosumab alone：A report of two cases. J Clin Orthop Trauma, 2019, 10（6）: 1050-1053.

［7］VANGALA N, UPPIN S G, AYESHA S M, et al. Metachronous multicentric giant cell tumour of bone. Skeletal Radiol, 2018, 47（11）: 1559-1566.

［8］WHO Classification of Tumours Editorial Board. Soft tissue and bone tumours. 5 th ed. Lyon：IARC Press, 2020.

［9］WIRBEL R, BLÜMLER F, LOMMEL D, et al. Multicentric giant cell tumor of bone：Synchronous and metachronous presentation. Case Rep Orthop, 2013,（4）: 756723.

［10］刘杰,贾世军. 骨嗜酸性肉芽肿的影像学分析. 中国 CT 和 MRI 杂志, 2020, 18（8）, 153-155.

病例 20　MCGCT 密码：H3F3A（+）

病例简介

　　患者女性，11 岁。主诉：2017 年出现左膝酸痛，2018 年 9 月疼痛加重。

　　现病史：家属未重视，认为是生长痛，给予补钙。2018 年 11 月出现左膝活动轻微受限。2019 年 4 月至当地医院就诊，左股骨远端穿刺活检提示良性骨肿瘤，行刮除植骨术。术后病理诊断为左股骨远端巨细胞性骨肉瘤。至外院病理会诊，诊断为左股骨远端骨肉瘤，遂至我院 MDT 门诊就诊。

　　体格检查：左膝局部可见手术瘢痕，压痛明显，皮温不高，远端血运及感觉可，活动受限。

实验室检查

　　神经元特异性烯醇化酶 18.65μg/L（正常值 0.00~17.00μg/L）、肝肾功能、电解质（钙磷水平）、血常规、甲状腺功能检查未见异常。

影像学检查

　　外院术前 X 线（图 20-1a、b），术前 CT（图 20-1c~e）示左膝股骨远端外侧髁干骺端及骨骺溶骨性骨质破坏，病灶轻度膨胀，边界清楚，外侧骨皮质明显变薄，无明显软组织肿块。胫骨近端干骺端见斑片状低密度骨质破坏区，周边可见斑片状高密度区。

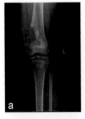
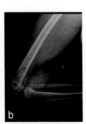
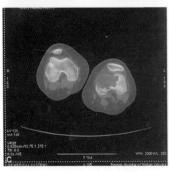
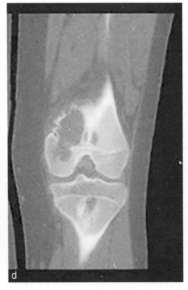
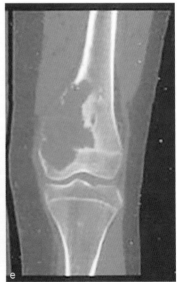

图20-1　患者X线及CT

外院术前 MRI 示股骨远端大片骨质信号异常，T_1WI 呈低信号（图 20-2a），T_2WI 呈高信号（图 20-2b、c），其内可见散在多发类圆形更高信号影。T_1WI 压脂增强示病灶明显强化（图 20-2d），T_2WI 更高信号灶无明显强化。病灶边界清楚，内侧骨皮质变薄，无明显软组织肿块形成。胫骨近端干骺端斑片状不规则异常信号，T_1WI 呈低信号（a），T_2WI 呈高信号（b、c），强化明显。

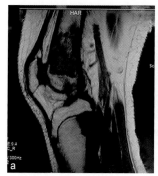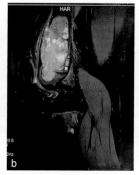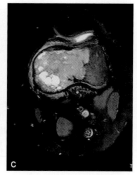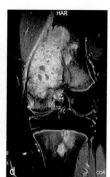

图20-2　患者MRI

追问病史：9 岁至武汉市儿童医院检查，诊断为性早熟。

手腕正位线 X 线（图 20-3）示第一掌骨头处籽骨骨化中心出现，沟骨内可见三角状沟外形，提示早熟可能。

会诊病理

病理会诊意见：结合病史、影像学改变、免疫标记结果、分子检测，诊断为左股骨远端 GCT，间质细胞丰富，生长活跃，核分裂象易见，未见明确不典型核分裂，增殖指数较高，间质细胞轻度异型，但未见明显肉瘤样细胞，有恶变倾向，密切随访。免疫组化：肿瘤细胞 H3F3B（－），H3F3A（＋），Ki67（30%＋），CD163（＋），PGM1（＋），P53

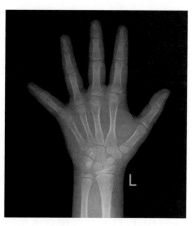

图20-3　患者X线

（－），SMA（＋），Desmin（－），Caldesmon（－）。基因检测提示：*H3F3A* 基因第 2 外显子 34 密码子突变，导致 *p.G34W* 突变。

大量破骨细胞样多核巨细胞均匀分布，单核间质细胞较丰富（图 20-4a HE × 100）。*H3F3A* 基因测序提示第 2 外显子 34 密码子突变，导致 *p.G34W* 突变（图 20-4b）。

首次 MDT 讨论

影像科： 患者术前外院 X 线示左股骨远端膨胀性、溶骨性骨质破坏，胫骨近端斑片状高密度影；CT 示股骨远端溶骨性骨质破坏，边界稍清，可见少量残存骨嵴，部分边缘稍硬化，过渡带窄；胫骨近端斑片状低密度骨质破坏区，周围可见骨质硬化区，考虑纤维性骨性病灶。MRI 示左股骨远端异常信号，T_1WI 低信号，T_2WI 等高及更高信号，强化明显，有无强化的囊变坏死区，符合 GCT 的表现。左胫骨近端异常信号，结合 CT 考虑纤维骨性病灶可能，加之患者性早熟，考虑纤维结构不良伴麦丘恩 - 奥尔布赖特综合征存在的可能。

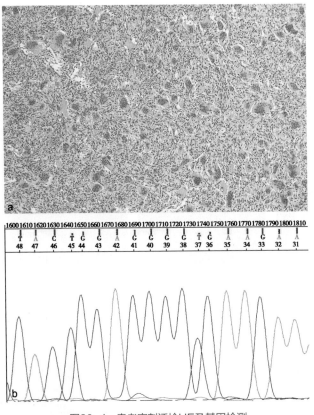

图20-4　患者穿刺活检HE及基因检测

病理科：患者为 11 岁青少年，不是 GCT 的好发年龄，但患者 2 年前有早熟症状，骨龄提前，影像学显示骨骺线部分闭合。肿瘤骑跨在干骺端与骨骺两端，膨胀性生长，局部皮质破坏。另显示同侧胫骨近端硬化性骨质破坏，皮质完整。影像学提示侵袭性病变，GCT 可能。病理镜下可见典型 GCT 的形态学改变，免疫及分子检测均有 *H3F3A* 突变，故诊断为左股骨远端 GCT，目前病理检查未见肉瘤样细胞，但增殖指数较高，有恶变倾向，建议密切随访。

骨肿瘤科：患者为青少年，慢性病程，疼痛伴活动稍受限，当地穿刺活检考虑良性骨肿瘤，遂给予左股骨远端病灶刮除植骨术，术后病理诊断为巨细胞性骨肉瘤，外院会诊也考虑骨肉瘤，为进一步明确诊断，至我院病理科会诊。我院结合患者影像学表现、病理镜下典型 GCT 形态学改变、免疫及分子检测，均考虑为 GCT，但细胞增殖指数较高，可能恶变，建议患者密切随访。

初步诊断

左股骨远端骨巨细胞瘤（GCT），左胫骨远端纤维性骨病。

随访情况

患者因疫情影响，半年后 2020 年 5 月至我院就诊。复查 X 线、CT 及 MRI，发现左股骨远端及胫骨近端均可见溶骨性骨质破坏，股骨远端病灶考虑复发，胫骨近端病灶考虑 GCT 可能。

2020 年 5 月 28 日 ECT 报告：左侧股骨远端及胫骨近端骨代谢活跃，结合病史考虑为原发性骨肿瘤表现,请结合临床;全身其余骨骼骨显像未见异常。

　　X线(图20-5a、b)及CT(图20-5c~e)示左股骨远端肿瘤术后,可见填充物影,股骨远端轻度膨胀,溶骨性骨质破坏,见软组织密度影,局部骨皮质菲薄不连续。胫骨近端溶骨性骨质破坏,后缘骨皮质变薄,周边可见斑片状硬化灶。

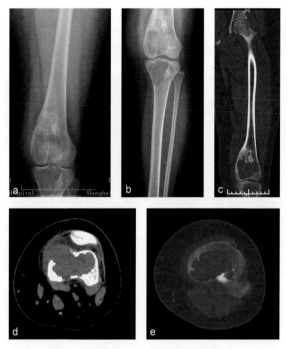

图20-5　患者X线及CT

　　MRI示左股骨远端骨肿瘤术后,股骨远端骨质破坏,信号异常,呈T_1WI低信号(图20-6a),T_2WI压脂高低混杂信号(图20-6b),股骨内侧髁骨皮质变薄,周边软组织肿胀;皮下软组织尚可。胫骨平台骨质破坏,呈T_1WI低信号(图20-6c),T_2WI压脂高低混杂信号(图20-6d),骨皮质变薄、连续,周围软组织无明显肿胀。

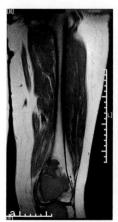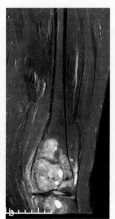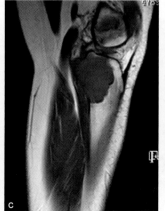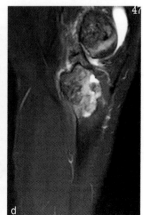

图20-6　患者MRI

再次穿刺病理

左股骨远端复发性 GCT,间质细胞局部区域增生活跃伴轻度异型,核分裂象易见,局灶有肉瘤变倾向。免疫组化:Ki67(15%~30% +),P16(+);左胫骨近端 GCT,部分区间质细胞增生活跃伴轻度异型,核分裂象易见,局灶有肉瘤变倾向。免疫组化:Ki67(20%+),P16(+),H3F3A(+)。

左股骨远端复发性 GCT,镜下见典型的 GCT 图像(图 20-7a HE×100),部分区域单核间质增生或伴轻度异型(图 20-7b HE×200,c HE×400),核分裂象易见(图 20-7d HE×400)。

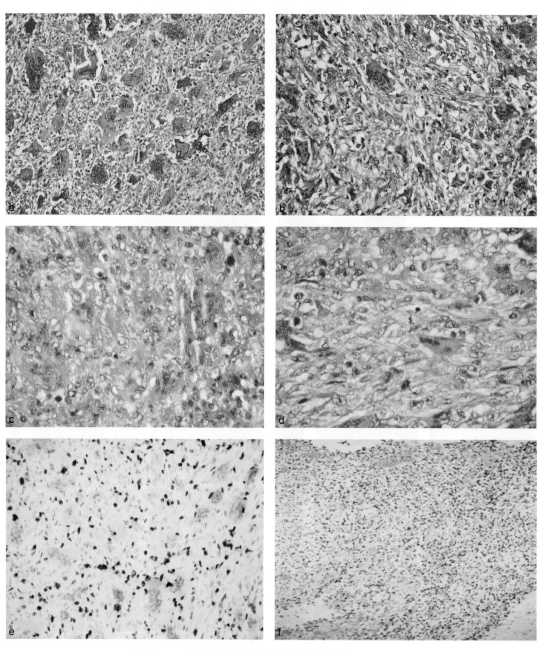

图20-7　患者左股骨远端穿刺活检（HE染色）及免疫组化

单核间质 Ki67 约 2%（图 20-7e IHC×200），H3F3A 呈阳性表达，定位于细胞核（图 20-7f IHC×100）。

左胫骨近端 GCT（图 20-8a HE×40），部分区域单核间质细胞轻度异型（图 20-8b HE×200）。

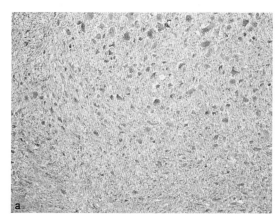
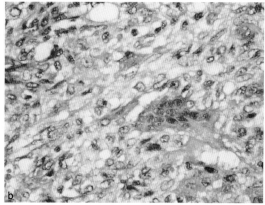

图20-8　患者左股骨近端穿刺活检（HE染色）

MDT 第二次讨论

影像科：患者股骨远端 GCT 术后 1 年左右于我院就诊，CT 提示左股骨远端及胫骨近端膨胀性骨质破坏，股骨远端局部皮质不连续伴周围软组织肿块。MRI 提示股骨远端、胫骨近端骨质破坏，T_1WI 低信号，T_2WI 压脂高低混杂信号，周围软组织轻度肿胀。全身骨显像提示左股骨远端及胫骨近端骨代谢活跃，考虑左股骨远端病灶术后复发，左胫骨近端 GCT 可能。

病理科：患者术后 1 年复查时，发现左股骨远端及胫骨近端局部可见溶骨性改变，考虑复发，两处病灶分别进行穿刺活检，提示左股骨远端复发性 GCT，左胫骨近端 GCT，局部区域增生活跃伴轻度异型，核分裂象易见，局灶有肉瘤变倾向。

骨肿瘤科：患者 2019 年 4 月外院行病灶刮除植骨内固定术，术后我院复查考虑 GCT，并嘱其定期随访。患者此次复查结合影像学表现及穿刺活检病理考虑诊断左股骨远端复发性 GCT，左胫骨近端 GCT，局灶有肉瘤变倾向；建议患者手术治疗，患者为青少年，首选保关节功能，考虑行左股骨远端刮除植骨内固定术，左胫骨近端病灶可行刮除植骨术，术后病理进一步明确诊断，定期随访。

肿瘤内科：患者 2019 年左股骨 GCT，经手术明确诊断。1 年后出现局部复发，同时发现左胫骨病灶，两处病灶经分别穿刺均明确诊断为 GCT。考虑 MCGCT，该病应按照 GCT 治疗原则，仍以手术为主。

治疗过程

2020 年 6 月 17 日，行左股骨远端刮除髂骨植骨内固定术＋左胫骨近端病灶刮除植骨术，术后定期复查。

术后病理:左胫骨近端 GCT,局部间质细胞增生活跃。左股骨远端复发性 GCT,部分间质细胞增生活跃,核分裂象易见,细胞轻度异型性,局灶有肉瘤变倾向。左股骨远端肿瘤有再次发作及恶变可能。

2021 年 3 月 8 日,PET/CT 示左侧股骨远端、胫骨近端 GCT 术后,内固定及植骨术后,葡萄糖代谢增高,考虑术后改变;左侧胫骨外侧局部低密度灶,葡萄糖代谢增高,考虑局部肿瘤复发可能性大。

2021 年 3 月 15 日,CT 示左胫骨远端、胫骨近端术后,内见致密物,股骨远端内固定中,胫骨近端内侧局部内见小片低密度影,3 月 24 日 MRI 示左股骨远端、胫骨近端肿瘤术后,术区可见异常填充影,胫骨术区局部异常信号影,增强后可见强化,考虑胫骨近端复发可能。

2021 年 3 月 26 日行胫骨近端病灶刮除骨水泥植入术。术后定期随访,目前患肢活动良好未见明显复发及转移。

2021 年 3 月 26 日术后病理示左胫骨复发性 GCT。

最终诊断

多中心性骨巨细胞瘤(multicentric giant cell tumor, MCGCT)。

MDT 点评

影像科:该患者 11 岁,不是 GCT 好发年龄,但有性早熟病史,胫骨近端部分骺线闭合。股骨远端病灶发病部位和影像表现符合 GCT 表现,而胫骨近端初始病灶显示为骨质破坏和骨质硬化并存,因此诊断为纤维骨性病变的表现。术后随访 1 年后股骨远端病灶复发,胫骨病灶的溶骨性骨质破坏有明显增大,提示病变具有较大侵袭性,符合 GCT 表现。由于患者年龄较小,不排除再次发作或恶变的可能。我院行病灶刮除植骨术后随访 9 个月的影像检查提示胫骨近端病灶复发,再次术后的病理确诊为复发性 GCT。

影像表现:MCGCT 的诊断与单发性 GCT 相同,需要同时结合临床、影像学和病理学检查。① MCGCT 的发病年龄较小,起源于干骺端的比例高于单中心 GCT,这可能与骺线的屏障作用有关;② MCGCT 的发病部位与单发者类似,其在手足骨的发病率要高于单中心 GCT;③ MCGCT 可位于不同骨骼,也可位于同一骨骼的不相邻部位,可同时发生,也可在较长的随访期内发生,若第二处病变确诊时间在第一处病变确诊的 6 个月以后,称为异时性多发,否则称为同时性多发;④ MCGCT 最好发的部位与典型 GCT 一致,是膝关节周围,表现为膨胀性、多房性、偏心性骨质破坏,边界清楚,无骨质增生形成的硬化边;⑤ MCGCT 的诊断应在排除具有类似影像学表现的疾病(如甲状旁腺功能亢进引起的棕色瘤、原发性血管瘤、多发性骨髓瘤及转移性肿瘤)的基础上,加上病理的证实才能成立。

GCT 伴有以下特征需考虑恶性:①骨质破坏发展为进展迅速的渗透性及虫蚀样,病变区与正常骨交界区移行带明显增宽;②突破皮质形成软组织肿块且与骨膨胀程度不成比例;③出现骨膜反应。

病理科:MCGCT 非常少见,占所有 GCT 的比例不到 1%。MCGCT 的病灶可以是同步的,也可以是异时的。与孤立性 GCT 相比，两者均多见于女性，好发于长骨的骨骺端，特别是膝关节周围；但 MCGCT 患者的年龄比较年轻，平均年龄为 21 岁，约 59% 的患者 <20 岁，文献报道最年轻的 MCGCT 患者为 11 岁。本例患者年龄也为 11 岁。此外，两者在组织学形态上几乎无差别，均由肿瘤性的单核间质细胞与大量非肿瘤性的破骨细胞样多核巨细胞组成，部分肿瘤内可见富于纤维母细胞和纤维组织细胞的区域。与孤立性 GCT 相同，70% 的 GCT 中单核间质细胞 P63 免疫组化阳性，此外最近研究发现 96% 的 GCT 中发现在 *H3.3* 基因上有突变位点，其中 90% 是 *H3.3 p.G34W* 突变，该突变可以使用相应的抗体进行免疫组化检测。*p.G34L* 突变少见且多数是位于髋骨、手部的小骨和中轴骨。其他少见的突变还包括 *p.G34V*、*R* 和 *M*。因此免疫组化阴性并不能排除 GCT 的诊断，因为可能存在其他的少见突变，需行分子检测。经典型 GCT 和恶性 GCT 不能通过该突变来区分，如果未能检测到 *H3.3* 突变，则应考虑其他富于巨细胞的病变。

　　本例患者为 11 岁青少年，不是 GCT 的好发年龄，但患者 2 年前有早熟症状，骨龄提前，影像学显示骨骺线部分闭合。病理形态为典型的 GCT 图像，包括术后复发；且 *H3.3p.G34W* 基因位点有突变，同时有蛋白水平的表达，故诊断明确。但患者存在单核间质细胞增生活跃伴轻度异型，应警惕肉瘤变倾向，术后需密切随诊。

　　骨肿瘤科：GCT 的初次治疗主要以手术切除为主，如病灶刮除+植骨术，可植入自体骨或异体骨或骨水泥。对于复发者，可再次行刮除骨水泥重建保关节，或关节置换；恶变者首选关节置换。此患者手术后应用地诺单抗治疗 4 次，定期随访中，无复发。

　　肿瘤内科：同时性及异时性多中心 GCT 发病率较低，但恶变概率不高，治疗原则同单发 GCT。该患者经手术治疗+地舒单抗治疗，病情稳定，建议密切随访。

经验分享

　　1. MCGCT 一种罕见的中间型骨肿瘤，发病率 <1%。发生机制尚不明确，目前主要有独立起源、邻近传播、转移、医源性肿瘤细胞种植等观点。ICD-O 编码 9250/1。

　　2. MCGCT 的诊断与单发性 GCT 相同，需要同时结合临床、影像学和病理学检查，单独一项检查无法确诊。

　　3. MCGCT 可位于不同骨骼，也可位于同一骨骼的不相邻部位，可同时发生，也可在较长的随访期内发生。若第二处病变确诊时间在第一处病变确诊的 6 个月以后，称为异时性多发，否则称为同时性多发。

　　4. MCGCT 发病年龄小，平均年龄 21 岁，59% 的患者 <20 岁，女性多见，男女发病比例为 1：2，在手足骨的发病率高于单中心 GCT。

　　5. 治疗时应针对各病灶独立评估其特点，选择合适的手术方式，并长期随访。术后可用地诺单抗间断治疗。

参考文献

［1］BEHJATI S, TARPEY P S, PRESNEAU N, et al. Distinct H3F3A and H3F3B driver mutations define chondroblastoma and giant cell tumor of bone. Nat Genet, 2013, 45（12）: 1479-1482.

［2］COOPER A S, TRAVERS B. Surgical Essays. London: Cox, 1818.

［3］DI CARLO F S, WHYTE M P, GIANFRANCESCO F. The two faces of giant cell tumor of bone. Cancer Lett, 2020, 489: 1-8.

［4］MALLICK A B, CHAWLA S P. Giant cell tumor of bone: An update. Curr Oncol Rep, 2021, 23（5）: 51.

［5］MORII R, TSUKAMOTO S, RIGHI A, et al. Effect of adjuvant chemotherapy on localized malignant giant cell tumor of bone: a systematic review. Cancers（Basel）, 2021, 13（21）: 5410.

［6］NOH B J, PARK Y K. Giant cell tumor of bone: Updated molecular pathogenesis and tumor biology. Hum Pathol, 2018, 81: 1-8.

［7］WAR A R, DANG K, JIANG S, et al. Role of cancer stem cells in the development of giant cell tumor of bone. Cancer Cell Int, 2020, 20: 135.

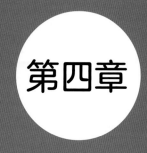

第四章

血管源性肿瘤

病例 21　肌肉拉伤后的阴影

病例简介

患者女性,21 岁。主诉:2017 年患者左下肢剧烈活动后肌肉拉伤伴疼痛已经 2 年余,近 1 年疼痛加重。

现病史:2015 年外伤史,大腿根部内侧轻度疼痛,多于长时间活动或站立后出现,未予重视及相应处理。2016 年疼痛程度逐渐加深,频率逐渐加快,范围较前扩大,并伴有轻度活动受限。当地医院 CT 平扫示左侧耻骨联合骨质破坏伴周围软组织肿胀。MRI 平扫示左侧耻骨骨质破坏,两侧耻骨联合处、左侧髋臼骨质信号异常,周围软组织肿胀。患者平素体健,无其余不适主诉。现患者为进一步明确诊断,转至 MDT 门诊就诊。

体格检查:左大腿根部压痛明显,局部未见明显肿胀,皮温不高,髋关节活动正常。

影像学检查

X 线(图 21-1a)及 CT(图 21-1b~d)示左侧耻骨上下支溶骨性骨质破坏,边界不清,局部骨皮质不连续,耻骨骨形尚存,左侧耻骨上缘可见反应性骨质硬化区,伴周围软组织肿胀,肿块不明显。

MRI(图 21-2)示左侧耻骨上支至耻骨联合骨质信号异常,T_2WI 压脂明显高信号,T_1WI 低信号,冠状位增强、横断位增强,病灶不均匀强化,周围软组织肿胀。右侧耻骨联合处斑片状 T_1WI 低信号,T_2WI 压脂高信号影,未见明显异常强化,考虑水肿可能性大。

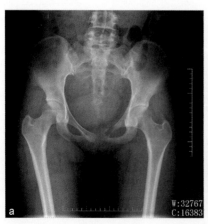
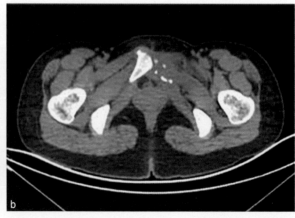

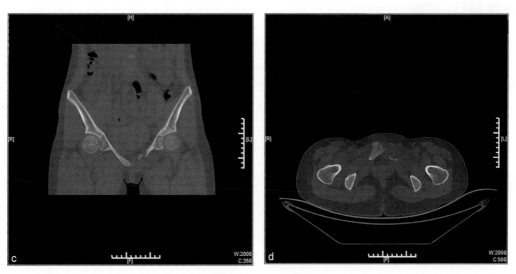

图21-1　患者X线及CT

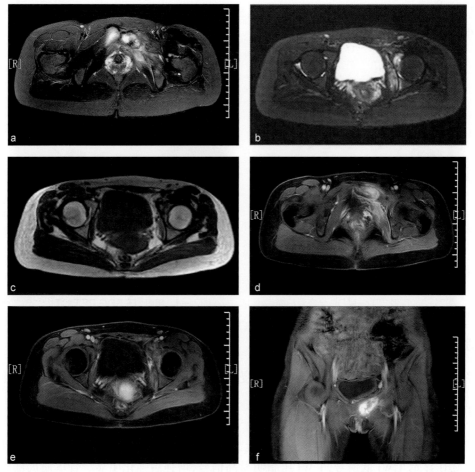

图21-2　患者MRI

首次 MDT 讨论

影像科：患者为青年女性，左耻骨骨质破坏，骨皮质变薄不连续，周围软组织水肿，无明显软组织肿块。首先考虑肿瘤性病变，中间型或低度恶性骨肿瘤可能性大，其次考虑感染性病变。右侧耻骨联合异常信号考虑反应性骨髓水肿。

骨肿瘤科：病史 2 年，慢性病程，局部症状体征不明显，无感染临床表现，首先考虑肿瘤病变可能性大。

讨论结论：建议完善全身骨扫描、PET/CT 检查，穿刺活检明确病理后进一步治疗。

初步诊断

中间型或低度恶性骨肿瘤，感染不除外。

补充检查

左侧耻骨上支放射性缺失（图 21-3 红色箭头所示），左侧耻骨上支近髋臼处放射性浓聚（图 21-3 黑色箭头所示）。

左侧耻骨支骨质破坏，葡萄糖代谢增高，$SUV_{max}=5.0$（图 21-4）。全身其余部位未见异常放射性摄取增高灶。

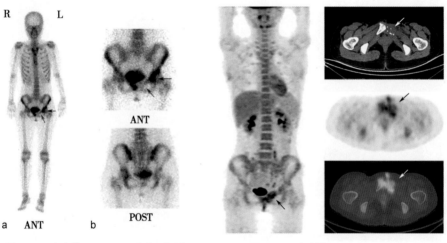

图21-3　患者 ^{99m}Tc-MDP 全身骨扫描　　　　图21-4　患者 ^{18}F-FDG PET/CT

穿刺病理

中间型或低度恶性血管内皮瘤，肿瘤呈浸润性生长，以卡波西型血管内皮瘤可能性大。

MDT 第二次讨论

影像科：该患者为青年女性，左侧耻骨上、下支溶骨性骨质破坏，伴周围少许反应性骨质硬化。MRI 显示 T_1WI 低信号，T_2WI 压脂明显高信号，增强后强化明显。骨皮质局部破坏不连续，但骨的形态尚存，周围未见明显软组织肿块。肿瘤内未见成骨、成软骨基质，因此成骨性、成软骨性肿瘤可能性不大；MRI 显示 T_2WI 压脂明显高信号，纤维源性肿瘤的可能性也不大；病变内未见确切脂肪密度，排除了脂肪源性肿瘤的可能性。患者为年轻人，转移瘤的可能性较小，^{18}F- 氟代脱氧葡萄糖（^{18}F-FDG）PET/CT 检查可基本排除转移性病变的可能性。结合穿刺病理，考虑中间性侵袭性的脉管源性肿瘤，但最终诊断需依靠术后病理及免疫组化。

病理科：穿刺病理提示肿瘤呈浸润性生长，镜下可见梭形的血管内皮细胞，部分呈圆形、上皮样，胞质内可见空泡。考虑中间型或低度恶性血管内皮瘤，以卡波西型血管内皮瘤可能性大。

骨肿瘤科：该患者目前倾向诊断左耻骨支复合性血管内皮瘤，该肿瘤病变局限，未见明显软组织肿块，肿瘤位于骨盆 3 区，建议采用根治性手术切除。

肿瘤内科：结合影像及病理结果，该患者目前倾向诊断左耻骨支复合性血管内皮瘤，该肿瘤呈低度恶性，化疗效果不佳，因此不建议化疗。

治疗过程

患者入院后完善相关检查，于 2017 年 7 月行左骨盆Ⅲ区肿瘤切除术（图 21-5）。

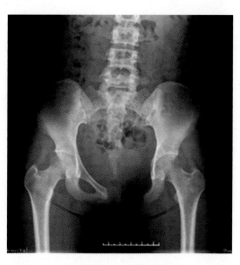

图21-5　患者左侧耻骨支骨肿瘤切除术后改变

病理结果

术后病理：左侧耻骨复合性血管内皮瘤，以卡波西型血管内皮瘤和网状血管瘤成分为主。肿瘤呈浸润性生长，侵犯耻骨及横纹肌组织，耻骨两侧断端切缘未见肿瘤。免疫组化结果：肿瘤细胞 CD31（＋），CD34（＋），ERG（＋），EMA（－），SMA（＋），Desmin（－），Ki67（5%＋），CK（－），INI-1（＋），PGMI（－）。

图 21-6a、b 类似中间型网状血管内皮瘤区和卡波西型血管内皮瘤区（IHC×100，IHC×100）；放大显示卡波西型血管内皮瘤区，肿瘤在骨小梁间呈浸润性生长（c，HC×200）；类似海绵状血管瘤区域（d，HC×200）；图 21-6e、f 免疫组织化学染色肿瘤细胞表达 CD31 和 CD34（HC×100）。

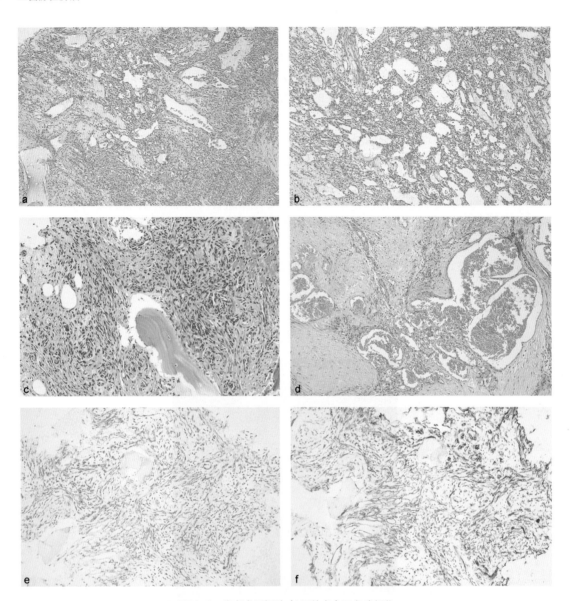

图21-6　患者术后切除（HE染色）及免疫组化

最终诊断

左侧耻骨复合性血管内皮瘤。

随访情况

术后 3 个月、6 个月、1 年、3 年定期随访。术后 3 年复查 ^{18}F-FDG PET/CT（图 21-7）。

术后 3 年，患者无明显不适。复查 ^{18}F-FDG PET/CT 示左侧耻骨肿瘤完整切除，术区未见明显复发征象。

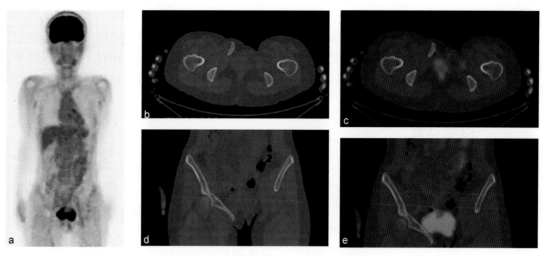

图21-7 患者术后3年^{18}F-FDG PET/CT

MDT 点评

影像科：复合性血管内皮瘤是一种罕见的中间型血管源性肿瘤，多发生于成人，女性多见，主要位于四肢远端真皮及皮下软组织患者，原发于骨的更罕见。本例患者为青年女性，左侧耻骨上、下支溶骨性骨质破坏，MRI 显示 T$_1$WI 低信号，T$_2$WI 压脂明显高信号，病灶强化明显。PET/CT 病灶高摄取。病变定位准确，定性较为困难，通过排除诊断结合病理学诊断及临床情况，可符合中间性侵袭性的脉管源性肿瘤表现。

病理科：复合性血管内皮瘤属于一种具有局部侵袭性并偶可发生转移的中间型血管肿瘤，组织学上由良性、中间性和恶性成分混合而成，这些成分在肿瘤内的组成、分布及所占比例因病例而异。本病极为罕见。最常见的组成成分为网状血管内皮瘤和 EHE，良性成分可有局限性淋巴管瘤、海绵状血管瘤、梭形细胞血管瘤、动静脉畸形等；中间性成分除了最常见的网状血管内皮瘤外，也可为乳头状淋巴管内血管内皮瘤，偶可为卡波西型血管内皮瘤成分；恶性成分除低度恶性的 EHE 外，多呈高至中分化的血管肉瘤样。本例患者术后病理提示肿瘤由比例不等的毛细血管瘤（良性）、卡波西型血管内皮瘤和网状血管内皮瘤（中间型），可见裂隙样血管腔隙，提示肿瘤细胞向血管内皮细胞分化。免疫组化显示血管内皮细胞标记物 CD31、CD34 和 ERG 阳性，具有相对特异性，可符合复合性血管内皮瘤标准。

骨肿瘤科：该患者病理诊断为左侧耻骨复合性血管内皮瘤。根据 WHO 第 5 版骨肿瘤分类，未对复合性血管内皮瘤进行确切分类，其中的卡波西型血管内皮瘤属于中间性局部侵袭性血管性肿瘤，而网状血管内皮瘤属于中间性偶有转移性血管性肿瘤。本病是一种低恶性或潜在恶性的、偶尔发生转移的罕见血管肿瘤，好发于成人，起病缓慢，早期症状轻微，主要表现为局部钝痛、压痛和肿胀，缓慢加重。随着病情进展，会穿破骨皮质，形成软组织肿块，触痛明显，皮温增高，少数可见病理性骨折。由于早期临床症状无特异性，诊断困难。本例患者通过影像学及病理学表现，并临床上排除溶骨性肉瘤、转移瘤、恶性淋巴瘤和骨髓瘤等，最终考虑为血管内皮细胞瘤。本病具有一定的局部侵袭性，应积极采用根治性手术切除。

肿瘤内科：复合性血管内皮瘤属于中间型肿瘤，其恶性程度由肿瘤中的不同成分决定，部分血管内皮瘤患者肿瘤含有血管肉瘤成分。血管源性肿瘤属于化疗相对不敏感的肿瘤，且该患者术后病理提示成分均为低度恶性，故不建议全身化疗。部分肿块较大，多次复发的患者可考虑局部放疗。

经验分享

1. 复合性血管内皮瘤是一种少见的中间型血管源性肿瘤，原发于骨的病变更为罕见，具有局部侵袭性、偶可发生转移。

2. 复合性血管内皮瘤由不同比例的良性、中间性和恶性血管肿瘤混杂而成，血管内皮标志物（CD31、CD34 和 ERG）呈阳性表达。

3. 影像诊断与鉴别诊断困难，PET/CT 可以明确病变的范围和评估术后疗效。

4. 病变广泛切除是复合性血管内皮瘤最佳治疗手段。

参考文献

［1］CHEN Y, CHEN W, WANG J, et al. Composite hemangioendothelioma on the neck. Kaohsiung J Med Sci, 2012, 28（10）: 564-565.

［2］CHEUK W, SHUM K S, NG W K, et al. Composite hemangioendothelioma with neuroendocrine marker expression: report of a "paraganglioma-like" paravertebral case. Int J Surg Pathol, 2020, 28（7）: 759-763.

［3］DONG A, BAI Y, WANG Y, et al. Bone scan, MRI, and FDG PET/CT findings in composite hemangioendothelioma of the manubrium sterni. Clin Nucl Med, 2014, 39（2）: 180-183.

［4］FUKUNAGA M, SUZUKI K, SAEGUSA N, et al. Composite hemangioendothelioma: report of 5 cases including one with associated Maffucci syndrome. Am J Surg Pathol, 2007, 31（10）: 1567-1572.

［5］LEEN S L S, FISHER C, THWAY K. Composite hemangioendothelioma: clinical and histologic features of an enigmatic entity. Adv Anat Pathol, 2015, 22（4）: 254-259.

［6］NAYLER S J, RUBIN B P, CALONJE E, et al. Composite hemangioendothelioma: A complex, low-grade vascular lesion mimicking angiosarcoma. Am J Surg Pathol, 2000, 24（3）: 352-361.

［7］STOJSIC Z, BRASANAC D, STOJANOVIC M, et al. Cutaneous composite hemangioendothelioma: Case report and review of published reports. Ann Saudi Med, 2014, 34（2）: 182-188.

［8］王坚, 朱雄增. 软组织肿瘤病理学. 2 版. 北京: 人民卫生出版社, 2017.

病例 22 "四不像"的血管性肿瘤

病例简介

患者男性,38 岁。主诉:发现左足肿块,伴疼痛已半年余。

现病史:近期肿块逐渐增大,来我院门诊就诊,患者平素体健,无其余不适主诉。

体格检查:左足压痛,皮温不高,远端血运及感觉合适,活动无明显受限。

影像学检查

X 线(图 22-1a)、CT(图 22-1b~g)示左足第 3 趾中节,第 2、5 跖骨基底部,第 1、3 跖骨头多发类圆形骨质破坏。

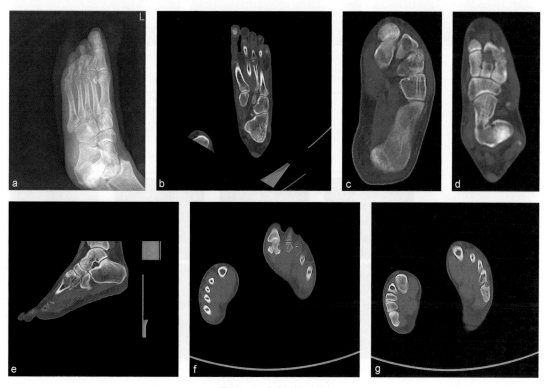

图22-1 患者X线、CT

患者 MRI(图 22-2)示左足第 1、3 跖骨头,第 3 趾中节及第 2、5 跖骨基底部多发异常信号,呈 T_1WI 低信号,T_2WI 压脂高信号;周边肌组织形态信号尚可,皮下软组织未见明显异常信号。

PET/CT(图 22-3)示左足第 1、3 跖骨头,第 3 趾中节及第 2、5 跖骨基底部多发骨质破坏,葡萄糖代谢增高,SUV_{max}=6.7,全身其余部位未见异常。

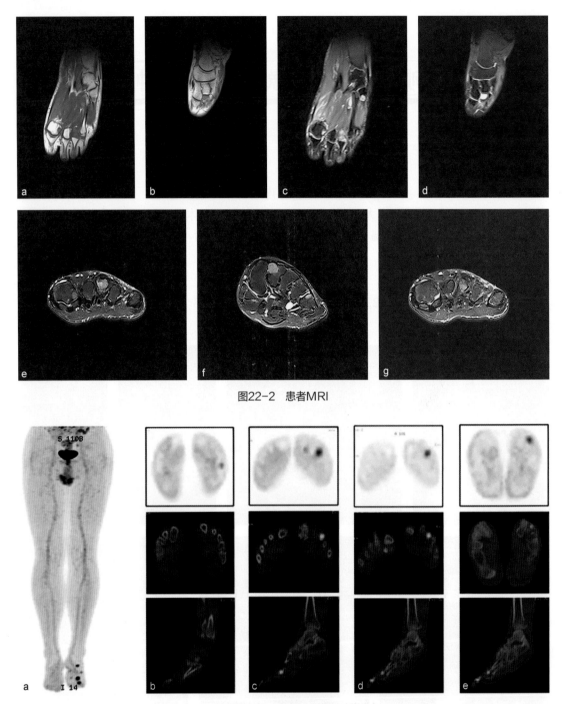

图22-2　患者MRI

图22-3　患者PET/CT

MDT 讨论

　　影像科：X 线、CT 示左足趾、跖骨多发溶骨性骨质破坏，部分病变突破骨皮质；MRI 示左足趾、跖骨多发异常信号，呈 T_1WI 低信号、T_2WI 明显高信号；PET/CT 示病灶葡萄糖代谢增高，$SUV_{max}=6.7$，部分病变内可见点片状致密影，疑软骨性钙化或骨质残留，考虑软骨源性肿瘤等病变,建议穿刺活检明确诊断。

病理科:左足病灶穿刺活检,仅见少量骨、脂肪及纤维组织,未取到有诊断价值的标本。

骨肿瘤科:患者为中年男性,慢性病程,临床症状明显,影像示左足趾、跖骨多发溶骨性骨质破坏,穿刺活检未取到有效标本,建议患者行肿瘤根治性手术,根据术后病理再考虑进一步治疗方案。

肿瘤内科:患者 PET/CT 未见左足外其他病灶,仅见左足骨多发溶骨性骨质破坏,故考虑左足部病灶为原发性骨病变,暂不考虑恶性肿瘤骨转移的可能。建议行病灶手术切除以明确诊断。

初步诊断

左足趾、跖骨多发骨肿瘤。

治疗方法

患者入院后完善相关检查,行左足骨病损切除 + 髂骨植骨术。补术后 X 线。

病理结果

术后病理:(左足第 1、3、5 跖骨)结合影像及免疫组化结果,诊断假肌源性血管内皮瘤(PMHE)。免疫组化结果:AE1/AE3(+),Desmin(−),EMA(−),ERG(+),CD31(−),CD34(−),FLI-1(+),D2-40(−),SMA(部分 +),Ki67(+10%)。

肿瘤由条索状排列的胖梭形和上皮样细胞组成,胞质丰富,嗜伊红色,间质内可见少量中性粒细胞浸润(图 22-4a HE×100,b HE×200);免疫组化结果显示肿瘤细胞表达 ERG(图 22-4c IHC×100)和 AE1/AE3(图 22-4d IHC×100)。

最终诊断

左足趾、跖骨多发假肌源性血管内皮瘤(PMHE)。

随访情况

患者标本院外检测 PD-1 和 PD-L1 免疫组化阳性。遂给予信迪利单抗、地舒单抗联合其他化疗药物进行化疗。术后半年复查 CT 发现左足第 3 中节趾骨及多发跖骨骨质破坏伴周围肿胀,考虑复发,遂行左足赛姆截肢术 + 跟腱延长术。术后病理符合多发 PMHE。

MDT 点评

影像科:假肌源性(上皮样肉瘤样)血管内皮瘤好发于年轻男性,约 66% 为多发,下肢常见。骨内原发少见,影像学无特异性表现。本例患者表现为左足趾、跖骨多发溶骨性骨质破坏,边界清楚,部分有硬化,部分病变发生于骨皮质下。髓腔内点片状致密影应为残存骨嵴,而不是软骨性钙化(弧形、半环状)。病灶富血供,增强后可有明显强化。患者实验室检查无明显异常,也不符合代谢性疾病。PET/CT 示病灶葡萄糖代谢增高,SUV_{max}=6.7,全身其余部位未见病变,就排除了转移瘤的可能性。从原发、多发、溶骨性骨肿瘤考虑,脉管源性肿

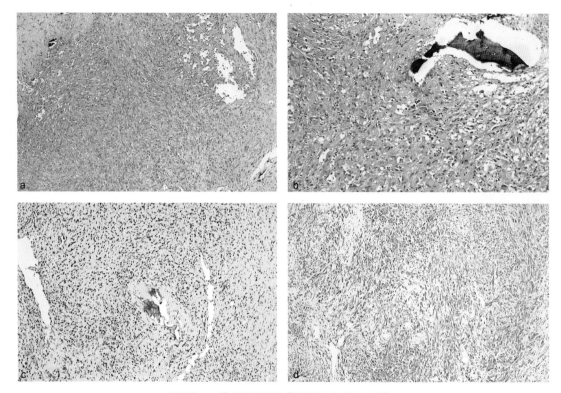

图22-4　患者手术切除（HE染色）及免疫组化

瘤可符合,但明确诊断困难,需根据免疫组化指标确诊并与其他肿瘤鉴别。

病理科:PMHE 常呈浸润性生长,由结节状、片状或束状排列的肿瘤细胞组成,肿瘤细胞呈胖梭形和上皮样,胞质丰富,呈嗜酸性。肿瘤细胞常为轻 - 中度异型,胞质内空泡形成少见。缺乏形成良好的血管。肿瘤的间质内常可见散在的中性粒细胞浸润。免疫组化对诊断非常有帮助,肿瘤细胞弥漫强表达 AE1/AE3、FLI1、ERG。半数病例可表达 CD31。CD34、Desmin、S100 阴性。特征性的 *FOSB* 基因的重排支持 PMHE 的诊断,基于此融合基因的 FOSB 抗体阳性可用于 PMHE 的诊断。本例 PMHE 为多灶性,具有典型的组织学形态及免疫表型。虽未进行 *FOSB* 基因检测,但结合临床 - 影像 - 病理,诊断明确。

骨肿瘤科:PMHE 是一种可局灶复发、罕见转移的中间型肿瘤。治疗方案包括手术(单纯切除至截肢不等)、放疗、化疗。约 60% 病例复发或肿瘤附近出现新的结节,复发多在手术切除后 1~2 年,偶见淋巴结转移,个别病例可发生远处转移(如肺、脑、骨和软组织等)。对复发及转移可能有预测意义的相关预后指标有病变是否为多灶、发病年龄、性别、病变大小等。同一解剖部位发生多灶性病变,可能是多中心病变而不是局部转移。外科以主要病灶治疗为主。

肿瘤内科:这种罕见的血管肿瘤在 2003 年首次被描述为“上皮样肉瘤样血管内皮瘤”,在 2011 年被描述为“假肌生成血管内皮瘤”,具有中度恶性潜能。世界卫生组织(WHO)第5 版的软组织和骨骼肿瘤分类首次把该病列入记录。PMHE 在诊断上具有挑战性,并可能与其他肿瘤相混淆,如上皮样肉瘤。对于多发病灶难以 R0 切除,有较高的复发倾向。对于临床上出现复发及远处转移的患者,需行全身化疗、局部放疗或抗血管生成靶向药物治疗。化疗方案的选择可参照血管肉瘤（非特指类型的软组织肉瘤）化疗方案。

经验分享

1. PMHE 是一种罕见的中间型血管性肿瘤，又称为上皮样肉瘤样血管内皮瘤，骨内原发少见。ICD-O 编码 9138/1。

2. 多见于青年人，平均年龄 30 岁，男性多见；多发生于四肢，其中近半数位于下肢，约 2/3 的病例表现为多灶性病变。

3. 免疫组化对诊断非常有帮助，肿瘤细胞弥漫强表达 AE1/AE3、FLI1、ERG。FOSB 为核表达。并伴有特异性 *SERPINEI-FOSB* 基因重排。

4. PMHE 治疗方案包括手术（单纯切除至截肢不等）、放疗、化疗，可局灶复发，伴多发转移。

参考文献

［1］AL-QADERI A, MANSOUR A T. Pseudomyogenic hemangioendothelioma. Arch Pathol Lab Med, 2019, 143（6）: 763-767.

［2］CABALLERO G A, ROITMAN P D. Pseudomyogenic hemangioendothelioma（epithelioid sarcoma-like hemangioendothelioma）. Arch Pathol Lab Med, 2020, 144（4）: 529-533.

［3］INYANG A, MERTENS F, PULS F, et al. Primary pseudomyogenic hemangioendothelioma of bone. Am J Surg Pathol, 2016, 40（5）: 587-598.

［4］衣利磊, 刘壮盛, 谢乐, 等 . 骨原发假肌源性（上皮样肉瘤样）血管内皮瘤的临床病理及影像学特征 . 放射学实践, 2018, 33（4）: 417-422.

病例 23 似炎非炎的骨肿瘤

病例简介

患者女性,54 岁。主诉:2020 年 10 月左大腿疼痛已半年余。

现病史:当地医院活检未明确诊断,遂至我院就诊。体格检查:左大腿压痛明显,皮温不高,活动受限。

影像学检查

X 线(图 23-1a、b)及 CT(图 23-1c~e)示左股骨下段后缘骨皮质及髓腔类圆形骨质破坏区,部分边缘硬化,伴骨膜反应,病变下缘可见穿刺隧道影。

MRI 示左股骨远端髓腔可见一不规则异常信号灶,大小约 2.5cm×2.1cm×2.4cm,呈 T_1WI 等低信号(图 23-2a),T_2WI 压脂高信号(图 23-2b、d),部分边界硬化呈低信号,部分边缘欠清晰,后缘骨皮质破坏伴软组织肿块形成,可见包壳状低信号骨膜反应,增强(图 23-2c、e)后可见明显强化。周围软组织肿胀。

ECT、SPECT/CT(图 23-3)示左侧股骨远端放射性浓聚,考虑为原发骨肿瘤表现。L_5 椎体放射性浓聚,SPECT/CT 断层融合显像示浓聚影定位于 L_5 椎体外侧体外,考虑为体外污染。

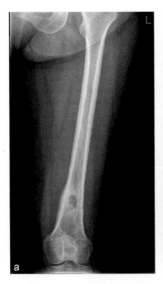
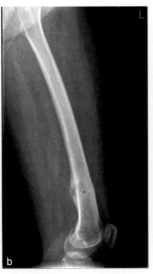
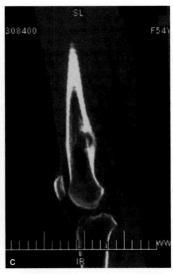

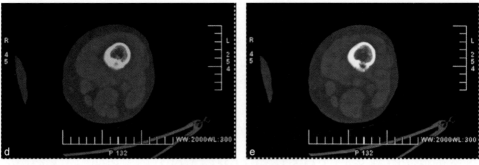

图23-1　患者X线及CT

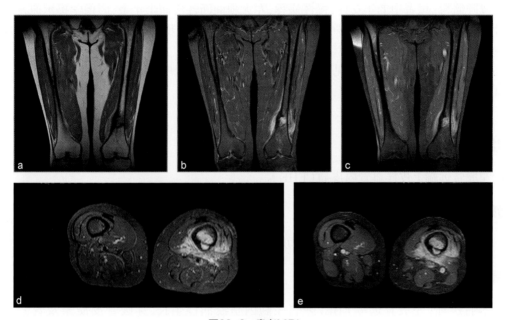

图23-2　患者MRI

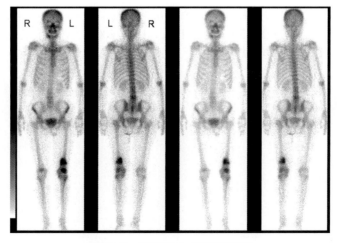

图23-3　患者ECT、SPECT/CT

首次 MDT 讨论

影像科：患者为中年女性，影像检查提示左股骨下段髓腔内单发溶骨性病变，后缘骨皮质破坏伴软组织肿块形成，可见层状骨膜反应，增强后病灶明显强化，首先考虑原发中间型骨肿瘤性病变，需与感染性病变鉴别。ECT、SPECT/CT 显示股骨下段单发病灶，放射性浓聚，考虑原发骨肿瘤。具体诊断需待病理明确。

病理科：外院行穿刺活检，我科病理会诊意见：结合影像学改变及免疫组化结果（左股骨远端），符合 EHE。

会诊免疫：CK（部分 +），CAM5.2（−），CD34（+），CD31（+），S100（+），Ki67（10%+），SMA（少部分 +），TFE-3（−），FLI-1（+），ERG（+）。

骨肿瘤科：患者中老年女性，慢性病程，左大腿间断性疼痛半年余，影像学提示原发中间型骨肿瘤性病变或特殊感染性病变均有可能，结合病理，初步考虑左股骨远端 EHE，这是一种少见的血管源性恶性肿瘤，建议行肿瘤广泛切除。

肿瘤内科：EHE 是一种少见的血管源性恶性肿瘤，属于中间型，对化疗治疗不敏感。建议直接手术治疗。

讨论结论：建议肿瘤广泛性手术切除。

初步诊断

左股骨远端上皮样血管内皮瘤（EHE）。

治疗过程

患者于 2021 年 4 月行左股骨病损切除术 + 假体重建术。术后定期随访。

病理结果

术后病理：左股骨远端 EHE，肿瘤在髓内呈浸润性生长，穿破骨皮质累及骨旁软组织。免疫组化：肿瘤细胞 CK（部分 +），CD31（+），CD34（+），ERG（+），Ki67（3%+），TFE-3（弱 +），S100（少量 +），SMA（−）。肿瘤细胞有约 30% 存在 *WWTR1* 相关基因易位。

骨小梁间见成片上皮样肿瘤细胞，胞质丰富，嗜伊红色；部分伴血管腔形成，腔内见红细胞；部分呈排列成条索状（图 23-4a HE×100，b HE×200）。免疫标记显示 CD31 阳性（图 23-4c IHC×100），且呈特征性线状分布；CK 部分阳性（图 23-4d IHC×100）。

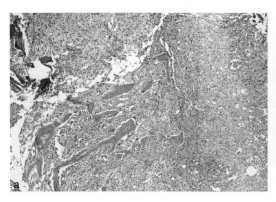
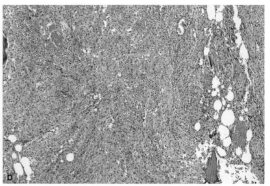

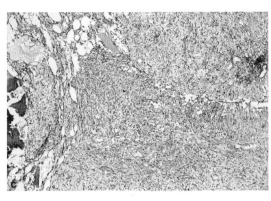

图23-4　患者术后切除（HE染色）及免疫组化

最终诊断

左股骨远端上皮样血管内皮瘤（EHE）。

MDT 点评

影像科：原发于骨的 EHE 非常少见，好发于 20~30 岁，常见于下肢长管状骨的单发或多发的溶骨性骨质破坏，可累及皮质，ECT 上可见放射性浓聚，皮质破坏伴软组织肿块不常见，在影像上无特异性表现，诊断有困难。该病例有骨皮质穿透伴软组织肿块形成，至少应为中间型侵袭性肿瘤性病变。成熟骨膜反应中局部破坏伴放射状骨膜反应也说明了这一点。病变区未见明确肿瘤性成骨、成软骨及脂肪等肿瘤基质，且血供丰富，应考虑血管源性骨肿瘤的可能，结合病理，也符合低、中级别骨恶性肿瘤表现。多发病灶需与转移瘤、骨髓瘤、棕色瘤鉴别。

病理科：本例 EHE 原发于骨内，且为单一病灶，极为少见。病理形态为典型的 EHE 表现，肿瘤细胞排列呈条索状或巢状，在骨小梁间呈浸润性生长，偶见血管腔形成。缺乏黏液样透明间质。免疫组化 CD31 呈现特征性的"线状"分布，上皮标记 CK 呈部分阳性。发生于躯体不同部位的 EHE 在组织形态上基本一致。

绝大多数 EHE 存在 t（1；3）（p36；q25），导致 3q25.2 上的 *WWTR1* 和 1p36.32-p36.23 上的 *CAMTA1* 融合产生 *WWTR1-CAMTA1* 融合性基因。小部分肿瘤（<5%）具有 t（X；11）（p11；q22），显示 *YAP1-TFE3* 基因融合导致原癌基因 *TFE3* 激活。

肿瘤细胞除表达血管标记外，还可表达 Keratin（40%）和 EMA。细胞核 CAMTA1 阳性率 86%~88%，具有高度特异性。TEF3 免疫组化表达于伴 *YAP1-TFE3* 重排的 EHE，但阳性并非必定存在 *TFE3* 融合。

骨肿瘤科：广泛切除是治疗骨 EHE 的最佳选择，可降低局部复发率和远处转移。

肿瘤内科：EHE 为血管来源的中度恶性软组织肿瘤，原发于骨的病例较少见，临床上以根治性手术治疗为主要方式。但有少数患者可出现远处转移及局部复发，对于出现转移和复发的患者，可考虑全身化疗或抗血管生成类靶向药物治疗。

术后复发或广泛转移多采用化疗或化疗联合分子靶向药物治疗。早发现、早治疗仍然是目前提高本病疗效的最根本的方法。

经验分享

1. EHE 是一组具有广泛临床和形态学谱系的低至中级别恶性血管肿瘤，ICD-O 编码 9133/3。

2. 多发生在软组织及肺、骨、脑和小肠等脏器，1/3 至 1/2 患者呈多灶性，单骨多灶或多骨同时受累，趋于发生在下肢长管状骨、骨盆及脊椎，长骨常发生在干骺端，亦可见手足的小骨受累。

3. EHE 存在特异性融合基因 *WWTR1-CAMTA1* 及 *YAP1-TFE3*，后者预后优于前者。

4. 骨 EHE 的影像学表现无特异性，确诊主要依据独特的组织学、免疫组织化学和分子特征。

5. 广泛切除是治疗骨 EHE 的最佳选择。

参考文献

［1］FREZZA A M, RAVI V, LO VULLO S, et al. Systemic therapies in advanced epithelioid haemangioendothelioma: A retrospective international case series from the World Sarcoma Network and a review of literature.Cancer Med, 2021, 10（8）: 2645-2659.

［2］ROSENBERG A, AGULNIK M. Epithelioid hemangioendothelioma: update on diagnosis and treatment. Curr Treat Options Oncol, 2018, 19（4）: 19.

［3］STACCHIOTTI S, MIAH A B, FREZZA A M, et al. Epithelioid hemangioendothelioma, an ultra-rare cancer: A consensus paper from the community of experts. ESMO Open, 2021, 6（3）: 100170.

［4］WHO Classification of Tumours Editorial Board. Soft tissue and bone tumours. 5 th ed. Lyon: IARC Press, 2020.

［5］鲁璎,林长和,林飞云.肱骨上皮样血管内皮瘤1例报告并文献复习.中国临床医学影像杂志,2017, 28（7）: 531-532.

病例 24　骨骺病变中的"奇葩"

病例简介

　　患者男性,5 岁。主诉:2018 年 9 月左膝内侧疼痛伴软组织肿胀,下肢活动明显受限 3 月余。

　　现病史:无诱因出现膝关节疼痛。查体:左膝内上方可及 2cm×3cm 肿块,局部肿胀,边界不清,表面不光滑,质硬,轻压痛,皮温增高。

影像学检查

　　CT(图 24-1)示左股骨内侧髁骨骺溶骨性骨质破坏,病变后缘另可见小片状骨质破坏灶,与主病灶似有骨性分隔,病灶周边骨质硬化,内侧骨皮质不连续,伴周围软组织肿胀,边缘模糊,未见明显骨膜反应。

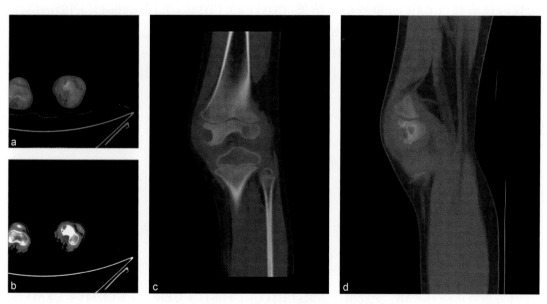

图24-1　患者2018年11月CT

　　MRI 示左股骨内侧髁骨骺见斑片状异常信号影,T_1WI 低信号(图 24-2a),T_2WI 压脂高信号(图 24-2b、c),信号不均,边界尚清,呈低信号,范围约 1.7cm×0.8cm,周围可见骨髓水肿。后方可见小圆形相似信号灶。

MDT 讨论

　　影像科:该例患者骨质破坏位于左股骨内侧髁骨骺,周边骨质硬化,过渡带窄,骨骺、骨

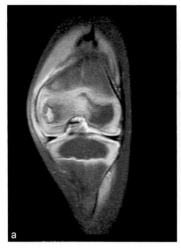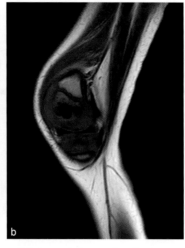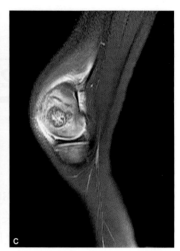

图24-2　患者2018年11月MRI

髓水肿,周围软组织肿胀而未见软组织肿块,未见明显骨膜反应,考虑良性-中间型病变,常见的发生于儿童骨骺的病变鉴别诊断有软骨母细胞瘤、嗜酸性肉芽肿、结核等。

病理科:(左股骨骨骺)经穿刺,结合年龄、影像学改变及免疫酶标记结果,倾向巨细胞血管母细胞瘤(GCAB)。免疫组化结果:CD31(+),CD34(+),Langerlin(-),CD1α(-),Kp1(多核巨细胞+),Ki67(1%+),S100(个别+),ERG(部分弱+)。

骨肿瘤科:患儿左膝内侧疼痛伴肿胀,活动明显受限,影像学提示良性-中间型病变,结合病理及免疫组化结果,考虑左股骨内侧髁骨骺GCAB可能性大,建议行病灶刮除植骨术治疗。

初步诊断

左股骨远端巨细胞血管母细胞瘤(GCAB)。

治疗过程

患者于2018年12月17日行左股骨远端病灶刮除术+人工骨植入术。

术后病理

(左股骨远端)GCAB。免疫组化结果:CD31(+),FLI-1(+),ERG(+),CD34(+),Kp1(多核巨细胞+),Ki67(20%+),S100(个别+),F8(+),SMA(弱+),Vimentin(+),H3F3A(-)。

肿瘤呈结节状生长(图24-3a HE×100),结节中央见小血管,内皮细胞较肥胖,血管周围见卵圆形细胞呈同心圆状排列(图24-3b HE×200),结节内可见多核巨细胞(图24-3c HE×200),免疫组化CD31显示血管阳性(图24-3d IHC×100)。

最终诊断

左股骨远端巨细胞血管母细胞瘤(GCAB)。

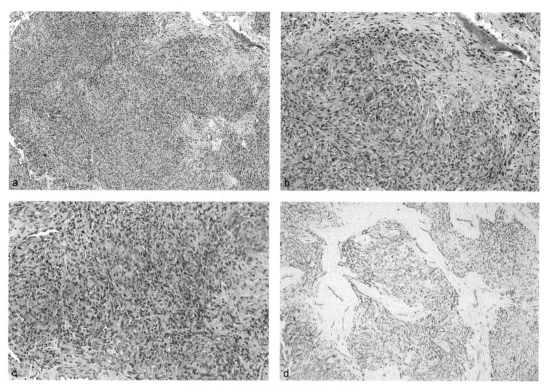

图24-3　患者术后切除HE及免疫组化

随访情况

术后定期随访，2019年10月复查发现局部复发，后续未在我院治疗。

CT（图24-4a、b）及MRI（图24-4c~f）示股骨内侧髁斑片状骨质破坏，提示复发。

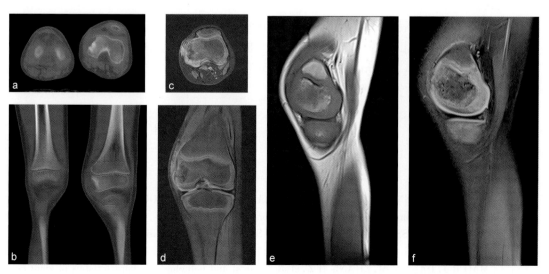

图24-4　患者2019年10月术后复查CT及MRI

MDT 讨论

影像科：GCAB 好发于婴幼儿的软组织，发生于骨骺的非常罕见。影像表现为溶骨性骨质破坏，无特异性。该病例主病灶后缘可见另一小的溶骨性破坏的病灶，提示病变为多发可能，破坏区内未见明显肿瘤性成骨、成软骨、脂肪等肿瘤基质，需要考虑脉管源性肿瘤的可能性。常见的发生于儿童骨骺的病变鉴别诊断有软骨母细胞瘤、嗜酸性肉芽肿、结核及其他血管瘤等。

病理科：GCAB 是一种罕见的先天性肿瘤，由 Gonzalez-Crussi 等于 1991 年首次报道，是一种中间型血管源性肿瘤。由于所报道的病例数太少，故 WHO 分类未将其视为一种独立的病理学类型，有待更多资料的积累。虽原发于骨内的 GCAB 极其罕见，但本例形态学较为典型，病变呈结节状，结节的中央为小血管，内衬的内皮细胞较肥胖，表达 CD31、CD34、FLI-1 和 ERG；在小血管的周围可见同心圆状排列的卵圆形细胞，表达 SMA 和 Vimentin；部分结节内可见多核巨细胞，表达 KP-1，类似非坏死性肉芽肿性或纤维组织细胞瘤样病变。在病变的边缘可见较多的血管。故 GCAB 诊断明确。

骨肿瘤科：GCAB 治疗以手术切除为主，应尽可能将肿瘤组织完整切除并确保其切缘阴性，个别病例因病变广泛累及肢体而采取截肢手术。

肿瘤内科：GCAB 为中间型血管源性肿瘤，治疗以手术为主。采用干扰素 α2b 或抗血管治疗，疗效较好，仍有待更多病例的积累分析。

经验分享

1. GCAB 是一种罕见的血管肿瘤，多在儿童发病。

2. GCAB 属于局部侵袭性的中间型血管源性肿瘤，除周围软组织外，少数病例可原发于骨内。

3. 影像缺乏特征性，发生于骨骺时应与软骨母细胞瘤、嗜酸性肉芽肿、结核相鉴别。

4. 典型病理特征，病变呈结节状，结节的中央为小血管，内衬的内皮细胞较肥胖，表达 CD31、CD34、FLI-1 和 ERG；在小血管的周围可见同心圆状排列的卵圆形细胞，表达 SMA 和 Vimentin；结节中央可见多核巨细胞。

5. GCAB 治疗以手术切除为主。

参考文献

［1］CRIVELLI-OCHSNER S, BODE-LESNIEWSKA B, NUSSBAUMER-OCHSNER Y, et al. Giant cell angioblastoma in an adult: a unique presentation. Rare Tumors, 2013, 5（3）: e27.

［2］GONZALEZ-CRUSSI F, CHOU P, CRAWFORD S E. Congenital, infiltrating giant-cell angioblastoma. A new entity?. Am J Surg Pathol, 1991, 15（2）: 175-183.

［3］MAO R J, JIANG Z M, ZHANG H Z, et al. Clinical and pathological characteristics of giant cell angioblastoma: A case report. Diagn Pathol, 2012, 7: 113.

［4］MARLER J J, RUBIN J B, TREDE N S, et al. Successful antiangiogenic therapy of giant cell angioblastoma with interferon alfa 2b: Report of 2 cases. Pediatrics, 2002, 109（2）: E37.

［5］VARGAS S O, PEREZ-ATAYDE A R, GONZÁLEZ-CRUSSI F, et al. Giant cell angioblastoma: Three additional occurrences of a distinct pathologic entity. Am J Surg Pathol, 2001, 25（2）: 185-196.

［6］YU L, LAO I W, WANG J. Giant cell angioblastoma of bone: Four new cases provide further evidence of its distinct clinical and histopathological characteristics. Virchows Arch, 2015, 467（1）: 95-103.

［7］邵睿, 刘绮颖, 王坚. 骨原发性巨细胞血管母细胞瘤临床病理学观察. 临床与实验病理学杂志, 2015（1）: 36-39.

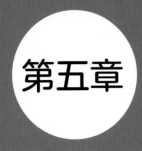

第五章

骨的造血系统肿瘤

病例 25　组织细胞病"R"组成员

病例简介

患者男性,23 岁。主诉:2017 年 1 月患者活动后出现右小腿酸胀。

现病史:右小腿酸胀已 1 年余,酸胀夜间明显,不伴有疼痛,至当地医院就诊,考虑右胫骨骨髓水肿、关节积液,接受保守治疗,疗效不佳。2018 年 4 月当地医院复查 MRI 提示右胫骨上段不均质混杂信号灶,考虑良性骨病变(胫骨结节无菌坏死可能?),行穿刺活检 + 骨水泥植骨术,术后患者症状无明显改善,为求进一步治疗,遂至本院 MDT 门诊就诊。

既往史:患者既往有慢性肾功能不全、痛风病史。患者 2018 年 3 月 6 日在外院经超声引导下右肾穿刺活检术,病理提示轻度系膜增生性 IgA 肾病,伴亚急性肾小管 - 间质损伤,目前服用碳酸氢钠片 + 肾复康胶囊 + 贝前列素钠片治疗。其他无殊。

体格检查:右小腿近端可见手术瘢痕,无明显肿胀及色素沉着,压痛阳性。

实验室检查

C 反应蛋白 >160.29mg/L(0~8mg/L),白细胞计数 11.9 × 10⁹/L[(3.5~9.5) × 10⁹/L],红细胞计数 3.81 × 10¹²/L[(4.3~5.8) × 10¹²/L],血红蛋白 111g/L(130~175g/L),尿红细胞(+)384/μl,尿酸 469μmol/L(210~430 μmol/L),血磷 1.80mmol/L(0.80~1.60mmol/L)。括号内为正常值。

影像学检查

右胫腓骨正侧位 X 线(图 25-1a、b),右胫骨 CT 多平面重建冠状位、CT 横轴位(图 25-1c~e)

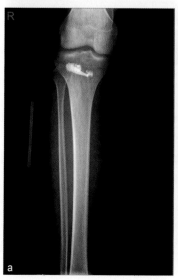
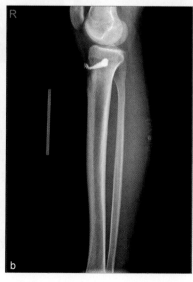
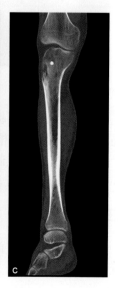

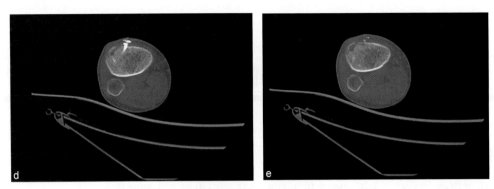

图25-1　患者X线及CT

显示右胫骨近端偏心性骨质破坏,局部骨质连续性中断,内见少许骨性分隔,边缘无明显硬化,无明显骨膜反应,局部见高密度填充影(穿刺后骨水泥填充),未见明显软组织肿胀及肿块。

MRI示右侧胫骨近端外侧骨质破坏(图 25-2a、b),T_1WI 呈低信号,T_2WI 压脂呈高信号,邻近骨髓水肿,病变均匀明显强化,其内低信号区为骨水泥填充区(图 25-2c~e)。

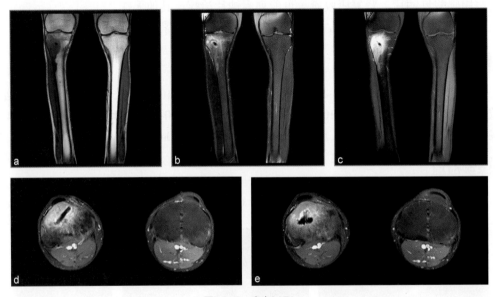

图25-2　患者MRI

^{18}F- 氟代脱氧葡萄糖(^{18}F-FDG)PET/CT(图 25-3)示右侧胫骨近端骨质破坏,FDG 摄取增高,SUV_{max}=9.3。T_{12} 椎体左侧附件轻微骨质密度减低,FDG 摄取增高,SUV_{max}=3.7。

MRI示 T_{12} 椎体左侧附件骨质信号异常,T_1WI 等低信号,T_2WI 呈不均匀高信号(图 25-4a~c),增强扫描后病灶均匀明显强化,软组织肿胀及肿块不明显(图 25-4d、e)。

病理学检查

2018 年 4 月 26 日门诊穿刺病理活检:结合影像学改变考虑低级别梭形细胞肉瘤,建议病灶切除后明确诊断。

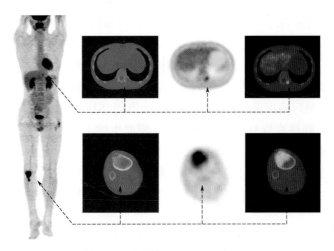

图25-3　患者¹⁸F-FDG PET/CT

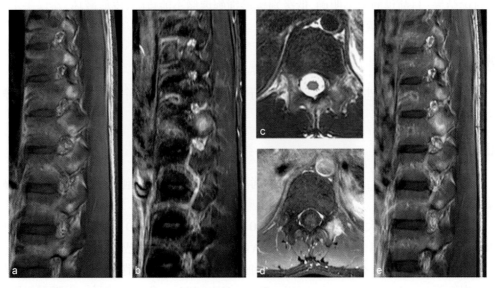

图25-4　患者MRI

MDT 讨论

　　影像科:患者为青年男性,慢性病程,白细胞和C反应蛋白增高,X线、CT、MRI示右侧胫骨近端偏心性、溶骨性骨质破坏,未见成骨性、成软骨性肿瘤基质,周边硬化不明显,未见明显软组织肿胀及肿块,良恶性较难区分。¹⁸F-FDG PET/CT显示右侧胫骨近端骨质破坏,FDG代谢增高,T₁₂椎体左侧附件骨质密度减低,FDG代谢轻微增高。MRI显示T₁₂左侧附件斑片状T₁WI低信号,T₂WI压脂明显高信号灶,增强后均匀明显强化。该患者为多发病灶的溶骨性骨质破坏,结合患者年龄、病变多发,要考虑特殊感染、嗜酸性肉芽肿、埃尔德海姆-切斯特病(Erdheim-Chester disease, ECD)、淋巴瘤等,但最终诊断需依靠病理及免疫组化。

　　病理科:该患者外院穿刺活检诊断不明确,于本院再次进行穿刺活检,镜下以梭形细胞成分为主,结合影像学改变考虑低级别梭形细胞肉瘤,建议病灶切除后进一步明确诊断。

骨肿瘤科:患者为青年男性,病程长,临床表现缺乏特异性,在外院行穿刺术,但病理诊断不明。影像学提示右侧胫骨近端、T_{12} 椎体左侧附件骨质破坏,病变多发,但缺乏特异性的改变。我院门诊穿刺后病理考虑低级别梭形细胞肉瘤,但由于穿刺组织较少,仍需进一步明确诊断。结合患者既往有慢性肾功能不全(系膜增生性 IgA 肾病)、痛风病史,考虑患者全身免疫系统性疾病的可能性大。影像学显示右胫骨近端病灶累及关节面,且穿刺病理提示肉瘤可能,因此考虑行右膝关节置换术,再根据术后病理来明确诊断及是否进行化疗。另外患者 T_{12} 椎体附件病灶较局限,临床症状不明显,周围未见明显软组织肿块,建议保守治疗,定期随访。

肿瘤内科:患者影像学及病理穿刺提示低级别梭形细胞肉瘤,不排除免疫疾病的局部表现。目前低级别肉瘤无术前化疗指征。

讨论结果:目前诊断尚不明确,低级别梭形细胞肉瘤不能排除,皮质破坏,建议手术后再通过病理明确诊断及后续治疗。

治疗方式

2018 年 5 月 18 日,患者于全身麻醉下行右胫骨近端瘤段切除假体置换 + 腓肠肌瓣转移 + 髌腱止点重建术。

病理结果

术后病理:右胫骨上段 Rosai-Dorfman 病(RDD)(窦组织细胞增生伴巨大淋巴结病),切缘未见肿瘤。

免疫组化结果:巨大吞噬组织细胞 S100(+),PGM1、Kp1、CD163 组织细胞 +,CD138、CD38 浆细胞(+),CD21(−),CD30(−),EMA(−),CD3、CD20 淋巴细胞(+)。

病变细胞构成复杂,有大量泡沫状组织细胞、淋巴细胞、浆细胞和成堆的体积巨大的吞噬型组织细胞(图 25-5a HE × 100,b HE × 200,c HE × 200)。免疫组化显示吞噬型组织细胞 S100 阳性(图 25-5d IHC × 100)。

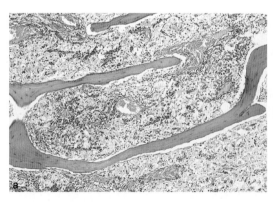
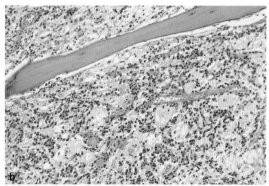

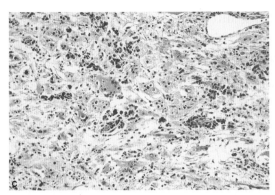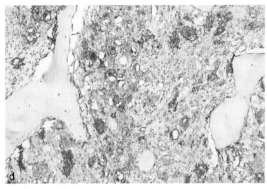

图25-5　患者术后病理图片（HE染色）

最终诊断

右胫骨上段 Rosai-Dorfman 病（RDD）。

随访情况

术后恢复良好，嘱患者术后2个月、6个月、1年定期复查（图25-6a~c）。

X线示瘤段切除及人工关节植入后，未见肿瘤复发征象。术后1年复查PET/CT（图25-6d、e），右膝关节人工关节置换术后，未见复发征象。假体周围轻度放射性摄取增高，考虑衰减校正后所致。T_{12}椎体左侧附件区病灶较前相仿，FDG摄取增高，$SUV_{max}=3.9$，提示肿瘤稳定无明显进展。

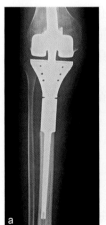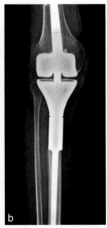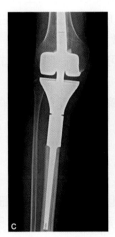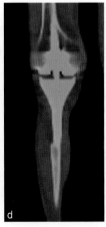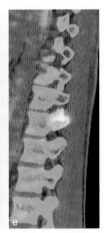

图25-6　患者术后2个月（a）、5个月（b）、1年（c）复查X线及PET/CT

MDT 点评

影像科：患者为青年男性，慢性病程，影像学表现无特异性。鉴别诊断疾病谱较多，良恶性很难区分，如GCT、软骨母细胞瘤、嗜酸性肉芽肿、特殊感染均在考虑之列。^{18}F-FDG PET/CT在该病例的定位、定性诊断发挥了重要作用，不仅发现了右侧胫骨近端病变，同时 T_{12} 椎体左侧附件亦发现 FDG 摄取增高的类似病变,后续 MRI 检查也证实了 T_{12} 左侧附件富血供病灶。所以病变的诊断从单发溶骨性骨质破坏转化为多发病变,考虑的疾病谱包括特殊感染、朗格汉斯细胞组织细胞增生症(LCH)、Erdheim-Chester 病、淋巴瘤等。

RDD 原发于骨罕见,单骨多见,也可多发,常发生于长骨干骺端和颅面骨。影像学表现无明显特异性,表现为溶骨性骨质破坏,可见分隔,骨膜反应少见。

病理科:本病例在穿刺活检中,因活检组织量少,以梭形纤维母细胞增生为主,未见巨大吞噬型组织细胞,难以明确诊断。在刮除标本中,虽然病变中有类似慢性骨髓炎和纤维黄色瘤的表现,有大量炎症细胞、泡沫状组织细胞、纤维母细胞增生,胆固醇结晶沉积,大片坏死组织及死骨形成,但有特征性的体积巨大的组织细胞,核呈空泡状,胞质丰富,胞内有大量被吞噬的淋巴细胞、浆细胞和中性粒细胞(伸入运动),且 S100 和普通的组织细胞标记阳性,这是 RDD 最重要的诊断依据。RDD 不表达 CD1α 和 Langerin,无 *BRAF V600E* 的突变,可与 LCH 和 Erdheim-Chester 病鉴别。

骨肿瘤科:患者为青年男性,慢性病程,临床表现、影像诊断缺乏特异性,诊断主要依靠常规病理学和免疫组织化学染色检查。RDD 属于造血系统肿瘤,分为 3 型:①孤立性淋巴结型,为最常见的发病类型,仅淋巴结发生病变;②结外孤立型,不足 20% 为此类型,最常发生于皮肤、软组织和上呼吸道,其次为骨骼,中枢神经系统累犯也可发生;③混合型,同时累及淋巴结和结外器官。RDD 临床表现多样,症状随累及部位不同而异,通常表现为青少年的无痛性双侧颈部淋巴结肿大,累及骨骼者不到 10%,多达 75% 的骨骼 RDD 患者同时存在软组织病灶。颅骨、颌面骨和胫骨是最常见的发病部位。RDD 的病因尚不明确,可能涉及潜在的宿主免疫失调、IgG4 相关疾病、多种自身免疫性疾病和基因突变等,该患者有慢性 IgA 肾病肾功能不全、痛风病史,间接提示了存在全身自身免疫性疾病或系统性疾病多系统侵犯的可能。目前伴有症状的骨骼 RDD 的治疗方案主要取决于具体病灶位置,主要包括手术刮除或切除,其他治疗方案包括激素治疗和化疗等。由于骨骼 RDD 的临床和影像学表现通常提示恶性病变可能,部分患者可能会选择接受比较激进的治疗。全身 PET/CT 可以用于 RDD 的分期、随访和评估。

肿瘤内科:RDD 的病因尚不明确,临床表现多样,合并骨、软组织病灶的 RDD 以手术治疗为主,该例患者未接受全身化疗。

经验分享

1. RDD 是一种罕见的、病因不明的良性组织细胞增生性疾病。

2. 好发于儿童与青少年,双侧颈部无痛性淋巴结肿大是该病的典型表现,约 40% 患者存在结外病变,累及骨骼不足 10%,原发于骨者罕见。

3. 确诊依赖病理,特征性体积巨大的组织细胞吞噬淋巴细胞、浆细胞和中性粒细胞(伸入运动),且特征性的表达 S100。

4. 影像学表现无特异性,全身 PET/CT 可以用于 RDD 的分期、随访和评估。

5. 骨骼 RDD 罕见,治疗方式以中间型肿瘤手术方式为主,总体预后良好。

参考文献

［1］CAI Y, SHI Z, BAI Y. Review of rosai-dorfman disease: New insights into the pathogenesis of this rare disorder. Acta Haematol, 2017, 138（1）: 14-23.

［2］DALIA S, SAGATYS E, SOKOL L, et al. Rosai-Dorfman disease: tumor biology, clinical features, pathology, and treatment. Cancer Control, 2014, 21（4）: 322-327.

［3］DEMICCO E G, ROSENBERG A E, BJÖRNSSON J, et al. Primary Rosai-Dorfman disease of bone: A clinicopathologic study of 15 cases. Am J Surg Pathol, 2010, 34（9）: 1324-1333.

［4］MOSHEIMER B A, OPPL B, ZANDIEH S, et al. Bone involvement in Rosai-Dorfman disease（RDD）: A case report and systematic literature review. Curr Rheumatol Rep, 2017, 19（5）: 29.

［5］PARYANI N N, DAUGHERTY L C, O'CONNOR M I, et al. Extranodal rosai-dorfman disease of the bone treated with surgery and radiotherapy. Rare Tumors, 2014, 6（4）: 5531.

［6］ROSS A B, DAVIS K W, BUEHLER D, et al. Primary Rosai-Dorfman Disease of Bone: A Report of Two Cases. Case Rep Radiol, 2019, 3: 1720131.

病例 26　不一样的"诗"

病例简介

　　患者女性,44 岁。2015 年 12 月出现双下肢乏力已半年余,与活动无关,不伴全身肌肉跳动,无四肢感觉障碍,无流涎、口角歪斜等症状。外院颈腰椎 MRI 提示生理曲度变直。肌电图提示多发性周围神经损害肌电改变,以轴索损害表现为主伴脱髓鞘损害表现,累及四肢运动、感觉,双下肢远端受损严重。为进一步诊治,遂至我院 MDT 门诊就诊。

　　体格检查:患者可见多处皮肤色素沉着,全身多处可及肿大淋巴结,无明显疼痛等不适,双下肢乏力,双下肢皮肤感觉减弱,神经系统检查膝反射、肱二头肌反射未引出。

实验室检查

　　尿红细胞 1098/μl,尿白细胞 7066/μl,尿白细胞团 404/μl。

　　血清 IgG 10.60g/L,血清 IgA 5.03g/L ↑,血清 IgM 1.43g/L。

　　游离 T_3 3.01pmol/L ↓,游离 T_4 9.98pmol/L ↓,促甲状腺激素 13.16U/L ↑。

　　脑脊液潘氏试验阳性,脑脊液糖 3.82mmol/L ↑,脑脊液蛋白 2.07g/L ↑,脑脊液白细胞 5×10^6/L。

　　血清 κ 轻链 2.66g/L,血清 λ 轻链 1.61g/L,κ/λ 比值 1.65,尿 κAP 轻链 7.70mg/L ↑,尿 λ 轻链 <3.47mg/L。

　　免疫固定电泳结论:IgA 单克隆增高 λ 型轻链。

影像学检查

　　胸椎正侧位 X 线(图 26-1a、b)、腰椎正侧位 X 线(图 26-1c、d)及骨盆正位 X 线(图 26-1e)示胸、腰椎多发椎体,骨盆见多发斑点状高密度影,密度不均匀。

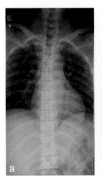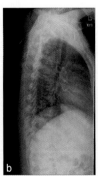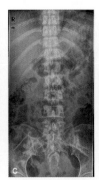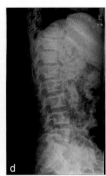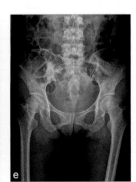

图26-1　患者X线

胸椎横断面 CT（图 26-2a）示胸骨、胸椎多发斑片、斑点状高密度灶，两侧胸腔少量积液。胸椎 MRI 平扫 T_1WI、T_2WI 压脂（图 26-2b、c）示胸骨、胸椎信号不均，伴多发斑点、片状 T_1WI、T_2WI 压脂低信号灶。

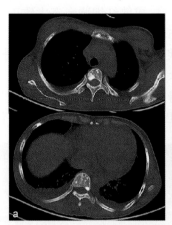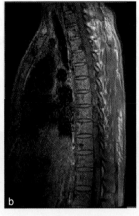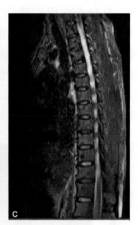

图26-2　患者CT及MRI

彩超检查报告：双侧腹股沟多枚淋巴结，右侧大者 19mm×7mm，左侧大者 16mm×6mm，部分形态较饱满，皮髓质结构清晰，未见明显血流信号；双侧腋窝见多枚淋巴结，右侧大者 19mm×7mm，左侧大者 12mm×6mm，形态饱满，皮髓质分界清楚，部分皮髓质偏心；双侧颈部淋巴结肿大，右侧大者 12mm×6mm，左侧大者 18mm×9mm，形态稍饱满，右侧皮髓质尚清，左侧皮髓质结构不清，内均可见血流信号。

MDT 讨论

影像科：X 线、CT 提示全身多骨不均匀斑点状高密度影，MRI 提示骨质信号异常，呈 T_1WI、T_2WI 等低混杂信号。超声提示双侧颈部、腋窝、腹股沟淋巴结稍增大，肝脏肿大，考虑系统性疾病或全身多发成骨性转移可能，建议穿刺活检明确诊断。

骨肿瘤科及肿瘤内科：患者为女性，42 岁，无明显诱因出现双下肢乏力，双下肢皮肤感觉减弱，膝反射、肱二头肌反射未引出。影像学检查提示全身多骨异常，双侧颈部、腋窝、腹股沟淋巴结增大，肝脏肿大。实验室检查发现尿中红细胞、白细胞明显增多；血清 IgA 升高；脑脊液中糖、蛋白均高于正常水平，潘氏试验阳性；血清 κ/λ 轻链比值 1.65，尿中 κAP 轻链升高。结合实验室检查，考虑慢性吉兰 - 巴雷综合征可能，但患者有甲状腺功能减退，且伴有全身多处淋巴结肿大，不排除肿瘤多发成骨性转移、淋巴瘤等血液系统疾病、自身免疫性疾病的可能。建议行颈部淋巴结穿刺活检、骨髓穿刺活检、PET/CT 检查，暂时给予甲泼尼龙冲击、营养神经等治疗。

讨论结论：建议完善颈部淋巴结穿刺活检、骨髓穿刺活检、PET/CT 检查明确诊断。

初步诊断

慢性吉兰 - 巴雷综合征（Guillain Barre syndrome，GBS）。

补充检查

　　患者颈前肿大淋巴结有穿刺禁忌无法进行穿刺活检,最后考虑先进行骨髓穿刺。骨髓穿刺结果:粒细胞系统明显增生,占 84%,各阶段细胞比例均在正常范围,形态大致正常;红细胞系统,占 11.5%,以中晚幼红细胞为主,形态大致正常,成熟红细胞形态大致正常;淋巴细胞系统,占 3%,形态大致正常;全片可见巨核细胞 46 个,以颗粒型巨核细胞为主,产血小板巨核细胞易见,血小板成簇及散在多见,单核细胞、浆细胞可见。骨髓象提示有核细胞增生明显活跃,粒系较红系明显增生,粒红比上升为 7.35∶1.00。

　　2016 年 5 月 27 日 ^{18}F-FDG PET/CT(图 26-3)示全身中轴骨多发骨斑点状高密度影,其中 L_1 椎体局灶性葡萄糖代谢明显增高,SUV_{max}=9.0;多发淋巴结肿大,肝脏肿大,胸腔、心包积液。

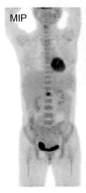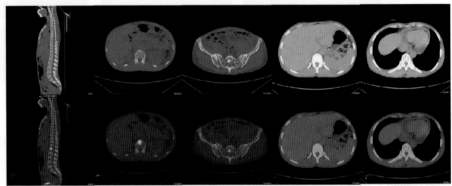

图26-3　2016年5月27日患者^{18}F-FDG PET/CT
MIP:最大密度投影成像。

治疗过程

　　结合全身 PET/CT、骨髓穿刺活检结果、肌电图结果及前期实验室、影像学检查,请血液科会诊后,考虑诊断为 POEMS 综合征,建议患者转入血液科化疗,患者因个人因素要求出院回当地治疗。

最终诊断

　　POEMS 综合征。

MDT 点评

　　影像科:患者是以多发性神经病变(肌电图结果)为首发症状,既往无糖尿病病史,可排除糖尿病引起的周围神经病变。患者 X 线、CT、MRI、PET/CT 显示全身多发斑点状钙化(少见的硬化性骨髓瘤表现);多发淋巴结肿大、肝脏肿大、胸腔积液(脏器肿大);甲状腺功能减退(实验室检查);血清中 M 蛋白(骨髓穿刺)存在;皮肤色素沉着;综合考虑,符合 POEMS 综合征表现。

　　诊断 POEMS 综合征需满足 2 个强制性标准:多发性神经病变,单克隆浆细胞增生性疾病。3 个主要标准:硬化性病变、Castleman 病、血清或血浆血管内皮生长因子升高。6 个次要标准：肝脏和淋巴结肿大，胸腔积液，甲状腺功能减退，皮肤色素沉着、视神经盘水肿、血小板增多／红细胞增多症。POEMS 综合征的诊断条件和流程见表 26-1。

^{18}F-FDG PET/CT 评价 POEMS 综合征骨病变有独特优势，不仅不易遗漏病灶，且可依据病灶代谢活跃度指导局部放射治疗方案，治疗后还可随访复查、早期发现新病灶。MRI 评价 POEMS 综合征骨病变的价值有限，硬化性骨病变在 T_1WI 及 T_2WI 上均呈低信号，增强扫描无强化，仅少数病灶在 T_2WI 呈稍高信号，周围伴高信号水肿带。

骨肿瘤科、肿瘤内科：对于骨髓活检中发现单克隆浆细胞的孤立骨病变患者，放疗是推荐的治疗方法，对孤立（≤3 个病灶）病变进行放疗不仅可以改善 POEMS 综合征的症状，而且可能治愈。一旦骨髓播散受累，可在放疗完成后的 6~12 个月内跟踪症状、血清 M 蛋白和血液中血管内皮生长因子水平，决定是否全身治疗。POEMS 综合征的全身治疗分 2 个方面，支持治疗和抗浆细胞治疗。抗浆细胞治疗则为治疗 POEMS 综合征的"基石"，主要包含自体造血干细胞移植、美法仑＋地塞米松（MD）、来那度胺＋地塞米松（RD）、硼替佐米＋地塞米松（BD）等方案。另外近期出现的一些新药也给 POEMS 综合征的治疗带来了新的选择。

由于 POEMS 综合征首发症状各不相同，临床医师应扩展临床思维，注重基本的问诊及查体，完善相关辅助检查，严格遵循疾病一元论诊断原则，尽早诊治，缓解患者症状，改善预后。

表 26-1　2019 年国际骨髓瘤协作组更新的 POEMS 综合征诊断标准

标准分级	诊断标准
强制性主要标准	1. 多发性神经病变（典型为脱髓鞘）
	2. 单克隆浆细胞增殖障碍（以 λ 型轻链为主）
主要标准	1. 硬化性病变
	2.Castleman 病
	3. 血清或血浆血管内皮生长因子升高
次要标准	1. 脏器肿大（肝大、脾大、淋巴结肿大）
	2. 血管外容量超负荷（外周水肿、腹水、胸腔积液）
	3. 内分泌疾病（甲状腺、甲状旁腺、垂体、肾上腺、性腺、胰腺疾病）
	4. 皮肤改变（色素沉着、多毛症、肾小球样血管瘤、血管过多、肢端发绀、潮红、白指甲等）
	5. 视神经盘水肿
	6. 血小板增多／红细胞增多症

注：诊断的必要条件包括2条强制标准，至少1条主要标准，至少1条次要标准同时存在。

经验分享

1. POEMS 综合征　又名克罗－深濑综合征（Crow-Fukase syndrome），是一种病因和发病机制不清的、罕见的多系统疾病。

2. POEMS 综合征　包括多发性周围神经病（polyneuropathy，P）、器官肿大（organmegaly，O）、内分泌病变（endocrinopathy，E）、M 蛋白（monoclonalgammopathies，M）、皮肤改变（skin change，S）。

3. 诊断 POEMS 综合征的必要条件包括 2 条强制标准，至少 1 条主要标准，至少 1 条次要标准。

4. POEMS 综合征首发症状各不相同，临床诊断时需扩展临床思维，多学科联合诊治。

5. 治疗上以血液科治疗克隆性浆细胞病为病因治疗，辅以神经内科、康复科等协同治疗。

参考文献

［1］DISPENZIERI A. POEMS syndrome：2017 update on diagnosis，risk stratification，and management. Am J Hematol，2017，92（8）：814-829.

［2］DISPENZIERI A. POEMS Syndrome：2019 update on diagnosis，risk-stratification，and management. Am J Hematol，2019，94（7）：812-827.

［3］邵明玮，连梦青，刘彦玲，等 . 以 Addison 病为首发内分泌表现的 POEMS 综合征一例及文献复习 . 中华内分泌代谢杂志，2020，36（10）：881-884.

［4］张超，王先令，陈予龙，等 . 136 例 POEMS 综合征患者内分泌代谢异常的临床特点回顾性分析 . 国际内分泌代谢杂志，2021，41（1）：38-43.

［5］中华医学会神经病学分会，中华医学会神经病学分会周围神经病协作组，中华医学会神经病学分会肌电图与临床神经电生理学组，等 . 中国 POEMS 综合征周围神经病变诊治专家共识 . 中华神经科杂志，2019，52（11）：893-897.

病例 27　炎症背景下的"迷茫"

病例简介

患者女性,47 岁。主诉:2016 年 12 月 19 日出现右小腿疼痛,持续 2 月余。

现病史:于当地医院就诊,MRI 示右侧胫骨慢性骨髓炎伴骨脓肿形成可能(未见影像)。2017 年 1 月 25 日患者发现右小腿肿块进行性增大,至另一家医院就诊,考虑右胫骨慢性骨髓炎并行肿块切除术,术后病理提示右胫骨透明细胞肉瘤,为进一步明确诊断,至本院 MDT 门诊就诊。

体格检查:患者右小腿前外侧可见手术瘢痕,右小腿无明显压痛,稍肿胀,右下肢活动良好。

实验室检查:C 反应蛋白 >200mg/L(正常值 0~8mg/L),白细胞计数 14.2×10^9/L[正常值(3.5~9.5)$\times 10^9$/L],糖类抗原 125 154.8U/ml(↑)。结核分枝杆菌 DNA(−)。

影像学检查

右胫骨 X 线(图 27-1a)、CT(图 27-1b~d)示右侧股骨远端、胫骨近端骨质密度增高,胫骨上段局部髓腔骨质破坏,累及骨皮质,周围软组织肿胀。

MRI 示右侧股骨远端、胫骨近端骨皮质及骨髓异常信号,胫骨上段骨质破坏区呈 T_1WI 等低信号,T_2WI 压脂等高信号,累及骨皮质,周围软组织轻度肿胀(图 27-1e~i)。

2017 年 2 月 8 日,患者 ECT(图 27-2a)示双侧股骨、双侧胫骨、双侧肱骨对称性骨代谢异常。

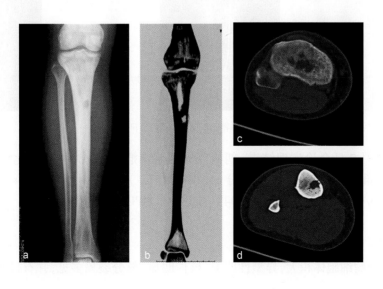

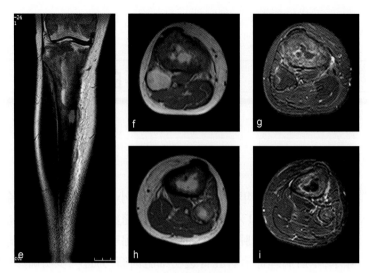

图27-1　患者X线、CT及MR

2017年2月10日,患者 ^{18}F-FDG PET/CT(图 27-2b~g)示双侧股骨、双侧胫骨骨质密度异常,双侧胫骨中上段成骨、溶骨混杂性骨质破坏伴葡萄糖代谢增高,SUV_{max}=4.3,其中右侧胫骨上段切开活检术后,局部软组织肿块已切除,部分骨质缺损如图 27-2e 所示。

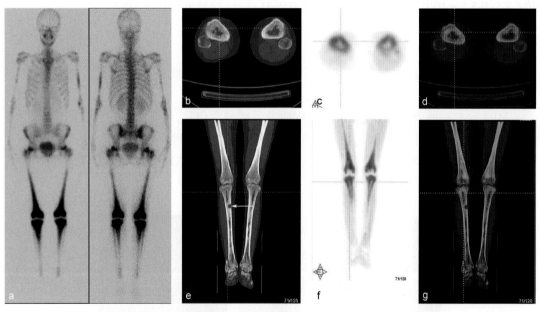

图27-2　患者ECT及 ^{18}F-FDG PET/CT

2017年2月7日会诊病理结果:朗格汉斯细胞肉瘤(LCS)。免疫组化结果:S100(部分+),CD1α(部分+),Langerin(部分+),HMB45(−),Kp1(+),PGM1(+),CD163(+),INI-1(+),Lysozyme(+),CD34(−),CD43(淋巴+),MPO(−)。

MDT 讨论

病理科:肿瘤细胞体积大,异型性明显,核仁明显;核分裂象多见,并有较多的病理性核分裂;肿瘤浸润范围广泛并穿透骨皮质累及骨外软组织;免疫组化结果提示 S100、CD1α、Langerin 均为部分阳性,组织细胞标记弥漫阳性,Ki67 高表达;符合 LCS 的诊断。

影像科:患者为中年女性,外院 CT 示右侧胫骨上段局部皮质破坏窦道形成伴随局部脓肿形成,同时实验室检查 C 反应蛋白和白细胞增高,因此考虑骨髓炎,术后病理考虑右胫骨透明细胞肉瘤,破坏骨组织。ECT 提示双侧股骨、双侧胫骨、双侧肱骨、T_{12} 放射性浓聚;PET/CT 示双侧股骨、胫骨骨质密度异常,右侧胫骨上段骨质破坏(局部软组织肿块已切除),上述病变的葡萄糖代谢增高,MRI 双侧膝关节为中心对称性骨皮质及骨髓异常信号,总体的诊断方向应为血液系统疾病,具体组织学类型需结合病理明确。结合我院会诊病理检查,考虑朗格汉斯组织细胞增生类病变可能。

骨肿瘤科:该病例少见,临床上骨髓炎要与恶性骨肿瘤相鉴别。确诊后按恶性肿瘤治疗。

肿瘤内科:该患者急性起病,外院根据影像学表现诊断为右胫骨骨髓炎伴骨脓肿形成,给予右胫骨病灶切除术,术后病理诊断右胫骨病灶为透明细胞肉瘤,患者为进一步诊治,将玻片送至我院病理科会诊,我院病理科考虑 LCS,结合患者术后 ECT 及 PET/CT 结果,可诊断为 LCS,建议患者扩大切除并进行常规化疗。

初步诊断

右胫骨上段朗格汉斯细胞肉瘤(LCS)。

治疗过程

患者于 2017 年 4 月在外院行右胫骨肿瘤切除术,术后至当地医院化疗 12 次。术后 4 个月复查 PET/CT。

2017 年 8 月 28 日治疗后复查 ^{18}F-FDG PET/CT(图 27-3a~f)示双侧股骨、胫骨骨质密度异常,双侧胫骨中上段成骨、溶骨混杂型骨质破坏伴对称性葡萄糖代谢增高,$SUV_{max}=3.5$,右侧胫骨上段切开活检术后,部分骨质缺损如图 27-3d 箭头所示;肝脏右叶 V 段局灶性葡萄糖代谢增高(图 27-3g~j),$SUV_{max}=5.0$,考虑转移瘤可能性大。

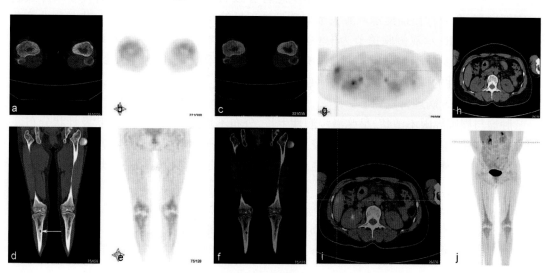

图27-3　2017年8月28日患者复查^{18}F-FDG PET/CT

术后病理

朗格汉斯细胞肉瘤（LCS）（右胫骨上段）。

肿瘤细胞呈弥漫分布，细胞体积大，胞质丰富、嗜伊红色；核圆形或卵圆形核仁明显，可见核沟；核分裂多见，并可见病理性核分裂；肿瘤内可见嗜酸性粒细胞浸润（图27-4a HE×200，b HE×400）。

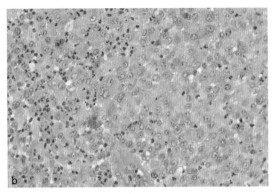

图27-4　患者术后病理图片（HE染色）

最终诊断

右胫骨上段朗格汉斯细胞肉瘤（LCS）。

MDT 点评

影像科：①LCS是一种极其罕见的恶性肿瘤，至今仅为一些个案报道；②LCS侵袭性高，可累及多种器官，如淋巴结、皮肤、肝、脾、肺、骨及各种软组织等，也可浸润骨髓发展为白血病，造成多系统、多灶性损害；③LCS累及骨骼系统会导致骨骼破坏，X线检查亦可见溶骨性改变，严重者可导致病理性骨折。本例患者X线、CT示受累股骨和胫骨皮质增厚及髓腔密度增高，全身骨扫描提示双膝关节对称性放射性浓聚，PET/CT示双膝关节对称性葡萄糖代谢增高；MRI示双侧膝关节为中心对称性骨髓异常信号，均提示血液系统来源肿瘤性病变可能性大，具体组织学类型只能靠病理明确。ECD作为首选的鉴别诊断疾病，95%的ECD存在对称性的下肢骨质硬化，PET/CT高代谢。

病理科：LCS病理特点如下。

肿瘤与周围界限不清楚，呈弥漫浸润性生长，分布不均匀，为结节状、片状及灶状分布。

肿瘤细胞呈弥漫分布，但黏附性较差，异型明显，细胞体积大，胞质丰富、淡红染，核圆形、卵圆形或短梭形，空泡状，核仁明显，部分病例可见核沟，类似LCH；局灶可见少量嗜酸性粒细胞浸润。

核分裂象易见，通常>50个/10HPF，可见病理性核分裂。

免疫组化特征同LCH，是诊断LCS的重要手段，肿瘤细胞表达CD1α、S100、Langerin、Lysozyme和CD68，其中CD1α、Langerin具有较高的灵敏度和特异性，是目前公认的最有诊断价值的标记物。

电镜观察可见朗格汉斯细胞胞质内存在其特有的超微结构，即伯贝克颗粒。

骨肿瘤科：患者为中年女性，病程短，根据影像学及病理学检查可诊断为LCS。目前LCS尚缺乏相关治疗指南，较为成功的治疗均为一些个案报道，治疗方法包括外科手术、放疗和化疗。

肿瘤内科：LCS是一种罕见的朗格汉斯细胞恶性肿瘤，预后很差。目前暂无标准的治疗方案，以全身化疗为主要治疗方式。对于单发病变患者主张根治性手术治疗后全身治疗，局部复发的患者可结合局部放疗治疗。

经验分享

1. LCH及LCS属于骨的造血系统肿瘤；LCS是一种极其罕见的以朗格汉斯细胞恶性增殖及播散为主要特征的高度恶性肿瘤，被认为是LCH的高级别变异型，可以原发，也可由LCH发展演变。

2. LCS可发生于任何年龄阶段，多为成人，女性稍多于男性。

3. LCS在影像学上可表现为骨质硬化或骨质破坏，PET/CT高代谢提示恶性。

4. LCS的诊断主要以病理为依据，镜下见肿瘤细胞弥漫增生，呈现恶性细胞学特征；免疫组化是诊断LCS的重要手段，其中CD1α、Langerin具有较高的灵敏度和特异性；电镜观察可见朗格汉斯细胞胞质内存在其特有的超微结构，即伯贝克颗粒。

5. LCS尚缺乏相关治疗指南，治疗方法主要包括外科手术、放疗和化疗。

参考文献

［1］TILLIT S, CARBAJAL-MAMANI S, ZLOTECKI R, et al. Langerhans cell sarcoma of the vulva: Case report and review of the literature. Gynecol Oncol Rep, 2020, 32: 100570.

［2］YI W, CHEN W Y, YANG T X, et al. Langerhans cell sarcoma arising from antecedent langerhans cell histiocytosis: A case report. Medicine, 2019, 98（10）: e14531.

［3］连亚莉，贺慧颖，廖松林，等. 距骨Langerhans细胞肉瘤一例. 中华病理学杂志，2006，35（11）: 697-698.

［4］刘有，宋志刚，张晓欢. 扁桃体原发性朗格汉斯细胞肉瘤伴颈部淋巴结转移1例. 诊断病理学杂志，2019，26（6）: 392-393.

［5］张依琳，沙琳. 朗格汉斯细胞肉瘤1例. 实用医学杂志，2018，34（23）: 4014.

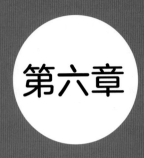

第六章

纤维及纤维母细胞性肿瘤

病例 28　骨化"三无"的肿瘤

病例简介

患者女性，20 岁。主诉：2020 年 11 月发现左大腿肿块，伴疼痛，活动稍受限 3 月余。

现病史：当地医院就诊，X 线示左股骨病变，未明确诊断，来我院 MDT 门诊就诊。无其他病史。

体格检查：左大腿中段可触及一肿块，质硬，压痛明显，皮温不高。

影像学检查

X 线示左股骨近端骨干旁类圆形稍高密度影，邻近骨膜轻度增厚（图 28-1a）。CT 示左股骨近端骨干旁环形成骨性病灶，形态欠规则，邻近骨膜轻度增厚（图 28-1b~d）。

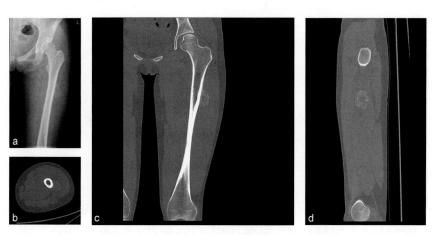

图28-1　患者X线及CT

MRI 示左股骨近端骨干旁股中间肌内见类圆形异常信号灶，呈 T_1WI 低信号（图 28-2a），T_2WI 高信号（图 28-2b、d），可见低信号环，大小约 2.9cm × 2.0cm × 4.1cm，增强后明显强化（图 28-2c、e），周围软组织肿胀，与骨皮质紧密相连，邻近髓腔内未见异常信号。

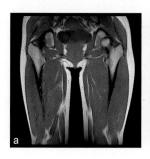
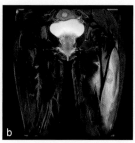
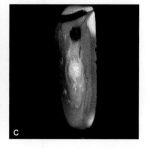

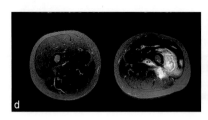
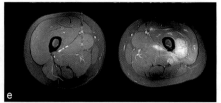

图28-2 患者MRI

首次 MDT 讨论

影像科:患者大腿疼痛 3 个月,X 线及 CT 可见左股骨骨干旁成骨性病灶,外周高密度,中央低密度,病灶紧靠骨皮质,周围骨膜轻度增生。MRI 示病灶呈 T_1WI 低、T_2WI 高信号,T_2WI 病灶周边可见环形低信号环,增强后病灶明显强化。考虑骨化性肌炎可能,建议病理明确诊断。

骨肿瘤科:患者为青年女性,慢性病程,无明显外伤史。结合患者影像学表现及临床症状,考虑骨化性肌炎,建议行穿刺活检明确诊断后进一步诊治。

讨论结论:左大腿病灶穿刺活检。

初步诊断

左大腿骨化性肌炎。

治疗过程

患者于 2020 年 12 月 1 日全身麻醉下行左股骨病灶穿刺活检术,术后病理确诊骨化性肌炎,遂给予保守治疗,定期复查,待病情稳定,择期行肿块切除术。

术前穿刺病理

左大腿穿刺活检结果:结合影像学表现,符合骨化性肌炎。免疫组化结果:CK(-)、CDK4(-)、H3F3A(-)、SATB2(+)、MDM2(+)、P16(部分+)、Ki67(20%+)、SMA(+)。

镜下肿瘤略呈分带结构,肿瘤中央部分较幼稚,以胖梭形细胞成分为主,增生较活跃,可见核分裂;周边肿瘤有成熟倾向,伴反应性骨形成(图 28-3a HE×40,b HE×100,c HE×100,d HE×200)。

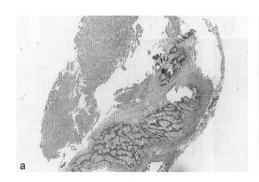
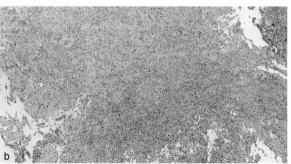

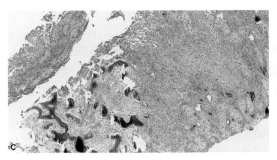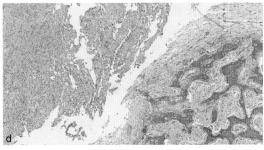

图28-3 患者穿刺活检（HE染色）及免疫组化

最终诊断

左大腿骨化性肌炎。

MDT 点评

影像科：患者为青年女性，左股骨骨干旁有成骨性病灶，X 线和 CT 表现为离心性钙化骨化，T_2WI 显示病变周围的环形低信号，呈比较特征性的带状现象，加之髓腔无侵犯、病变处于易损伤部位，很容易想到骨化性肌炎的诊断。骨化性肌炎的影像表现与外伤后的时间过程是一致的，早期（外伤后 2 周）局部肌肉水肿，无明确骨化成分，邻近骨可出现轻微骨膜增生；中期（3~6 周）出现典型蛋壳样环形钙化，带状现象代表病变的成熟程度，中心部分是未成熟的和富于细胞，越向周围骨化越成熟；后期显示为致密骨化灶。骨化灶与骨皮质有透亮间隙时需与骨外/骨膜骨肉瘤、骨外/骨膜软骨肉瘤、有钙化的脂肪肉瘤鉴别。这些肿瘤的钙化和骨化都不均匀，很少出现环形钙化。中后期的骨化性肌炎骨化灶可呈宽基底围绕骨干生长，骨化灶与骨皮质间隙可无透亮带，局部骨皮质可增厚，无骨膜反应，需与骨旁骨肉瘤鉴别。前者无骨髓腔受累，骨旁骨肉瘤多见骨髓腔受累，有骨膜反应，病灶中央密度较外周高，靠近骨皮质侧的瘤体密度较边缘部瘤体高，附着处骨皮质可增厚或破坏。

病理科：骨化性肌炎的组织学形态和病程进展相关，特征的区带结构在外伤后第 4 周最为明显。病变早期主要由增生的短梭形或胖梭形纤维母细胞组成，核深染，可呈现轻 - 中度异型，核分裂多见，纤维母细胞之间可见幼稚的骨样基质形成；随着病程发展，病变从中心到周边由增生的纤维组织逐渐过渡为成熟的骨小梁，直至形成骨壳。骨壳的外层与周围的横纹肌分界清晰，骨壳内层不规则，与病变中心区域在形态上有过渡。本例病程长为 3 个月，因此区带结构较明显，有骨壳形成。骨化性肌炎常伴有 *USP6* 相关基因的易位，可用于诊断和鉴别诊断。

骨肿瘤科：骨化性肌炎患者一般有外伤史，软组织肿块是其主要临床表现，个别会出现急性疼痛症状，局部软组织肿胀明显。骨化性肌炎早期可口服非甾体抗炎药治疗，待病情稳定 3 个月 ~1 年或以上，骨化成熟后可考虑手术治疗。

肿瘤内科：骨化性肌炎是一种骨组织外的非肿瘤性病变，病理组织以纤维组织增生为特征，伴有大量的新骨、软骨形成，但其早期表现与炎性肿物及软组织恶性肿瘤常难以鉴别。难以诊断时需行病理检查明确诊断。

经验分享

1. 骨化性肌炎属于增生性肌炎,是良性成纤维细胞 / 肌成纤维细胞性肿瘤。根据病因分为进行性骨化性肌炎(一种常染色体显性遗传病,罕见)和创伤性 / 局限性骨化性肌炎,后者大多由于先前的创伤而在肌肉和其他软组织内的异位骨形成,具有自限性。

2. 男性青少年 10~20 岁多发,多有明确外伤史(60%~75%),下肢股四头肌、腹内侧肌或上臂肌易损伤区多发,以骨化软组织肿块为特征。病程短至数周,长达数年。

3. 临床、影像及组织病理学表现与病程进展相关。离心性分布的骨化团块强烈提示骨化性肌炎中后期诊断,典型 X 线表现为"带状征"。晚期 CT 可见皮质增厚,呈现"三无":无骨髓受侵、无骨膜反应、无增生骨与骨干间隙形成。

4. 骨化性肌炎常伴有 *USP6* 相关基因的易位,可用于诊断和鉴别诊断。

5. 骨化性肌炎以早期预防为主,若骨化成熟,可考虑手术治疗。

6. 脑出血患者在康复过程中也会出现骨化性肌炎,肿块巨大,骨化成熟,临床常见,可手术治疗。

参考文献

[1] DENNISON C B, ROYALL I R, BEAVERS K M, et al. Myositis ossificans: a rare neonatal presentation. Pediatr Radiol, 2022, 52(3): 587-591.

[2] PĂTRU S, PĂDUREANU V, RĂDULESCU D, et al. A nontraumatic myositis ossificans case of the forearm: Case report and literature review. Exp Ther Med, 2021, 21(5): 531.

[3] SAVVIDOU O, PAPAKONSTANTINOU O, LAKIOTAKI E, et al. Post-traumatic myositis ossificans: A benign lesion that simulates malignant bone and soft tissue tumours. EFORT Open , 2021, 6(7): 572-583.

[4] WHO Classification of Tumours Editorial Board. Soft tissue and bone tumours. 5 th ed. Lyon: IARC Press, 2020.

病例 29 肥大的足背

病例简介

患者男性,10 岁。主诉:2015 年 2 月无明显诱因出现右足肿胀伴行走困难 1 月余。

现病史:无明显外伤,当地就诊给予抗炎治疗效果不佳。患者平素体健,无其余不适主诉。现患者为求进一步治疗,至 MDT 门诊就诊。

体格检查:右足背侧红肿,第 2、3 跖骨远端软组织明显肿胀,局部压痛(+),活动受限。

实验室检查

血常规、生化、碱性磷酸酶等(−)。

影像学检查

2015 年 2 月 6 日 MRI(图 29-1)示右足第 2 跖骨骨髓信号异常,T_1WI(冠状位)低信号,T_2WI(冠状位、矢状位、横轴位)压脂高信号,骨皮质连续,周围可见骨膜反应,背侧骨膜局部中断,足背及第 2、3 跖骨远端周围软组织明显肿胀。

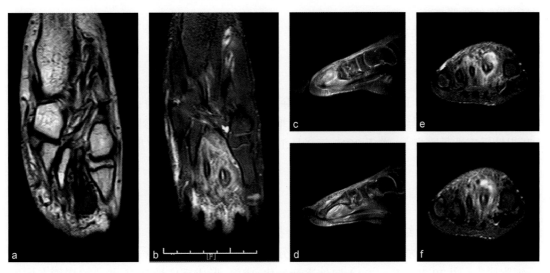

图29-1 患者2015年2月6日MRI

CT 示右足第 2、3 跖骨骨皮质连续,见层状骨膜反应,以第 2 跖骨为主,绕骨干生长,背侧骨膜局部破坏伴软组织肿块形成,肿块内可见钙化/骨化灶,周围软组织明显肿胀(图 29-2a~d)。右足正斜位 X 线示病灶进展迅速,骨膜反应明显(图 29-2e~f)。

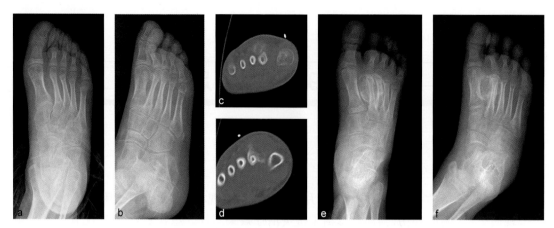

图29-2　右足横轴位CT、正斜位X线引导下穿刺

MDT 讨论

影像科：MRI 示右足第 2 跖骨骨髓水肿伴骨膜反应及周围广泛软组织肿胀，具有感染性病变影像表现，3 周后复查 X 线、CT 示进展迅速的骨膜反应，骨膜破坏引起的骨膜三角及与骨膜相连的软组织肿块，肿块内可见斑块状钙化 / 骨化。钙化呈离心性表现，类似于骨化性肌炎表现，不支持骨表面骨肉瘤的诊断。

病理科：该病例兼具感染性病变及肿瘤性病变特点，建议在 CT 引导下穿刺活检明确诊断。

骨肿瘤科：临床表现考虑炎症性病变，穿刺活检。

肿瘤内科：抗炎治疗无效，肿块短期进行性增大，兼具感染性病变及肿瘤性病变特点，倾向于特殊的骨膜炎症可能。

讨论结论：穿刺活检。

治疗过程

2015 年 3 月 6 日于我院行 CT 引导下穿刺活检，穿刺病理活检：右足第 2 跖骨组织镜下见骨母细胞、纤维母细胞及幼稚骨样组织增生，结合影像学改变诊断指 / 趾纤维骨性假瘤（旺炽性反应性骨膜炎）。遂于 2015 年 3 月 17 日于全身麻醉下行右足第 2、3 跖骨病灶刮除手术。

术后病理

（右第 2、3 跖骨）结合影像学改变，符合指 / 趾纤维骨性假瘤。

镜下形态学表现为纤维骨性病变，略呈分带现象（图 29-3a HE×100）；病灶中央见纤维母细胞增生（图 29-3b HE×200），向外逐渐骨化，成熟，形成反应性骨壳，骨小梁周围有增生活跃的骨母细胞被覆（图 29-3c HE×200）。

最终诊断

右足第 2、3 跖骨指 / 趾纤维骨性假瘤。

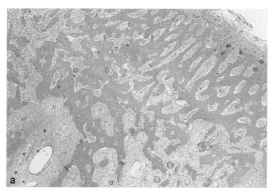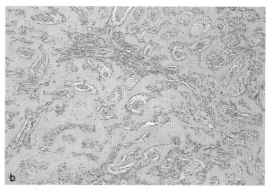

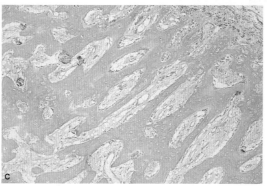

图29-3　患者术后病理图片（HE染色）

MDT 点评

影像科：患者为儿童，没有明确外伤史，以肿胀为主要临床表现，短期内病灶迅速增大，实验室检查无明显异常。病程早期，MRI 示第 2 跖骨骨髓水肿伴骨膜反应及周围广泛软组织肿胀，背侧骨膜中断伴 T_2WI 压脂更高信号影，提示病变区脓肿形成、破溃流入筋膜间隙可能性大，符合感染性病变影像表现。病程后期，X 线、CT 示进展迅速的骨膜反应，由骨膜破坏及相连的软组织肿块，肿块内可见钙化 / 骨化灶，外围形成骨包壳，兼具感染性病变及肿瘤性病变特点的影像表现。本例没有明显骨质破坏，骨膜反应比较成熟，肿块内的钙化灶有离心性特点（带状征），因此考虑骨化性肌炎可能。该病例最终病理为纤维骨性假瘤，2020年第 5 版 WHO 软组织肿瘤分类中趾 / 指纤维骨性假瘤与骨化性肌炎并列，属于良性的纤维母细胞 / 肌纤维母细胞肿瘤。需要与骨髓炎及其他具有一定侵袭性的肿瘤性病变鉴别，如朗格汉斯细胞组织细胞增生症（LCH）或尤因肉瘤。骨髓炎发病部位常见红肿热痛，实验室检查可见白细胞增高，X 线常见成熟骨膜反应，但有时也可见 Codman 三角，软组织肿胀，少见钙化灶。LCH 常见于长管骨骨干，表现为溶骨性骨质破坏，局部骨皮质破坏伴有流注样改变及软组织肿胀，可见成熟骨膜反应。尤因肉瘤也可发生于跖趾骨骨干，骨质破坏呈渗透状，常伴实性软组织肿块，骨膜反应常呈针状放射状。

病理科：指 / 趾纤维骨性假瘤的镜下形态与骨化性肌炎相似，由杂乱增生的纤维母细胞和成熟程度不等的骨样组织组成。增生的纤维母细胞可见核分裂、间质疏松或黏液样。骨样组织或骨小梁表面见骨母细胞被覆。与骨化性肌炎不同的是，多数指 / 趾纤维骨性假瘤缺乏明显的分带现象，骨样组织常随机分布于纤维组织内。本例病变镜下略呈分带现象，病变从中央到外周有逐渐成熟的趋势。免疫组化结果示增生的纤维母细胞,表达 SMA。在分子遗传学方面,指/趾纤维骨性假瘤和骨化性肌炎分子均存在 *USP6* 基因重排,同属于 *USP6* 基因介导的肿瘤家族;均好发于年轻人,病程进展快速,但具有自限性。

骨肿瘤科:患者为青少年男性,急性起病,以右足背红肿、疼痛、活动受限为主要表现,抗炎治疗效果欠佳,诉 1 个月内肿块进行性增大,结合影像及病理诊断为右足第 2 跖骨纤维骨性假瘤。指/趾纤维骨性假瘤属于良性纤维母细胞/肌纤维母细胞性肿瘤。本病的治疗以手术切除为主,预后良好,无恶变报道,但切除不完整可复发。

肿瘤内科:良性病变,无化疗指征。

经验分享

1. 指/趾纤维骨性假瘤(又称旺炽性反应性骨膜炎)是一种少见的、可能与创伤或感染有关的骨膜反应性纤维骨性假瘤性病变,属于良性纤维母细胞/肌纤维母细胞性肿瘤。

2. 好发于青少年,女性较男性多见,指、趾骨多发,多有外伤史。病理表现为纤维母细胞增生伴不同成熟度的骨样组织形成,分子遗传学上以高频的 *USP6* 基因重排为特征。

3. 影像学表现以指/趾骨旁软组织肿块伴骨膜反应为特征,需与恶性肿瘤鉴别。

4. 治疗方法以手术切除为主,预后良好,切除不完整可复发。

参考文献

[1] BYUN B H, KOH J S, YOO J Y, et al. 99mTc-MDP-and 18F-FDG-avid florid reactive periostitis ossificans mimicking recurrent osteosarcoma. Clin Nucl Med, 2013, 38(6): 482-483.

[2] JAMSHIDI K, GIVEHCHIAN B, MIRZAEI A. Florid reactive periostitis of the long bone: A case series of seven patients. J Orthop Sci, 2017, 22(3): 560-565.

[3] MIRIOĞLU A, BAĞIR M, BOZKURT O, et al. A rare clinical entity: Florid reactive periostitis. Case report and literature review. Hand Surg Rehabil, 2021, 40(5): 702-703.

[4] SAKAMOTO A, SHIBA E, MATSUDA S. Florid reactive periostitis of the metacarpal bone: A case of resolution without resection. J Hand Surg Eur Vol, 2018, 43(10): 1118-1119.

病例 30　黑的肿瘤

病例简介

患者男性,15 岁。主诉:2018 年 10 月患者摔倒后检查发现左胫骨中上段骨肿瘤。
现病史:无特殊,未诊治。
体格检查:左膝前内侧可触及轻度骨性隆起,长约 8cm,无明显压痛,下肢活动可。

影像检查

左胫骨中上段溶骨性骨质破坏,边界清楚,骨皮质变薄,连续性存在,无骨膜反应,无软组织肿块,考虑偏良性肿瘤。病灶上方小片异常密度,边缘硬化(图 30-1)。

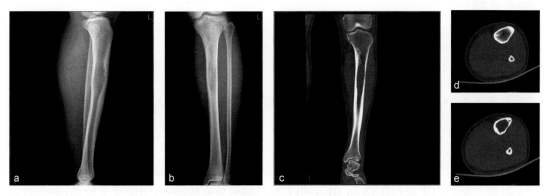

图30-1　患者左胫腓骨正侧位(a、b),CT(c~e)

MRI 示左胫骨近中段髓腔内异常信号,呈 T_1WI 低信号(图 30-2a),T_2WI 低信号及少许稍高信号(图 30-2b),增强后(图 30-2c、d)不均匀强化,骨皮质变薄,无骨膜反应,无软组织肿胀及肿块,考虑偏良性骨肿瘤,纤维来源可能性大。病灶上方有小病灶,良性可能性大。

MDT 讨论

影像科:患者为青少年男性,左胫骨中上段多发病灶,病灶大者示骨质破坏,骨皮质受压变薄,边界清楚,信号偏低,考虑偏良性肿瘤,纤维组织来源可能。

骨肿瘤科:患者为青少年男性,摔倒后偶然发现左胫骨中段病变,无明显不适症状,右下肢活动良好,影像学提示良性病灶,考虑病灶呈溶骨性改变,范围较大,建议患者行病灶切除术,术后根据病例结果决定下一步治疗方案。

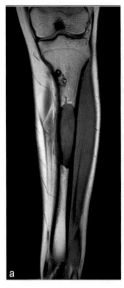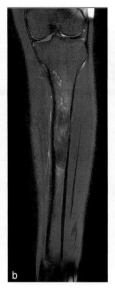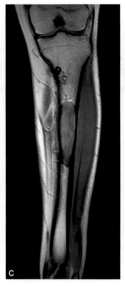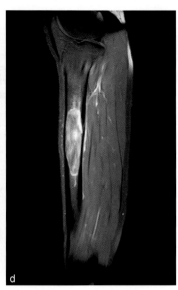

图30-2　患者左胫腓骨MRI

初步诊断

左胫骨中段纤维源性肿瘤。

治疗方法

患者于2018年10月30日行左胫骨骨肿瘤切除术+左胫骨人工骨移植术。

术后病理

左胫骨中段促结缔组织增生性纤维瘤，肿瘤累及左胫骨上段髓腔。

肿瘤在髓腔内生长（图30-3a HE×40），梭形细胞呈束状排列，间质富于胶原，肿瘤细胞温和，无明显异型（图30-3b HE×100）。

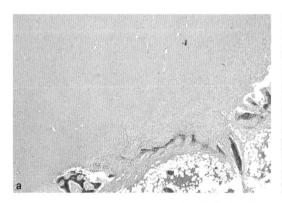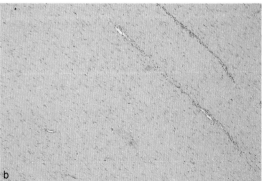

图30-3　患者术后病理图片（HE染色）

最终诊断

左胫骨中段促结缔组织增生性纤维瘤。

MDT 点评

影像科：促结缔组织增生性纤维瘤，又称韧带样纤维瘤、硬纤维瘤，发生于骨的较为罕见。主要发生于青少年和年轻人，临床症状并无特殊，大多为间歇性疼痛，活动时加剧。肿瘤较大时局部可触及边界不清的肿块。最常发生于下颌骨，发生于长骨者股骨受累多见，其次为桡骨、胫骨、骨盆等，病程进展缓慢，约 10% 可出现病理性骨折。

促结缔组织增生性纤维瘤多位于长骨干骺端，并有向骨干延伸的趋势，在 X 线上一般表现为密度减低的溶骨性病变，边缘光滑，无硬化缘，骨皮质可变薄或增厚，但无骨膜反应，部分较大病灶膨胀性生长，骨皮质破坏，可见不规则骨小梁或骨嵴呈"树根状"或"胡须样"向软组织内延伸，似恶性肿瘤。CT 示溶骨性或膨胀性骨破坏，后者呈圆形或分叶状，边界清楚，可见骨嵴，部分有硬化边，通常无液化坏死及钙化形成。MRI 可见 T_1WI 为中等偏低信号强度，T_2WI 低强度信号中混杂有局灶性中高信号，反映了致密结缔组织基质和相对无细胞结构的肿瘤组织。

病理科：骨促结缔组织增生性纤维瘤是一种极其少见的局部侵袭性骨肿瘤，由温和的梭形细胞和丰富的胶原纤维构成，组织学类似于软组织纤维瘤病，约占骨肿瘤 <0.1%。青少年和年轻成人多见，无明显性别差异。可累及任何骨，下颌骨最常见，其次为长骨（干骺端）和骨盆。肿瘤细胞较一致，呈宽大的束状排列；细胞密度不等，间质富于胶原；核分裂罕见；肿瘤边缘可见局灶浸润。本例梭形细胞不同程度表达 SMA 和 β-catenin。*CTNNB1* 突变率低（<10%），本例也未检测到该基因突变；但通过缺乏 *GNAS* 突变可与纤维结构不良鉴别，缺乏 *MDM2* 基因扩增可与低级别中央型骨肉瘤鉴别。

骨肿瘤科：该病以外科手术治疗为主，行肿瘤边缘切除手术。本病具有复发倾向，但不发生转移，可多次复发。彻底广泛切除肿瘤是预防本病复发的关键。

肿瘤内科：骨促结缔组织增生性纤维瘤治疗以完整手术切除为主，无化疗指征。

经验分享

1. 骨促结缔组织增生性纤维瘤是一种极其少见局部侵袭性骨肿瘤，由温和的梭形细胞和丰富的胶原纤维构成，组织学类似于软组织纤维瘤病。ICD-O 编码 8823/1。

2. 影像学上无特征性改变，表现为溶骨性骨质破坏，X 线上部分病灶内可见不规则骨小梁或骨嵴呈"树根状"或"胡须样"向软组织内延伸，MRI 示病灶呈低信号（黑色）提示致密的纤维结缔组织成分，可有不均匀强化。确诊主要依赖于病理诊断。

3. 促结缔组织增生性纤维瘤呈侵袭性生长，生物学行为类似软组织的侵袭性纤维瘤病，易局部复发，但不转移；单纯的刮除加植骨，复发率高达 40%；广泛或边缘切除可能为更合适的治疗方式。

参考文献

［1］BATES J E, MORRIS C G, IOVINO N M, et al. Radiation therapy for aggressive fibromatosis：the association between local control and age. Int J Radiat Oncol Biol Phys, 2018, 100（4）: 997-1003.

［2］FISHER C, THWAY K. Aggressive fibromatosis.Pathology, 2014, 46（2）: 135-140.

［3］EVANS S, RAMASAMY A, JEYS L, et al. Desmoplastic fibroma of bone：A rare bone tumour. Journal of Bone Oncology, 2014, 3（3-4）: 77-79.

［4］KUMMAR S, O' SULLIVAN COYNE G, DO K T, et al. Clinical activity of the γ-secretase inhibitor PF-03084014 in adults with desmoid tumors（aggressive fibromatosis）. J Clin Oncol, 2017, 35（14）: 1561-1569.

［5］LIU X, ZONG S, CUI Y, et al. Misdiagnosis of aggressive fibromatosis of the abdominal wall：A case report and literature review. Medicine（Baltimore）, 2018, 97（10）: e9925.

［6］周思成, 魏然, 裴炜, 等. 侵袭性纤维瘤病多学科综合诊疗研究进展. 肿瘤防治研究, 2020, 47（11）: 866-870.

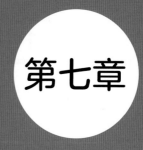

第七章

其他骨的间叶性肿瘤

病例 31 多骨型纤维结构不良的"误入歧途"

病例简介

　　患者女性,33岁。主诉:2016年初患者劳动后出现右上臂肿胀、疼痛,活动受限已4月余。

　　现病史:当地医院X片示右肱骨近端病灶,恶性骨肿瘤可能;左肱骨中上段髓腔骨密度增高,骨纤维结构不良可能。ECT示全身骨骼显像清晰,两侧肩胛骨、四肢长骨、手足、多根肋骨,以及左侧髂骨等存在多处大范围异常放射性浓聚区。当地医院予以切开活检术,但未明确病理诊断。故转至MDT门诊就诊。

　　体格检查:右上臂疼痛,抬肩困难,无触痛,略有胀感;左上臂酸胀,关节活动度良好。右肩活检瘢痕3cm。患者皮肤多处牛奶咖啡斑。

影像学检查

　　2016年4月X线示右肱骨近端溶骨性骨质破坏,骨皮质变薄、局部中断;病灶以远髓腔密度增高;左肱骨中上段轻度膨胀,骨干轻度弯曲,髓腔内密度不均,部分呈磨玻璃样密度(图31-1a、b)。PET/CT示全身多发骨质破坏伴葡萄糖代谢增高,右侧肱骨近端为著(图31-1c、d)。

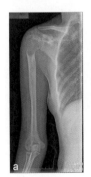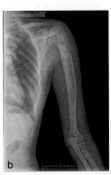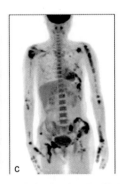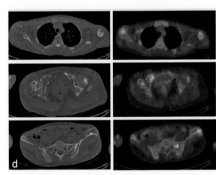

图31-1　患者2016年4月X线及PET/CT

　　2016年4月术前右肱骨MRI(图31-2)示右肱骨近端骨质破坏,呈多囊状改变,呈T_1WI等信号,T_2WI高信号,可见低信号分隔,增强后周围实质部分及间隔明显强化,囊性成分未见强化。

　　左肱骨CT示左肱骨近中段髓腔密度不均,多发条片状钙化骨化灶,部分呈磨玻璃样改变,局部骨皮质变薄,骨干稍弯曲(图31-3a、b)。左肱骨MRI示左肱骨近中段髓腔信号异常,呈T_1WI等低信号(图31-3c),T_2WI高低混杂信号(图31-3d),增强后不均匀强化(图31-3e)。

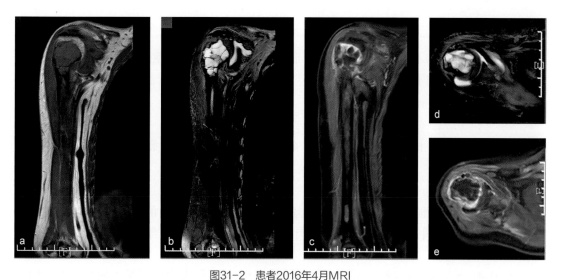

图31-2　患者2016年4月MRI

a. T_1WI冠状位；b. T_2WI压脂冠状位；c. T_1WI压脂增强冠状位；d. T_2WI压脂横轴位；e. T_1WI压脂增强横轴位。

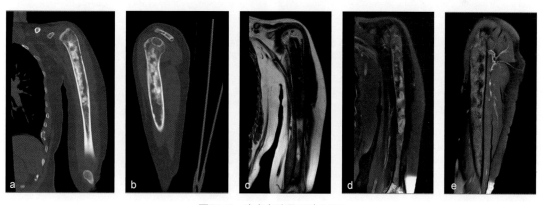

图31-3　患者左肱骨CT与MRI

MDT 讨论

　　影像科：患者为青年女性，X线提示右肱骨近端轻度膨胀性溶骨性骨质破坏，骨皮质变薄、局部不连续；溶骨性病变远侧髓腔内密度不均匀增高，呈磨玻璃样改变。右肱骨 MRI 示右肱骨近端溶骨性骨质破坏区呈 T_1WI 等低信号，T_2WI 高信号，可见低信号分隔，增强后囊性成分未见强化，实质部分及间隔明显强化。CT 显示左侧肱骨骨干轻度膨胀伴弯曲，髓腔内多发条片状钙化 / 骨化灶。患者皮肤多处牛奶咖啡斑，提示多发骨纤维结构不良的可能，建议行 ECT 检查明确。

　　病理科：外院右肩部活检切片本科会诊意见为富于巨细胞的肿瘤，单核细胞呈明显异型，并见病理性核分裂；结合影像学改变，符合多骨纤维结构不良伴肉瘤变（右肱骨近端），合并 ABC 及病理性骨折。

　　骨肿瘤科：同意影像科、病理科会诊意见，纤维结构不良伴右肱骨近端肉瘤变，继发性 ABC 及病理性骨折，建议行右肱骨近端肿瘤根治性手术切除。

初步诊断

多骨型纤维结构不良伴右肱骨近端肉瘤变,合并 ABC 及病理性骨折;左肱骨、骨盆及双侧股骨近端纤维结构不良。

治疗过程

患者入院后完善相关检查,于 2016 年 4 月 26 日行右肱骨近端瘤段切除 + 关节置换。

术后病理

右肱骨近端纤维结构不良肉瘤变,肉瘤成分为富于巨细胞的骨肉瘤(GCRO)合并 ABC,肿瘤局部穿破骨皮质,未穿透骨膜;肉瘤周围髓腔内见良性纤维骨性病变,符合纤维结构不良的后期改变。

图 31-4a、b 是肉瘤区域,为富于巨细胞的骨肉瘤;c、d 是肉瘤周围髓腔内的纤维结构不良区域。(a, b HE × 400, c, d HE × 100)

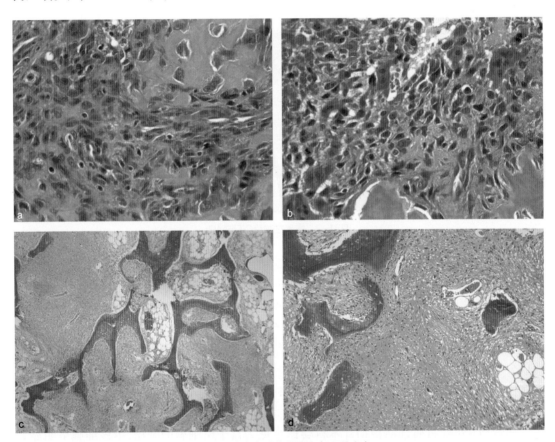

图31-4　患者术后病理图片（HE染色）

术后治疗

患者术后按照 MAPI 交替化疗共 5 次,其间每月使用 1 次唑来膦酸抑制破骨细胞活性。

最终诊断

多骨型纤维结构不良,右肱骨近端肉瘤变合并 ABC 及病理性骨折,左肱骨、骨盆及双侧股骨近端纤维结构不良。

随访情况

术后 3 个月、6 个月、1 年、2 年、3 年定期复查。

MDT 点评

影像科:纤维结构不良是良性纤维骨性病变,包括单骨型和多骨型,任何骨均可发病,颅面骨和股骨是最常见的发病部位。多骨型纤维结构不良大多发生于身体的一侧,不超过中线。纤维结构不良极少恶变,但在多骨型的病例中更容易发生,上颌骨好发。X 线和 CT 显示病变膨胀增粗,可有变形,股骨近端出现"牧羊人手杖畸形"具有高度诊断价值。髓腔密度表现多样,常见成纤维细胞分化的幼稚骨形成的无骨小梁结构均匀骨化影,呈磨玻璃样改变,边界清晰,可有硬化带。病灶也可为溶骨性骨质破坏,呈边缘硬化的单囊性或多囊性改变,以及少见的丝瓜瓤样改变(骨小梁常呈纵向分布的粗大骨纹改变);在颅底部和面部,可表现为高密度斑块样硬化或完全硬化;如果病灶内软骨成分较多,可出现软骨基质环状钙化。病灶骨皮质可变薄,无骨膜反应。

MRI 表现:T_1WI 多为低至中等信号,T_2WI 信号多样,纤维组织呈等、稍高信号,纤维化骨呈低信号,继发的出血、坏死、囊变或黏液变在 T_2WI 上呈高信号。增强扫描可出现不同程度的强化。病灶内可见 ABC 样改变,显示液液平面。病灶边界清楚,周围无水肿、无软组织肿块形成。

同位素骨扫描可见病灶浓聚,有利于发现多发病灶,^{18}F-FDG PET/CT 上大部分病变摄取增加,显示高代谢。

患者为年轻女性,为多骨型纤维结构不良,病灶以磨玻璃样改变及硬化为主。右肱骨近端呈溶骨性骨质破坏及多囊样改变,骨皮质变薄,部分不连续 / 病理性骨折,提示恶性变的可能。

多骨型纤维结构不良的鉴别诊断主要包括:

1. 甲状旁腺功能亢进引起的多发纤维囊性骨炎　以下颌骨、骨盆、股骨多见,常位于皮质下,表现为大小不等的单发或多发囊样透亮区,常合并骨膜下骨皮质吸收及骨质疏松表现,而无磨玻璃样改变,实验室检查及颈部甲状旁腺核素显像亦可帮助诊断。

2. 多发性骨髓瘤　老年人发病居多,髓腔常呈多发穿凿样或虫蚀样骨质破坏,可与多骨型纤维结构不良的磨玻璃样改变区别,实验室检查可以发现单克隆 M 蛋白。

3. 佩吉特病　又称畸形性骨炎,是一种慢性代谢性骨疾病,中老年多发,好发于骨盆、脊柱、胫骨及颅骨,以骨痛和骨畸形为主要特点,碱性磷酸酶显著升高。

病理科:纤维结构不良是一种良性的、位于髓腔内、纤维骨性肿瘤,可呈多灶性,以畸形、结构不良和骨化不充分的骨及混杂其中的纤维组织为特征。单骨型发病率是多骨型的 6~10 倍。纤维结构不良发生于儿童或青少年,但单骨型可以无症状直到成年才就诊;多骨型比单骨型通常更早被发现。该病常无症状,疼痛和骨折也是常见的就诊原因。

McCune-Albright 综合征中,纤维结构不良伴发内分泌病和皮肤色素异常,Mazabraud 综合征则同时伴有肌内黏液瘤。纤维结构不良由不同比例的纤维和骨组织构成。纤维组织主要为温和的纤维母细胞。核分裂象少见但在骨折时常见。大多数病例骨性成分有不规则、弯曲的编织骨骨小梁(少见为板层骨)。多骨型纤维结构不良恶变率相对较高,恶变成分多样,以骨肉瘤相对多见。本例于右肱骨近端瘤段标本内同时观察到富于巨细胞的骨肉瘤区域及典型的纤维结构不良区域,结合影像学改变,多骨型纤维结构不良肉瘤变的诊断明确。

　　骨肿瘤科:纤维结构不良发生于儿童或青少年,一般无临床症状,常在体检或出现病理性骨折时被发现。纤维结构不良分为单骨型和多骨型,单骨型在青春期病变生长并保持稳定,但病变不会消失,妊娠期病变体积可能增大;多骨型在青春期后病变活动性有逐渐减低的倾向,一般不会出现新病灶,畸形可能会继续进展。单骨型不会进展为多骨型。多骨型伴内分泌紊乱(如库欣综合征等)和皮肤色素沉着(牛奶咖啡斑),被称为 McCune-Albright 综合征;当合并肌内黏液瘤时,称为 Mazabraud 综合征。目前针对纤维结构不良尚无改变病程的有效药物,可用双膦酸盐保守治疗。纤维结构不良恶性转化极罕见(0.5%),恶变后的治疗并无特殊性,取决于病灶的部位和恶变后的类型。通过刮除术和骨移植治疗复发率很高(可达100%)。

经验分享

　　1. 纤维结构不良　是髓内的良性纤维骨病变,ICD-O 编码 8818/0,可累及单骨或多骨(多骨型纤维结构不良)。

　　2. 在30岁之前发病的占75%;包括单骨型(80%~85%)和多骨型(15%~20%,倾向位于身体一侧),多骨型平均发病年龄为8岁,颅面骨和股骨是最常见的两个受累部位。

　　3. 最佳影像学诊断依据　骨质轻度到中度膨胀,髓腔磨玻璃样改变。长骨可出现弯曲畸形,如股骨颈内翻("牧羊人手杖畸形");多骨型可能出现四肢长度不一致(70%)。

　　4. 当合并牛奶咖啡斑和功能亢进性内分泌病时,称 McCune-Albright 综合征;当合并肌内黏液瘤时,称为 Mazabraud 综合征。

　　5. 50%~70% 的纤维结构不良能够检出 GNAS 基因突变。

　　6. 当出现骨皮质破坏、骨膜反应和软组织肿块时,提示恶变可能,多骨型及颌面部纤维结构不良较单发性纤维结构不良恶变概率更高,组织学类型以骨肉瘤最为常见,其次为纤维肉瘤、软骨肉瘤,以及未分化多形性肉瘤。

　　7. 对于年龄 >40 岁的已知纤维结构不良患者,如病变出现疼痛和肿胀,应高度警惕有恶变可能。

　　8. 恶变后的治疗按恶性骨肿瘤处理原则,预后取决于病灶的部位和恶变后的类型。

参考文献

［1］BIAZZO A, DI BERNARDO A, PARAFIORITI A, et al. Mazabraud syndrome associated with McCune-Albright syndrome: A case report and review of the literature. Acta Biomed, 2017, 88（2）: 198-200.

［2］CHENG J, YU H, WANG D, et al. Spontaneous malignant transformation in craniomaxillofacial fibrous dysplasia. J Craniofac Surg, 2013, 24（1）: 141-145.

［3］HUVOS A G, HIGINBOTHAM N L, MILLER T R. Bone sarcomas arising in fibrous dysplasia. J Bone Joint Surg Am, 1972, 54（5）: 1047-1056.

［4］QU N, YAO W, CUI X, et al. Malignant transformation in monostotic fibrous dysplasia: clinical features, imaging features, outcomes in 10 patients, and review. Med（Baltimore）, 2015, 94（3）: e369.

［5］ROBINSON C, COLLINS M T, BOYCE A M. Fibrous dysplasia/mccune-albright syndrome: clinical and translational perspectives. Curr Osteoporos Rep, 2016, 14（5）: 178-186.

病例 32 "骨片陷落征"

病例简介

　　患者女性,20 岁。主诉:2019 年 10 月出现右髋部疼痛已半年余。

　　现病史:患肢无明显活动受限。未予以重视,2020 年 10 月因活动时拉伤伴疼痛,至我院就诊。

　　体格检查:右髋部肿胀,压痛明显,活动受限。

影像学检查

　　X 线右髋关节正位(图 32-1a)、CT 多平面重建(图 32-1b~d)示右股骨近端膨胀性骨质破坏,边界清楚,骨皮质变薄中断,伴骨片陷落,考虑良性病变,骨囊肿伴病理性骨折可能性大。

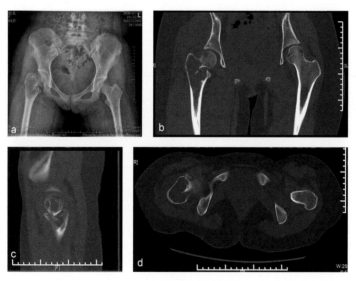

图32-1　患者X线及CT

　　MRI 示右股骨近端病灶伴病理性骨折,T_1WI 呈低信号(图 32-2a),T_2WI 呈以低信号为主的高低混杂信号(图 32-2b、c),远端见更低信号影,周边肌组织肿胀,结合 CT,考虑骨囊肿伴病理性骨折、出血可能性大。

MDT 讨论

　　影像科:右股骨近端膨胀性骨质破坏,骨皮质中断,伴"骨片陷落征",考虑骨囊肿伴病理性骨折可能性大。

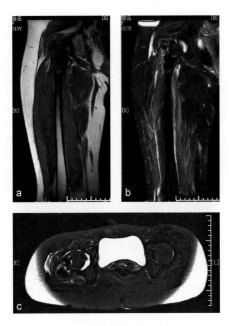

图32-2 患者MRI

骨肿瘤科：患者为青年女性，以右髋部疼痛为主，影像学提示骨囊肿伴病理性骨折，影像学诊断比较明确。鉴于患者已经出现病理性骨折，建议行右股骨近端病灶切除术，待术后病理进一步确诊。

初步诊断

右股骨近端骨囊肿伴病理性骨折。

治疗过程

患者于2020年5月14日行右股骨病损切除＋植骨内固定术，术后定期随访。

病理结果

右股骨近端单纯性骨囊肿（SBC）伴大片出血、坏死及大量纤维性骨痂形成。

镜下见纤维囊壁样组织，无被覆上皮，伴病理性骨折后大片出血（图32-3a HE×100），局部囊壁内见骨片陷落（图32-3b HE×100）。

最终诊断

右股骨近端单纯性骨囊肿（SBC）伴病理性骨折。

MDT 点评

影像科：患者为青年女性，右股骨近端膨胀性骨质破坏伴病理性骨折，伴"骨片陷落征"，过渡带窄，边界清晰，囊肿纵轴大于其横径，符合典型骨囊肿伴病理性骨折表现，病变内显著 T_2WI 低信号为出血所致。

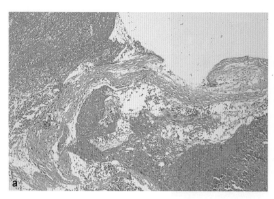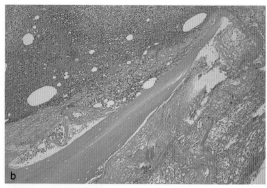

图32-3　患者术后病理图片（HE染色）

骨单发囊性骨质破坏鉴别诊断疾病谱可用"FOG MACHINES"（喷雾机）来助记：纤维结构不良（fibrous dysplasia）、骨母细胞瘤（osteoblastoma）、骨巨细胞瘤（GCT）、转移瘤（metastasis）、浆细胞瘤（myeloma）、ABC、软骨母细胞瘤（CB）、软骨黏液样纤维瘤（CMF）、甲状旁腺功能亢进性棕色瘤（hyperparathyroidism）、血管瘤（hemangioma）、感染（infection）、非骨化性纤维瘤（NOF）、嗜酸性肉芽肿（eosinophilic granuloma）、内生软骨瘤（enchondroma）、单纯性骨囊肿（simple bone cyst，SBC）。

病理科：SBC的囊壁由薄层纤维组织构成，缺乏真正的被覆上皮。本例合并病理性骨折，故可见多量出血及反应性骨质增生，局灶尚可见髓腔脂肪坏死及炎症细胞的浸润。SBC缺乏实性成分，故穿刺活检取样困难，导致病理诊断依据不足。

骨肿瘤科：SBC多发于青少年，首发症状多伴有病理性骨折，多首选保守治疗等待骨愈合。本例患者是青年，骨折位于股骨近端，影像学诊断明确，所以直接行手术治疗。术后病理得到证实。目前SBC尚无统一的首选治疗方法。

单纯植骨：因其较高的复发率（12%~45%），已很少采用。

刮除植骨：行囊内刮除后植骨可大大提高囊肿愈合率，但手术创伤较大，并发症较多，如术中及术后骨折等。

经皮穿刺局部注射激素：最早由Scaglietti报道，其病例成功率可达90%。该方法因其效果可观、操作相对简单、并发症较少，应用较为广泛，但多数病例需反复多次注射直至病灶完全吸收或趋于稳定。该方法是20世纪70至90年代治疗肱骨囊肿最流行的方法。

地诺单抗治疗可促进骨愈合。

经验分享

1. SBC是一种累及管状骨及扁平骨，并致局部膨胀、菲薄的骨皮质内充满浆液的瘤样病变。80%病例发现于3~14岁儿童，平均发病年龄为9岁，约占骨骼肿瘤的3%，男：女=（2~3）：1。

2. SBC最初发生于邻近骺板的干骺端，随生长发育逐渐远离骺板。邻近骺板的病变常表现出更强的活动性，和远离骺板的病变相比，更容易进展和复发。

3. 病理性骨折为本病最常见的并发症,发生率约 66%,"骨片陷落征"是骨囊肿合并骨折的相对有特异性的 X 线表现。

4. 治疗的目的在于预防所有可能的并发症及肢体功能障碍,经皮穿刺局部注射激素为一种有效的治疗方法,可反复治疗。

参考文献

［1］BOUDE A B, VÁSQUEZ L G, ALVARADO-GOMEZ F, et al. A simple bone cyst in cervical vertebrae of an adolescent patient. Case Rep Orthop, 2017: 8908216.

［2］DONG C, KLIMEK P, ABÄCHERLI C, et al. Percutaneous cyst aspiration with injection of two different bioresorbable bone cements in treatment of simple bone cyst. J Child Orthop, 2020, 14: 76-84.

［3］NOORDIN S, ALLANA S, UMER M, et al. Unicameral bone cysts: Current concepts. Ann Med Surg (Lond), 2018, 34: 43-49.

［4］SUBRAMANIAN S, KEMP A K, VISWANATHAN V K. Bone Cyst. Florida: StatPearls Publishing, 2023.

病例 33　骨肿瘤的新成员

病例简介

　　患者女性,7 岁。主诉:2019 年发现右前臂外伤后石膏固定,伴肿块。

　　现病史:局部偶尔疼痛,2019 年 5 月肿块逐渐增大。当地行穿刺活检术未明确诊断。至我院 MDT 门诊就诊。

　　体格检查:右前臂可触及一肿块,呈球形,质软,可推动,边缘清楚,压痛明显,皮温不高,活动无明显受限。

影像学检查

　　X 线(图 33-1a)及 CT(图 33-1b~e)示右尺骨中远端膨胀性骨质破坏,髓腔密度不均,可见片状不规则高密度灶,呈磨玻璃样改变,部分骨皮质破坏,可见骨膜反应,尺桡骨间可见高密度骨化影,考虑右尺骨中远端中间型或低度恶性肿瘤性病变可能。

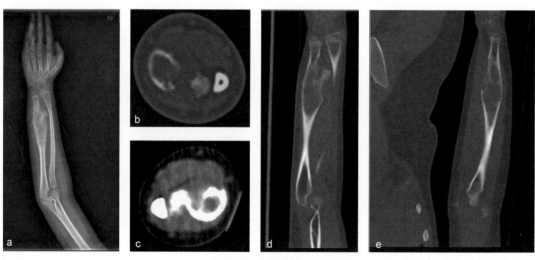

图33-1　患者X线、CT

　　MRI 提示右尺骨中远端膨胀性骨质破坏,呈 T_1WI(图 33-2a)等低信号,T_2WI 压脂(图 33-2b)等高信号影,信号不均,增强后(图 33-2c)可见明显强化;局部骨皮质不连续,皮质旁可见斑块状 T_1WI 低信号,T_2WI 压脂等高信号影,增强后无明显强化。结合 X 线及 CT 考虑右尺骨中远端纤维结构不良或中间型纤维源性病变可能。

首次 MDT 讨论

　　影像科:患儿 X 线及 CT 提示右尺骨中下段膨胀性骨质破坏,呈磨玻璃样改变,符合纤

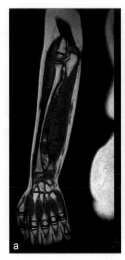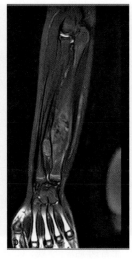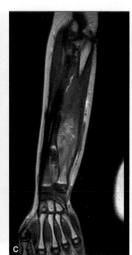

图33-2　患者MRI

维结构不良的表现；但病变局部骨皮质破坏，可见骨膜反应、伸入软组织内的骨化灶与良性病变相矛盾，所以考虑恶性变不除外，建议密切随诊及结合病理明确。

病理科：穿刺活检组织镜下由梭形细胞和骨两种成分构成，梭形细胞较丰富，轻度异型，增生较活跃，Ki67在30%左右。部分骨小梁略呈平行排列，周围有骨母细胞被覆。考虑为右尺骨纤维成骨性病变，倾向纤维结构不良。但影像改变不典型，*GNAS*基因为野生型，梭形细胞异型性偏大，密度过高，建议患者密切随诊。

骨肿瘤科：患儿右尺骨骨折病史，局部肿胀疼痛，可触及肿块，结合患者外院穿刺活检病理会诊及影像学表现，考虑右尺骨纤维结构不良，但需警惕少见的纤维结构不良肉瘤变，建议患者定期随访。

肿瘤内科：患儿影像学提示右尺骨膨胀性骨质破坏，局部骨膜反应。病理活检可见Ki67在30%左右，偏高。但患儿无明显疼痛不适，无功能障碍，无典型肿瘤性瘤骨形成，仍考虑良性病变可能性大。

讨论结论：考虑诊断右尺骨纤维结构不良，建议随访，定期复查。

初步诊断

右尺骨纤维结构不良。

补充检查

X线（图33-3a）及CT（图33-3b）示右尺骨中远端膨胀性骨质破坏，密度不均，局部骨皮质破坏不连续，可见不规则骨膜反应及软组织肿块影，并见骨性高密度影。MRI示右尺骨中远端膨胀性骨质破坏，呈T_1WI（图33-3c）等低信号，T_2WI压脂（图33-3d、e）高信号，信号不均，桡侧局部骨皮质不连续，可见向软组织内突入的肿块，信号不均，可见索条状T_2WI压脂低信号。增强后T_1WI压脂像（图33-3f）可见病灶明显强化。考虑右尺骨中远端侵袭性病灶，病灶较1年前进展，恶变不除外。

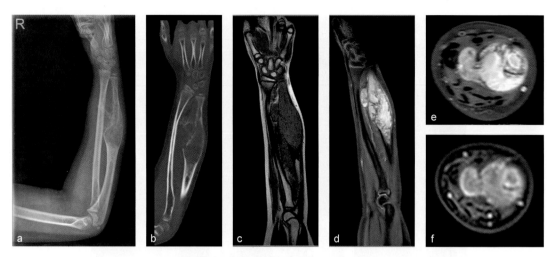

图33-3　患者1年后复查X线、CT与MRI

治疗过程

患者随访1年后发现右尺骨病灶较前增大,考虑恶变可能,遂于2020年5月行右尺骨肿瘤局部切除＋植骨术。术后定期随访。

术后病理

(右尺骨)示纤维软骨性间叶瘤(fibrocartilaginous mesenchymoma, FM)。镜下由3种成分构成:①增生的梭形细胞,细胞密度高伴轻‑中度异型,核分裂可见(活跃区域约3个/10HPF);②局部可见透明软骨性结节,排列结构类似骺板软骨;③编织骨,形态不规则,部分周围被覆骨母细胞(图 33-4a HE×100, b HE×100)。

部分区域可见破骨细胞样巨细胞。肿瘤浸润宿主骨,局部破坏骨皮质,与骨旁软组织的分界尚清楚。

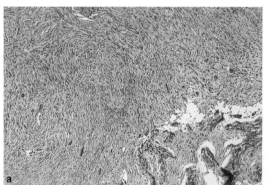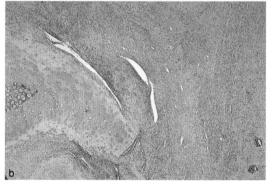

图33-4　患者手术切除病理图片(HE染色)及免疫组化

分子检测(图 33-5)结果提示 GNAS 第8外显子基因未见突变,呈野生型;IDH1/IDH2 未见突变;MDM2 基因无扩增(HE×100)。

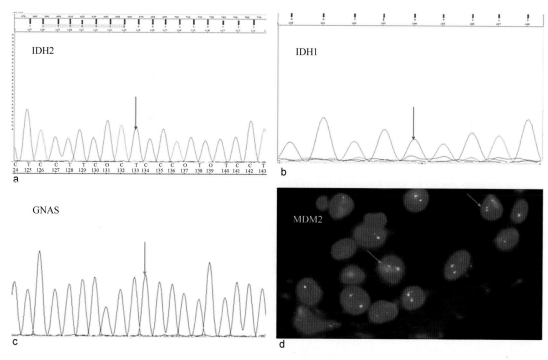

图33-5 患者分子检测结果示意图

最终诊断

右尺骨纤维软骨性间叶瘤（FM）。

MDT 讨论

影像科：本例年轻患者的发生于右侧尺骨的 FM，早期影像学表现类似于纤维结构不良。病灶呈膨胀性骨质破坏，髓腔密度不均呈磨玻璃样。虽然有部分骨皮质破坏及伸入软组织的骨化灶，但患者有明确外伤史，且周围骨膜反应呈良性的层状，骨化灶也较成熟，所以仍考虑纤维结构不良可能性大。给予保守治疗 1 年后复查发现局部膨胀性骨质破坏较前严重，伸入软组织的骨化灶形态异常，骨膜反应也发生了变化，MRI 增强后病灶明显强化。因此考虑纤维结构不良恶变。术后病理结合免疫组化及基因检测，最终诊断为 FM。

FM 是一种极少见的病变，好发于年轻男性的长骨干骺端，局部侵袭性生长。FM 在 X 线和 CT 显示膨胀性溶骨性骨质破坏，有骨间隔、"皂泡样"改变，可伴有局灶性、散在钙化，骨膜反应少见。肿瘤内纤维成分及软骨基质钙化骨化在 MRI 表现为病灶内低信号索条影及无强化斑点状斑片状低信号。血供丰富，MRI 对比剂增强强化明显。主要鉴别诊断包括纤维结构不良、纤维软骨结构不良、GCT 等病变，尤其是纤维软骨结构不良，与 FM 具有相似的临床、影像学及病理特征，难以鉴别。FM 也可以表现为骨皮质破坏及突入软组织形成肿块，需要与低级别骨肉瘤、低度恶性纤维肉瘤鉴别。本例病变除了有以上恶性征象，在随访 1 年后病灶有明显进展，相对成熟的层状骨膜反应也发生了变化。

病理科：FM 是一种十分罕见的骨原发性肿瘤，目前国外文献报道不足 40 例。2020 年第 5 版 WHO 骨和软组织肿瘤分类中 FM 首次被单独列出，并明确了定义，为一种局部侵袭性生长的肿瘤,主要由轻度异型的梭形细胞、类似骺板样软骨的透明软骨结节和骨小梁构成,生物学行为属中间型。

FM 最早由 Dahlin 等于 1984 年提出,当时报道了 5 例。根据文献报道,FM 倾向发生于年轻患者(3 月龄至 27 岁,中位年龄为 13 岁),男性略多于女性(男：女 ≈ 1.75 ： 1.00);发生部位最多见于长骨的干骺端(约 61%)、其次为髂骨 - 耻骨(约 18%)、脊柱骨(约 15%),距骨和肋骨也有报道。

在组织形态上,FM 由 3 种特征性成分构成,即增生的梭形细胞、透明软骨结节和骨小梁。透明软骨结节和梭形细胞成分的比例不定,可以是比例相当,也可以一种成分占明显优势。

本例术前 CT 引导下穿刺活检切片内仅见纤维和骨 2 种成分,未见透明软骨结节,由于当时对 FM 认识不足,故穿刺活检病理诊断为纤维骨性病变,考虑为纤维结构不良,但考虑到影像改变不典型和 GNAS 基因为野生型,梭形细胞异型性偏大,密度过高,建议患者密切随诊。手术刮除标本内找到少量骺板样透明软骨结节,并进行 MDM2、GNAS 和 IDH1/IDH2 基因检测,结果未见 MDM2 基因扩增和 GNAS、IDH1/IDH2 基因突变,排除了髓内高分化骨肉瘤、纤维结构不良和软骨性肿瘤(去分化软骨肉瘤)。

由于 FM 十分罕见,且具有复发倾向,诊断必须谨慎,特别是在小的活检标本中,因为软骨成分可能缺失或被忽视。须与软骨纤维结构不良、髓内高分化骨肉瘤、去分化软骨肉瘤、胸壁软骨间叶性错构瘤和骨韧带样瘤等鉴别。

骨肿瘤科:患者初诊时考虑骨的纤维结构不良,未给予进一步处理,随访 1 年后复查发现病变范围增大,且出现增生骨,考虑纤维结构不良恶变,行手术治疗,结合术后病理及患者临床、影像学表现,最终考虑 FM。骨 FM 的外科切除并选择更广泛的切缘是最佳治疗方案。遵循骨肿瘤的临床 - 影像 - 病理三结合原则有助于诊断。特别是组织学形态特点及分子检测,有助于与其他类似的肿瘤鉴别。

肿瘤内科:患者经首次手术后 1 年再次发作,最终诊断为 FM。该病为罕见的原发性骨肿瘤。目前公认的治疗方式仍是根治性手术切除。但应密切随访,警惕恶变。

经验分享

1. FM 为第 5 版 WHO 骨和软组织肿瘤分类新增的罕见病种,属于骨其他间叶源性肿瘤,ICD-O 编码 8990/1,生物学行为属中间型,具有局部复发倾向,因此保证切缘阴性的完整肿块切除是治疗首选。

2. FM 是一种极少见的病变,主要是由轻度异型的梭形细胞、类似骺板样软骨的透明软骨结节和骨小梁构成的局部侵袭性骨肿瘤。

3. 外科切除广泛切缘是 FM 的最佳治疗方案。

4. FM 需遵循骨肿瘤的临床 - 影像 - 病理三结合原则,有助于诊断。

参考文献

[1] DAHLIN D C, BERTONI F, BEABOUT J W, et al. Fibrocartilaginous mesenchymoma with low-grade malignancy. Skeletal Radiol, 1984, 12(4), 263-269.

［2］GAMBAROTTI M，RIGHI A，VANEL D，et al. Fibrocartilaginous mesenchymoma of bone：A single-institution experience with molecular investigations and a review of the literature. Histopathology，2017，71（1）：134-142.

［3］WHO Classification of Tumours Editorial Board. Soft tissue and bone tumours. 5 th ed. Lyon：IARC Press，2020.

［4］陈学志,王长福,代翠羽,等.肋骨纤维软骨间叶瘤1例.中国医学影像技术,2018,34（12）:1916.

［5］董荣芳,李兰,苏永彬,等.纤维软骨性间叶瘤一例. 中华病理学杂志,2021,50（1）:63-65.

［6］黄瑾,罗彦丽,白岳青,等.纤维软骨性间叶瘤4例临床病理学分析.中华病理学杂志,2023,52（1）:25-30.

［7］唐继芳,马春.肋骨纤维软骨间叶瘤一例.中华放射学杂志,2013,47（1）:92-93.

［8］张茂林,康厚艺,张伟国.左侧大腿中下段纤维软骨间叶瘤1例.磁共振成像,2010,1（2）:156-157.

病例 34　恶性骨肿瘤家族中的"孤儿"

病例简介

　　患者男性,47 岁。主诉:2016 年 9 月患者出现右膝肿胀、疼痛,已 3 月余。

　　现病史:3 月以来疼痛加重伴活动受限,遂至我院 MDT 门诊就诊。患者平素体健,无其余不适主诉。

　　体格检查:右膝肿胀,压痛明显,皮温不高,膝关节活动稍受限。

影像学检查

　　2016 年 12 月 16 日 X 线(图 34-1a)、CT(图 34-1b~e)示右股骨外上髁溶骨性骨质破坏,内见小骨化影,外侧骨皮质破坏,病变侵犯至骨外,可见软组织肿块,未见确切骨膜反应。

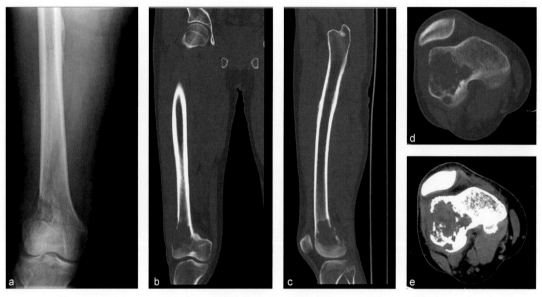

图34-1　患者X线及CT

　　2016 年 12 月 1 日 MRI 示右股骨外上髁溶骨性骨质破坏伴软组织肿块,T_1WI 等低信号(图 34-2a、c),T_2WI 混杂高低信号(图 34-2b),增强后明显不均匀强化(图 34-2d、e)。

MDT 讨论

　　影像科:X 线、CT 示右股骨远端外上髁溶骨性骨质破坏,内见散在高密度小骨化影,

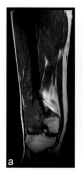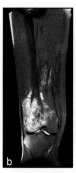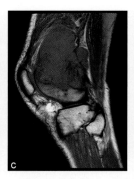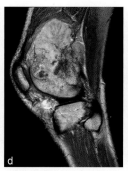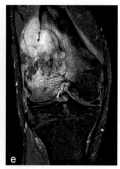

图34-2　患者MRI

病灶边界清楚,无硬化,骨皮质破坏;MRI示骨质破坏,病变突破骨皮质形成软组织肿块,呈 T_1WI 等低信号, T_2WI 高低混杂信号,增强后明显不均匀强化,考虑恶性肿瘤、骨肉瘤可能。

病理科:穿刺活检提示,伴平滑肌分化的低度恶性梭形细胞肉瘤。

免疫组化结果:Ki67(30%+),Caldesmon(+),Desmin(+),SMA(+)。

骨肿瘤科:患者为青年女性,右膝肿胀疼痛明显,伴有关节活动障碍。结合影像及病理学表现,符合低度恶性梭形细胞肉瘤诊断,为进一步明确具体分类及后续治疗,建议患者行右股骨远端病灶切除+膝关节置换术,根据术后病理结果决定是否化疗。

肿瘤内科:患者 X 线及 CT 可见右股骨外上髁溶骨性骨质破坏,病灶边界较清,符合低度恶性及中间型肿瘤生长特点。经局部活检穿刺病理提示低度恶性梭形细胞肉瘤,根据软组织肉瘤诊治规范,低度恶性软组织肉瘤术前新辅助化疗指征不强烈,故不建议术前新辅助化疗。

初步诊断

右股骨远端低度恶性梭形细胞肉瘤。

治疗过程

患者于 2016 年 12 月 26 日行右股骨远端瘤段切除+膝关节假体置换术。

术后病理

右股骨远端平滑肌肉瘤,肿瘤在髓内浸润并穿透骨皮质累及周围软组织。免疫组化:S100(-),SMA(+),Desmin(少部分+),Caldesmon(+),Ki67(30%+)。

注:骨内原发性平滑肌肉瘤罕见,请临床排除转移后考虑骨原发。

(图 34-3)梭形细胞肿瘤在骨小梁间呈浸润性生长,肿瘤细胞呈束状排列,异型性明显,伴坏死(HE×40)。

最终诊断

右股骨远端原发性骨平滑肌肉瘤(primary leiomyosarcoma of bone, PLMSB)。

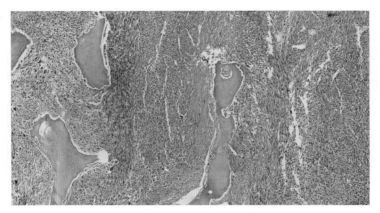

图34-3　患者术后病理图片（HE染色）

随访情况

术后3个月、6个月、1年、2年、3年定期复查。2017年5月26日至2017年9月18日予以ADM 60mg/m² +IFO 10g/m²方案化疗6个疗程。2018年1月8日复查发现两肺散在小结节，考虑转移。2018年1月至2018年6月予阿帕替尼治疗，2018年7月改为安罗替尼治疗；2018年12月至2019年3月于外院予以GT方案，即吉西他滨（GEM）+多西他赛（TXT）方案化疗5个疗程（具体剂量不详），其间同时联合安罗替尼12mg，每日一次。2019年2月患者因气胸于外院行胸腔闭式引流；2019年4月2日胸腔镜报告右侧气胸伴脏胸膜结节样病变，行胸膜固定术。2019年4月28日复查胸部CT示右侧气胸已基本吸收，左侧气胸肺压缩约30%，两肺多发转移瘤较前有进展。患者目前有刺激性咳嗽、咳痰、白黏痰、带血丝、活动后气喘，予GT方案7个疗程。

MDT 点评

影像科：患者最终诊断PLMSB。

回顾性分析：右股骨远端外上髁溶骨性骨质破坏伴软组织肿块，内见散在小骨化影，结合患者年龄及发病部位，虽然没有明显肿瘤骨及Codman三角，首先考虑骨肉瘤的可能性。结合病理，考虑病灶内的小骨化影为残留骨。

PLMSB影像特点：溶骨型，溶骨性骨质破坏伴软组织肿块，呈"朽木状"；混合型，溶骨性骨质破坏伴有钙化（可能为骨梗死），骨膜反应少见；囊肿型，中心性囊状、多房性、膨胀性破坏。

PLMSB鉴别诊断：

1. 骨肉瘤　好发于青少年，X线表现常有Codman三角和放射状骨针，肿瘤骨明显。

2. 骨纤维肉瘤　主要表现为溶骨性骨质破坏，一般无骨质增生硬化、无骨膜反应，无骨化，软组织肿块少见且较小。

3. 骨未分化多形性肉瘤　主要为骨质破坏，但不同部位的骨质破坏表现形式可不相同，如股骨近端病变主要为边界清楚的囊状骨质破坏，骨干病变主要为虫蚀状、大块或膨胀性的骨质破坏，长骨干骺端病变以单纯的斑片状骨质破坏或骨质破坏区间夹杂粗细不等的骨嵴为主。

4. 骨转移瘤　多发生于40岁以上的患者，四肢长骨常发生于骨干，极少累及骨端，病灶常多发，少有骨膜反应。

5. 骨髓炎　局部可出现红、肿、热、痛，一般不累及骺板，沿髓腔方向生长。

病理科：骨原发性平滑肌肉瘤的组织学形态与其他部位的平滑肌肉瘤相似，由平行束状或交叉束状排列的梭形肿瘤细胞组成。肿瘤细胞胞质丰富，嗜伊红色，细胞核居中，核两端平钝或呈雪茄样。肿瘤在骨髓腔内呈浸润性生长，常伴有不同程度的坏死、核的多形性及核分裂象。肿瘤细胞弥漫阳性表达肌源性标记，包括 SMA、MSA、h-Caldesmon，70%~80% 的病例表达 Desmin。PLMSB 十分罕见，诊断前必须排除转移的可能性。本例术前检查未发现子宫和其他部位有相关肿瘤病史，可排除转移的可能，故结合免疫表型（SMA、Desmin、Caldesmon均呈阳性）诊断为 PLMSB。

骨肿瘤科：PLMSB 罕见，其好发部位为下肢长骨干骺端，尤其是膝关节附近。临床表现为病变骨局部疼痛，局部可有肿块及病理性骨折。病程进展缓慢，预后较骨肉瘤好，属于低度恶性肿瘤，5 年存活率达 68%。临床多采用综合治疗措施，可根据肿瘤组织分化程度、肿瘤是否侵犯周围软组织，有无远处转移等，选择刮除、瘤段切除和截肢等手术治疗，然后配合化疗。本例患者术前影像提示肿瘤侵及周围软组织，已形成软组织肿块，影响关节活动，给予瘤段切除＋假体置换术较为合适。

肿瘤内科：患者为青年男性，慢性病程，右膝疼痛肿胀明显，伴有关节活动障碍。根据影像学及病理学诊断为右股骨远端 PLMSB。骨平滑肌肉瘤是一种罕见的原发性骨肿瘤，以平滑肌分化和无恶性类骨形成为特征。回顾该患者，术前因对诊断认识不足，未行新辅助化疗，术后辅以化疗及靶向治疗。但患者最终出现多发转移，病情进展。

经验分享

1. 平滑肌肉瘤，ICD-O 编码 8890/3。而 PLMSB 更为少见，占原发性骨肿瘤的 0.06%，常单发，发病年龄为 9~87 岁，平均为 47 岁。男女比例大致相等。长期行放化疗、白血病、淋巴瘤、佩吉特病、双侧视网膜母细胞瘤患者易患该病。

2. 长管状骨干骺端及骨干是 PLMSB 的好发部位，尤其是膝关节周围，其次是髂骨和肱骨。

3. PLMSB 的典型影像特征是累及骨皮质和髓腔的不规则溶骨性破坏并伴有软组织肿块，轻微或无骨膜增生，肿瘤性成骨少见。

4. 病变区出现结节状高密度骨梗死灶是 PLMSB 的相对特异性征象。

5. PLMSB 的组织学形态与其他部位的平滑肌肉瘤相似，诊断前必须首先排除转移性平滑肌肉瘤，尤其是来自子宫的转移。

6. PLMSB 发病率低，若术前诊断明确，应积极进行新辅助化疗及术后化疗。

参考文献

[1] GUSHO C A, BLANK A T, GITELIS S. Comparison of clinicopathological features and outcomes in patients with primary leiomyosarcoma of bone and soft tissue. J Surg Oncol, 2021, 123（5）: 1274-1283.

[2] RECINE F, BONGIOVANNI A, CASADEI R, et al. Primary leiomyosarcoma of the bone: A case report and a review of the literature. Medicine（Baltimore）, 2017, 96（45）: e8545.

[3] WANG G Y, LUCAS D R. Primary leiomyosarcoma of bone: review and update. Arch Pathol Lab Med, 2019, 143（11）: 1332-1337.

病例 35　Dr. Ewing

病例简介

患者男性,17 岁。主诉:2020 年 5 月中旬发现右髂部肿物伴有疼痛已半月余,活动时较为明显,皮温正常,后逐渐出现腰疼,疼痛评分标准(NRS)评分 4 分(中度疼痛),无双下肢麻木不适。患者平素体健,无其余不适主诉。患者为进一步明确诊断,转至我院 MDT 门诊就诊。

体格检查:脉搏 22 次/min,全身浅表淋巴结未及明显肿大,心肺无特殊表现,胸背部压痛(+),右髂部可及一肿块,直径约 10cm,质硬,压痛(-),双下肢无明显浮肿。双下肢肌力 V 级,肌张力正常。

实验室检查:C 反应蛋白 81.95mg/L ↑,白细胞计数 9.7×10^9/L,血红蛋白 124g/L(正常值 130~175g/L)。

实验室检查

2020 年 6 月 1 日,门诊化验检验报告示 D 二聚体 7.00mg/L FEU ↑。

影像学检查

CT(图 35-1)示胸椎、腰椎、骶椎椎体及附件、两侧髂骨多发溶骨性骨质破坏,右侧髂骨膨胀性溶骨性骨质破坏伴周围软组织肿块,可见骨膜反应;T_{11} 椎体病理性压缩骨折,考虑恶性肿瘤(转移瘤)可能性大。建议 PET/CT 检查明确原发病灶。

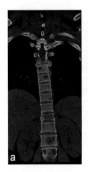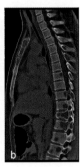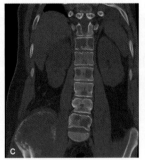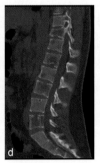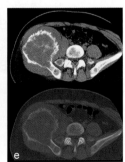

图35-1　患者2020年6月9日CT

同期 MRI 示右侧髂骨膨胀性溶骨性骨质破坏伴软组织肿块,考虑恶性骨肿瘤改变,骨盆诸骨、双侧股骨近端、腰骶椎体及附件多发转移灶。

骨盆 MRI 平扫 + 增强,T_2WI 压脂(图 35-2a)、T_1WI(图 35-2b)、DWI(图 35-2c)、T_1WI

压脂增强冠状面（图 35-2d）、T₁WI 压脂增强横断面（图 35-2e）、表观弥散系数（ADC）（图 35-2f）示：骨盆诸骨、双侧股骨近端、腰骶椎椎体及附件多发骨质信号异常，其中右侧髂骨膨胀性骨质破坏伴软组织肿块形成，大小约 10.0cm×7.7cm，弥散受限，增强后明显不均匀强化，符合恶性肿瘤伴多发转移或多中心恶性骨肿瘤表现。

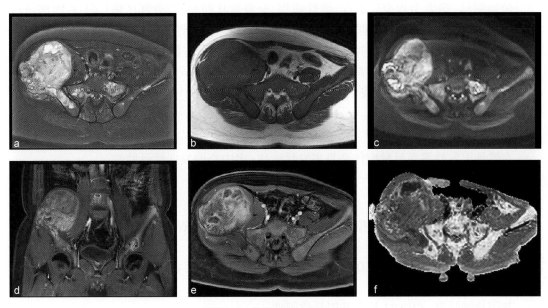

图35-2　患者2020年6月MRI

¹⁸F-FDG PET/CT（图 35-3）示全身多发骨质破坏，右侧髂骨溶骨性骨质破坏伴软组织肿块形成，葡萄糖代谢增高，SUV$_{max}$=10.6，考虑右侧髂骨原发恶性骨肿瘤伴全身多发骨转移或多中心原发恶性骨肿瘤可能。

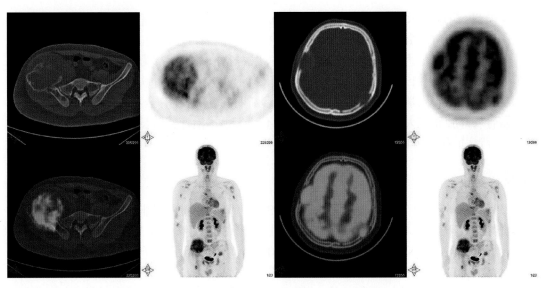

图35-3　患者2020年6月2日¹⁸F-FDG PET/CT

首次 MDT 讨论

影像科：男性，17 岁，X 线、CT、PET/CT 检查发现全身多发骨质破坏，右侧髂骨溶骨性骨质破坏伴软组织肿块形成，葡萄糖代谢增高，SUV_{max}=10.6，考虑为右侧髂骨原发恶性骨肿瘤伴全身多发骨转移或多中心原发恶性骨肿瘤可能。

骨肿瘤科：患者为青少年男性，慢性病程，全身症状明显，胸背部压痛（+），右髂部可触及 10cm 左右的质硬肿块。根据 PET/CT 检查结果，考虑右髂骨恶性肿瘤伴全身多发转移可能，结合患者临床表现及影像学检查，建议患者进一步完善右髂骨病灶穿刺活检，明确病理后进一步治疗。鉴于患者胸背部疼痛症状明显，可予盐酸曲马多缓释片、塞来昔布胶囊等止痛药控制，同时予利伐沙班抗凝治疗。

初步诊断

右髂骨原发性恶性骨肿瘤伴全身多发骨转移；多中心原发恶性骨肿瘤。

病理结果

右髂骨穿刺活检：结合免疫组化及分子检测结果（*EWSR1* 相关基因易位阳性）诊断尤因肉瘤。

免疫组化结果：CK（－），CD99（+），NKX2.2（+），EMA（灶+），Desmin（－），Ki67（20%+），SATB2（－），Syn（灶+）。

基因检测结果：*EWSR1* 相关基因易位阳性。

MDT 第二次讨论

病理科：穿刺活检组织可见肿瘤由小圆细胞构成，未见骨样或软骨样基质；且免疫组化结果提示 CD99（+），NKX2.2（+），FISH 检测提示 *EWSR1* 相关基因易位阳性，故尤因肉瘤诊断明确。

影像科：病理提示尤因肉瘤诊断，鉴于 PET/CT 髂骨为尤因肉瘤少见发病部位，综合考虑右髂骨尤因肉瘤伴全身多发骨转移瘤较多中心尤因肉瘤可能性大。

骨肿瘤科及肿瘤内科：患者全身多发疼痛，以右髋部及腰背部为主，实验室检测提示白细胞计数、C 反应蛋白升高，血红蛋白轻度下降，提示右髂骨巨大肿块对全身造成影响，根据穿刺病理结果及影像学表现，右髂骨尤因肉瘤诊断明确，同时伴有全身多发骨转移。考虑患者右髂骨局部肿瘤较大并伴有全身多处转移，不利于手术治疗，建议通过放化疗控制全身肿瘤进展，待病情稳定后再行手术治疗。

治疗过程

患者 2020 年 6 月 9 日出现腰疼加重，NRS 6 分，不能行走，伴排便困难，无双下肢麻木等感觉异常。于 2020 年 6 月 10 日开始进行化疗，行尤因肉瘤标准 VAC/IE 交替方案化疗，并联合因卡膦酸二钠抑制破骨治疗，同时于 2020 年 9 月局部肿块予高强度聚集超声治疗。2021 年 4 月 15 日开始给予安罗替尼靶向治疗，化疗+靶向治疗共 28 次，其间复查 CT 及 PET/CT，提示病变较前（2020 年 6 月 2 日 PET/CT）范围缩小、葡萄糖代谢减低，考虑肿瘤治疗后活性受抑表现。同时 CT 提示右髂骨病灶较前明显硬化,胸腰椎溶骨性改变较前硬化,提示患者对化疗敏感。

2020 年 12 月 9 日 PET/CT(图 35-4)示右侧髂骨的尤因肉瘤治疗后,右侧颈部 Ⅱ B 区轻度增大淋巴结,全身多发骨质破坏,上述病变较图 35-3 范围缩小、葡萄糖代谢减低,考虑肿瘤治疗后活性受抑表现。原左侧闭孔内肌密度灶未见明确显示,葡萄糖代谢未见增高,请随诊。左侧颌下腺轻度肿大伴葡萄糖代谢增高,考虑炎性病变,请随诊。脾大。心腔内密度减低,考虑贫血所致。与图 35-3 比较,现右髂骨、颅骨病灶较前明显硬化,葡萄糖代谢减低,考虑肿瘤治疗后活性受抑表现。

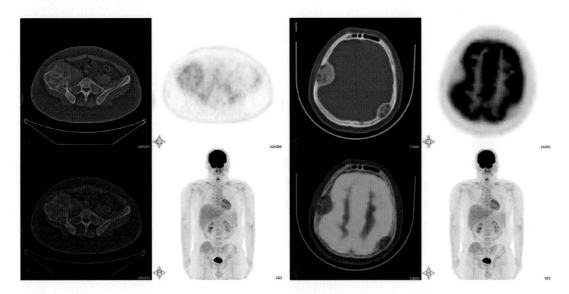

图35-4　2020年12月9日患者PET/CT

最终诊断

右髂骨尤因肉瘤(Ewing sarcoma)伴全身多发转移。

MDT 点评

影像科:本例为发生于扁骨的尤因肉瘤伴有全身多发骨转移,相对少见。右侧髂骨膨胀性溶骨性骨质破坏及较大范围软组织肿块,有丰富骨膜新生骨形成,类似骨肉瘤。MRI 显示病变范围、软组织肿块更为清晰,同时能很好地显示肿块对化疗后的反应。全身 PET/CT 能一次性显示原发骨肿瘤及全身转移瘤的状态,与基线评估对照。经过放化疗 + 靶向治疗后,全身诸骨溶骨区均可见明显骨质硬化,PET/CT 提示病变较前范围缩小、葡萄糖代谢较前减低,考虑为肿瘤治疗后活性受抑表现。

影像学表现:X 线、CT 表现提示如下。

骨干中心型:最多见。位于骨干中段髓腔内;斑点状、虫蚀样溶骨性骨质破坏,边界不清;周围骨皮质筛孔样或花边样缺损;葱皮样骨膜反应,可形成 Codman 三角和放射状短骨针;早期可穿破骨皮质形成软组织肿块,内常出现出血、坏死,瘤周伴水肿。

骨干周围型:皮质外缘呈碟形破坏,软组织肿块较大,大于骨质破坏。

干骺端中心型：位于干骺端中央，骨破坏与骨硬化同时出现。

干骺端周围型：位于干骺端边缘，多呈溶骨性破坏并有软组织肿块和骨膜反应，少数可侵犯骨骺。

鉴别诊断：

1. **急性骨髓炎**　早期两者表现相似，但骨髓炎常有弥漫性软组织肿胀，骨质破坏后肿胀消退，而尤因肉瘤为局限性软组织肿块，进行性肿大。前者病史短，以周计，后者病史较长，以月计；前者多有明确急性病史，有死骨，骨破坏与增生此消彼长，后者却无此关系；前者抗炎有效，后者放疗敏感，鉴别困难时，可用诊断性放疗来区分。

2. **骨肉瘤**　好发年龄为11~30岁，实验室检查有碱性磷酸酶明显升高。骨肉瘤多位于干骺端，尤因肉瘤多位于骨干。前者四大表现：骨质破坏、肿瘤骨、软组织肿块、骨膜新生骨和Codman三角；后者无肿瘤骨，但可有反应性骨质硬化。

3. **骨转移瘤**　有原发病史，中老年病患多发，多发居多，可形成软组织肿块，多无明显骨膜反应。

4. **骨嗜酸性肉芽肿与尤因肉瘤**　在X线表现上极为相似，难区别，但可从临床症状及病史长短鉴别，骨嗜酸性肉芽肿在症状发生1周后，X线上显示的骨破坏情况常与骨髓炎在发生症状后4~6周及尤因肉瘤3~4个月后的骨破坏情况相似。

病理科：尤因肉瘤由形态一致的小圆细胞构成，染色质分布均匀，核仁不明显；胞质稀少，胞界不清。免疫组化常表现为CD99弥漫膜阳性，NKX2.2核阳性；细胞遗传学上涉及22号染色体上*EWSR1*基因的多种平衡性易位，从而产生多种融合性基因。本例为小圆细胞恶性肿瘤，免疫组化结果提示CD99弥漫膜阳性，NKX2.2核阳性，FISH检测提示*EWSR1*相关基因易位阳性，故尤因肉瘤诊断明确。

肿瘤内科、骨肿瘤科：尤因肉瘤恶性程度高，5年生存率低，患者的预后主要取决于肿瘤大小、是否有转移，以及对放化疗的敏感性。治疗上主要采用手术完整切除、局部放疗和全身化疗的综合疗法。化疗可明显缩小肿块范围，常用药物有环磷酰胺、放线菌素D、长春新碱等，也可同时使用分子靶向药控制肿瘤进展。本例患者局部肿块较大，并出现全身多发转移，应以全身治疗为主。经过一段时间的放化疗联合靶向治疗后，患者局部病灶较前减小，骨硬化较前明显增多，提示患者对放化疗敏感，后续治疗仍需以化疗及靶向治疗为主，并于适当时机进行手术治疗。

经验分享

1. 尤因肉瘤是一种小圆细胞恶性肿瘤，伴有*FET-ETS*家族基因融合。ICD-O编码9364/3。

2. 尤因肉瘤是发生于儿童和青少年中的第二常见的恶性骨肿瘤，仅次于骨肉瘤，恶性程度高，易复发及广泛转移。男：女≈1.4∶1.0；约80%的患者小于20岁。可发生于任何骨，但以长骨的骨干和干骺端、骨盆和肋骨较常见。

3. 影像三大表现为骨质破坏、骨膜反应和软组织肿块；针状新生骨最具有特征性；需联合临床、病理从而提高准确率。

　　4. 病理诊断标准为小圆细胞形态, CD99 弥漫膜阳性, NKX2.2 核阳性及 *FET-ETS* 家族融合基因检测。

　　5. 尤因肉瘤对放疗、化疗敏感, 但单一治疗疗效不佳, 需综合治疗, 5 年生存率可提高至 75%。

参考文献

［1］BLAY J Y, DE PINIEUX G, GOUIN F. Ewing's Sarcoma. N Engl J Med, 2021, 384（15）: 1477.

［2］BORIANI S, AMENDOLA L, CORGHI A, et al. Ewing's sarcoma of the mobile spine. Eur Rev Med Pharmacol Sci, 2011, 15（7）: 831-839.

［3］ZÖLLNER S K, AMATRUDA J F, BAUER S, et al. Ewing sarcoma-diagnosis, treatment, clinical challenges and future perspectives. J Clin Med, 2021, 10（8）: 1685.

［4］王秋艳, 张永平, 虞葳, 等. 儿童骨骼尤文肉瘤的影像学诊断和鉴别诊断. 临床放射学杂志, 2004, 23（4）: 344-347.

病例 36   弯曲胫骨的多发囊泡

病例简介

患者男性,15岁。主诉:2010年2月患者发现右小腿前方肿块,质硬,伴阵发性疼痛,已1月余。

现病史:2010年2月6日于外院摄片,提示右侧胫骨中段病变,考虑骨纤维异常增殖症可能,骨化性纤维瘤待排。并于该医院行右胫病灶刮除植骨术。术后3年复查发现局部复发,于2013年8月在当地医院再次行右胫病灶刮除+自体腓骨植入+外固定支架手术。2016年11月再次发作。将第二次手术后病理切片送至某市级医院会诊,会诊病理提示:右胫骨中段骨纤维结构不良样造釉细胞瘤。患者为求进一步诊治,于2016年11月 MDT 门诊就诊,病理科会诊诊断:复发性骨纤维结构不良样造釉细胞瘤。其余无特殊。

体格检查:右小腿可见一处8cm左右手术的瘢痕,未见肿胀,压痛(-),肢端血运好,活动可,远端肢体无麻木。

影像学检查

X线示右胫骨中段前缘骨皮质可见骨质破坏,呈轻度膨胀性改变,周围骨皮质增厚毛糙,胫骨前缘可见少许骨膜反应,未见明显软组织肿块(图36-1a、b);2010年2月术后X线见图36-1c、d。

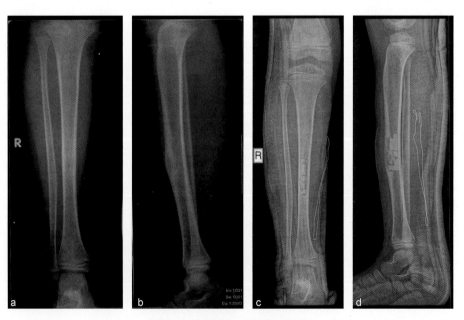

图36-1   患者2010年2月术前X线

右胫骨中段可见膨胀性、溶骨性骨质破坏,呈分叶状改变,伴有硬化边缘,长轴与骨干长轴一致,周围骨皮质增厚毛糙,累及髓腔,较 2012 年 11 月有进展,提示病变复发(图 36-2、图 36-3)。于 2013 年 8 月行第二次手术(右胫骨肿瘤刮除 + 自体腓骨植入 + 外固定支架术)。术后 3 年(2016 年 11 月)复查 X 线、CT 及 MRI 示右胫骨中段异常病变,提示再度复发。

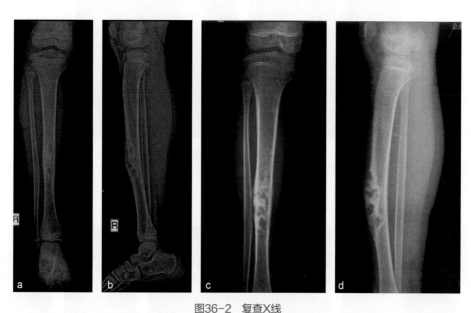

图36-2 复查X线

a、b.患者2010年11月(术后9个月)复查X线;c、d.2012年11月(术后21个月)复查X线。

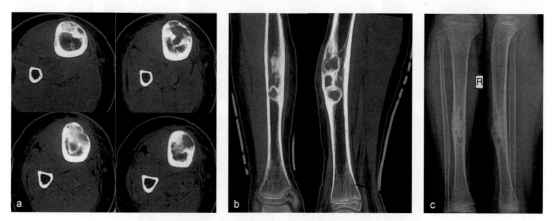

图36-3 复查CT及X线

a.患者2013年2月复查CT;b.2013年4月复查CT;c.2013年8月复查X线。

行第二次手术后复查 X 线(图 36-5a)与 CT(图 36-5b~e)示部分右腓骨缺损,右胫骨干略弯曲,中段前缘皮质区见溶骨性骨质破坏伴硬化边缘,周围骨皮质增厚毛糙,长轴与骨干长轴一致,范围较大;MRI(图 36-5f、g)示右胫骨中段前缘骨皮质内可见多发异常信号,呈 T_1WI 低信号,T_2WI 高信号,提示局部复发可能。

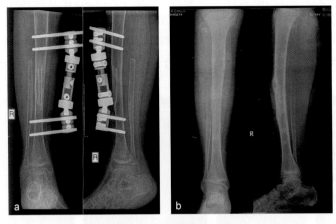

图36-4　术后再次复查X线

　　a.患者2013年8月右胫骨肿瘤刮除+自体腓骨植入+外固定支架术；b.2014年2月术后半年去除外固定支架后X线复查。

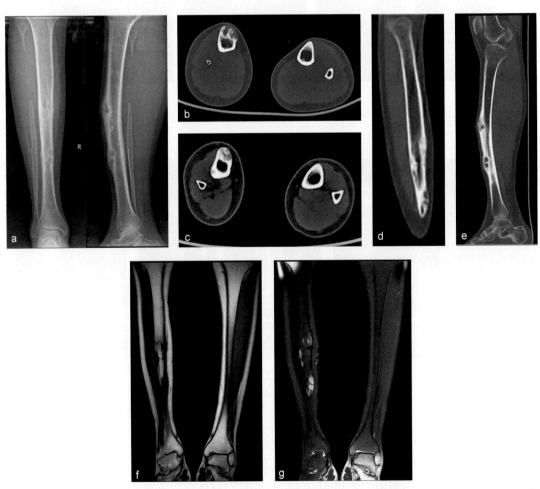

图36-5　患者2016年11月第二次术后3年复查X线、CT与MRI

MDT 讨论

影像科：患者为青少年男性，2010年2月以右小腿前方质硬肿块，伴阵发性疼痛为主诉就诊。第一次术前X线见右胫骨中段前缘骨皮质区轻度膨胀性骨质破坏，周围骨皮质增厚毛糙，累及髓腔，伴少许骨膜反应，考虑骨纤维异常增殖症可能，骨化性纤维瘤待排，予病灶刮除植骨术。术后2年发现右胫骨中段病变复发，影像学表现与术前相似，并出现骨破坏区呈分叶状改变伴有硬化边缘，沿骨干长轴生长，周围骨皮质增厚毛糙，累及髓腔，较术前片进展。于2013年8月行第二次手术（右胫骨肿瘤刮除＋自体腓骨植入＋外固定支架术）。术后3年（2016年11月）复查X线、CT及MRI示右胫骨中段异常病变，提示再度复发。根据本院病理科会诊，提示复发性骨纤维结构不良样造釉细胞瘤，诊断明确，应积极手术治疗。

病理科：患者为男性，15岁，影像学提示肿瘤主体位于胫骨中段皮质内，且术后两次复发，虽病理资料不详，但高度疑为长骨的釉质瘤。2016年11月二次复发时追溯第二次术后病理，本科会诊考虑复发性骨纤维结构不良样釉质瘤，结合此次复发时的影像学表现，病变范围较大，建议进一步手术治疗。

骨肿瘤科：患者病程长，两次手术，两次复发，结合影像学及病理，可诊断为复发性骨纤维结构不良样造釉细胞瘤。该患者年龄较小，且两次复发，MRI检查未提示软组织受侵犯的明确证据，提示其生物学特性趋向良性病变。本病肿瘤组织对放疗、化疗均不敏感，故临床上多采用外科手术切除治疗为主。手术方式可采用病灶局部刮除、广泛切除等，此次复发仍建议手术治疗。

肿瘤内科：复发性骨纤维结构不良样造釉细胞瘤，属于罕见的原发性骨的其他间叶性肿瘤，生物学行为偏良性肿瘤，目前无全身治疗指征。

初步诊断

右胫骨中段复发性骨纤维结构不良样釉质瘤。

治疗过程

患者2016年11月15日于全身麻醉下行右胫骨中段病灶刮除＋自体腓骨移植＋人工骨移植内固定术（图36-6）。

术后病理

术后病理：右胫骨中段肿瘤刮除标本，结合原手术会诊病理，诊断为复发性骨纤维结构不良样釉质瘤。

纤维骨性病变，编织骨排列紊乱，周围见骨母细胞被覆；编织骨间为温和的梭形细胞（图36-7a HE×100，b HE×200）；经免疫标记，显示CK阳性的上皮细胞巢（图36-7c IHC×200）。

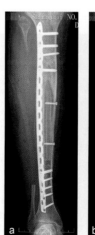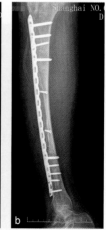

图36-6　患者2016年11月16日术后X线

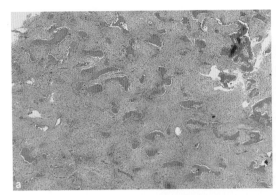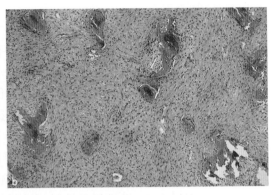

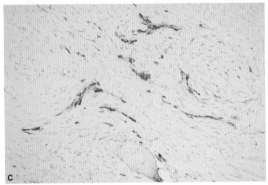

图36-7　患者术后病理图片（HE染色）及免疫组化

最终诊断

右胫骨中段复发性骨纤维结构不良样釉质瘤。

随访情况

嘱患者术后 3 个月、6 个月、1 年、2 年定期复查。术后 2 年 X 线检查见图 36-8。

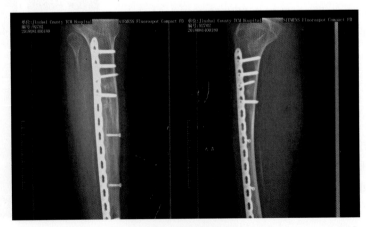

图36-8　患者2018年术后2年复查X线

MDT 点评

影像科：该病例最终诊断为复发性骨纤维结构不良样釉质瘤，根据其典型发生部位、多次复发的病程诊断釉质瘤不难，但具体组织学亚型需病理明确。

根据 2020 年第 5 版 WHO 骨和软组织肿瘤分类，骨纤维结构不良样釉质瘤属于骨的其他间叶性肿瘤，是长骨釉质瘤（LAD），简称釉质瘤（AD）的一种亚型，是一种罕见的趋于良性病变性质的原发性骨肿瘤，又称分化型造釉细胞瘤。造釉细胞瘤另一种分型称经典型造釉细胞瘤，是一种低度恶性的肿瘤。分化型造釉细胞瘤好发于胫骨中段及中下段前缘皮质内。

影像表现：① X 线检查表现为单个或多个呈囊性的溶骨性骨破坏，偏心性、膨胀性、沿骨干长轴生长，部分可见分叶状病变，边缘锐利，有硬化边缘，称"Soap bubble 征"，若累及髓腔，或形成软组织肿块，提示其具有侵袭性，多考虑经典型造釉细胞瘤；② CT 可更清楚地显示皮质受累及破坏情况，CT 增强扫描可见肿瘤均匀强化表现；③ MRI 显示造釉细胞瘤的范围及肿瘤的侵袭性优于 X 线和 CT，对肿瘤分期与手术边缘的确定起着重要作用，造釉细胞瘤在 T_1WI 中为均匀的低信号或等信号影，T_2WI 中为信号均匀或不均匀的高信号影，增强扫描可见均匀强化；④核医学 ^{99m}Tc 骨扫描可见局部放射性核素聚集，全身骨组织转移处亦可见核素聚集影；⑤ ^{18}F-FDG PET/CT 对于肿瘤全身转移、分期及随访可起到重要作用。由于分化型造釉细胞瘤的临床表现及影像学表现相对缺乏特异性，外科医生在手术前需要完善 CT 或 MRI 等检查，减少误诊及漏诊可能，如怀疑存在转移，可增加骨扫描或 PET/CT 等检查。

鉴别：分化型造釉细胞瘤罕见且临床特点不典型，常与骨纤维结构不良（OFD）、纤维结构不良、经典型造釉细胞瘤等良恶性骨病变鉴别。造釉细胞瘤与 OFD 两者均好发于胫骨中段或中下段骨皮质，且影像学表现基本相似，其鉴别主要依靠病理检查及免疫组化分析。

病理科：长骨的造釉细胞瘤可分为 3 个组织学亚型，分别为骨纤维结构不良样造釉细胞瘤（分化型造釉细胞瘤）、经典型造釉细胞瘤和去分化造釉细胞瘤。在第 5 版 WHO 软组织和骨肿瘤分类中，分化型造釉细胞瘤被归入中间型肿瘤范畴，多发生在 20 岁之前，而经典型多发生于 20 岁之后。男性略多于女性，好发于胫腓骨。在组织形态学方面，分化型和经典型造釉细胞瘤的区别在于肿瘤内上皮样成分的范围。分化型以 OFD 样成分为主，伴有小灶的上皮样细胞，上皮细胞巢少，寻找困难；而经典型以上皮样成分为主，OFD 样成分不易发现。上皮样成分呈基底细胞样、管状型、梭形细胞型和鳞状细胞型。本例患者两次复发，但镜下以 OFD 成分为主，局灶区域梭形细胞密度增加，经免疫标记显示 CK 阳性的上皮细胞巢，未见去分化成分，故诊断为复发性骨纤维结构不良样造釉细胞瘤。鉴别诊断方面，骨纤维结构不良样造釉细胞瘤和 OFD 的鉴别最为困难。因为无论是从发病年龄（均发生于 20 岁之前）、发病部位（均好发于胫腓骨）、影像学表现（均发生于骨干皮质内），还是病理形态表现（均以 OFD 样成分为主），两者都十分相似。而骨纤维结构不良样造釉细胞瘤中可发现小巢上皮细胞，所以对送检标本的充分取材是鉴别诊断的关键所在。免疫组化分析显示 OFD 中可见散在单个的上皮标记阳性细胞，而骨纤维结构不良样造釉细胞中可见散在上皮标记阳性的细胞巢。常用的上皮标记抗体为 CK-pan、CK_5、CK_{14} 和 CK_{19}。

骨肿瘤科：中间型骨肿瘤，其复发可能与该疾病本身特点及手术病灶切除的完整性相关。主要是以彻底刮除植骨为主，多数学者认为广泛切除或边缘切除加局部骨组织重建是较合理的选择,可使复发率及转移率均明显降低。该病有反复复发或恶化可能,可采取广泛切除游离腓骨重建。临床医生应根据患者的特点、肿瘤的部位及临床经验等选择合适的手术方式。

肿瘤内科:长骨造釉细胞瘤是一种罕见的低度恶性的骨原发肿瘤,在骨肿瘤中占 0.4%,且 80%~90% 好发于胫骨。治疗多以手术为主。对于极少数造釉细胞瘤伴全身转移的患者,治疗也可考虑采用全身化疗 + 局部治疗。该例患者虽有两次复发,但病变局限,未见全身多发转移,故治疗仍以广泛切除为主。

经验分享

1. 骨纤维结构不良样造釉细胞瘤属于骨的其他间叶性肿瘤,是长骨造釉细胞瘤的一种组织学亚型,ICD-O 编码 9261/1,是一种中间型的原发性骨肿瘤。其复发率约为 20%,但复发后极少发生转移或进展为经典型造釉细胞瘤。

2. 多发生于 10~20 岁的年轻患者,预后优于经典型造釉细胞瘤,以局部进行性肿胀、间歇性隐痛或钝痛为主要特点,临床无特异性。

3. 典型影像学表现为位于胫骨中段或中下段前缘皮质内的单个或多个偏心性、膨胀性、溶骨性骨破坏,部分可见分叶状病变,边缘锐利,有硬化边缘,称"Soap bubble 征",少数累及软组织。

4. 临床上常需与 OFD 鉴别,确诊依靠病理检查及免疫组化分析。

5. 初次治疗方法的选择对肿瘤复发有重要影响。目前治疗多采用积极手术刮除肿瘤,由于其潜在复发可能,应尽可能彻底切除肿瘤病灶,以期获得良好预后。

参考文献

［1］ALBANO D, BOSIO G, BERTAGNA F. ^{18}F-FDG PET/CT in staging and follow-up of adamantinoma. Rev Esp Med Nucl Imagen Mol, 2016, 35（5）: 341-343.

［2］CZERNIAK B. Dorfman and Czerniak's bone tumors. 2nd ed. Amsterdam: Elsevier, 2016.

［3］MOST M J, SIM F H, INWARDS C Y. Osteofibrous dysplasia and adamantinoma. Journal of the American Academy of Orthopaedic Surgeons, 2010, 18（6）: 358-366.

［4］RATRA A, WOOLDRIDGE A, BRINDLEY G. Osteofibrous dysplasia-like adamantinoma of the tibia in a 15-year-old girl. Am J Orthop, 2015, 44（10）: E411-E413.

［5］司建荣,张雅丽,姜兆侯. 骨的纤维结构不良,骨性纤维结构不良和骨化性纤维瘤——易混淆的病名,病理本质和影像学表现. 临床放射学杂志, 2016, 35（2）: 308-310.

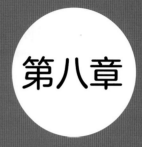

第八章

其他骨病变

病例 37 影响钙磷代谢的"骨肿瘤"

病例简介

患者男性,30岁。主诉:2016年患者无明显诱因下出现右臀部疼痛,加重1年余。

现病史:右臀部局部疼痛为钝痛,休息后可缓解,未治疗。2017年1月出现活动后疼痛明显加重,疼痛剧烈,至当地医院摄片提示右侧耻骨下支骨质破坏,诊断不明确,建议至上级医院就诊。遂至我院普通门诊就诊,行CT检查提示右侧耻骨下支膨胀性溶骨性骨质破坏,中间型或偏恶性肿瘤可能。患者为求进一步治疗,遂至MDT门诊就诊。

既往史:2014年因肾结石行手术治疗,其他无殊。

体格检查:右侧臀部及腹股沟区未见明显肿胀,压痛(+),局部皮温不高,右侧髋关节活动可。

实验室检查(2017年1月):血磷 0.55 mmol/L(0.80~1.60mmol/L)↓;1,25-羟基维生素D₃ 10.84 ng/ml(<20ng/ml)↓;碱性磷酸酶 295 U/L(15~112 U/L)↑;甲状旁腺激素(PTH)73.12pg/ml(15~65ng/L)↑。

影像学检查

X线(图37-1a)及CT(图37-1b~d)示右侧耻骨下支轻度膨胀性溶骨性骨质破坏,病灶密度不均,边界尚清,骨皮质明显变薄,局部不连续,周边伴软组织轻度肿胀。

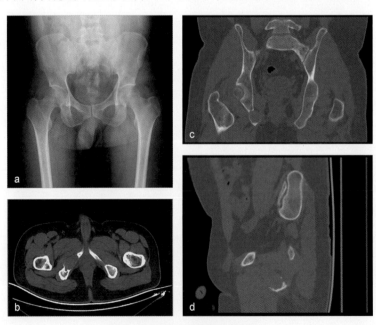

图37-1 2017年1月我院X线及CT

　　MRI（图 37-2a、b）示右侧耻骨下支膨胀性骨质破坏伴信号异常，T_1WI 呈低信号，T_2WI 压脂呈高低混杂信号，增强后明显强化（图 37-2c、d）。两侧股骨颈骨质欠连续伴信号异常。

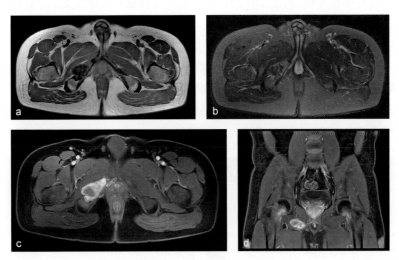

图37-2　患者右髋部MRI

穿刺病理

　　右坐骨穿刺活检：镜下为骨小梁间隙内薄壁脉管增生伴囊性扩张，脉管瘤病和囊性纤维性骨病均不完全除外。

首次 MDT 讨论

　　影像科：右侧耻骨下支膨胀性溶骨性骨质破坏，边界尚清，骨皮质明显变薄，局部不连续，周边伴软组织轻度肿胀，余骨盆诸骨的骨小梁稀疏。MRI 增强发现右侧耻骨下支膨胀性骨质破坏，T_1WI 呈低信号，T_2WI 压脂呈高低混杂信号，增强后明显强化，两侧股骨颈假性骨折可能，综合考虑中间型或偏恶性肿瘤可能，血管瘤待排。结合血磷降低、1, 25- 羟基维生素 D_3 降低、PTH 升高，须除外甲状旁腺功能亢进及肿瘤性骨软化（tumor-induced osteomalacia，TIO）的可能性。

　　病理科：穿刺活检镜下见骨小梁间隙内薄壁脉管增生伴囊性扩张，脉管瘤病和囊性纤维性骨病均不完全除外，鉴于穿刺活检观察局限，建议切开活检进一步明确诊断。

　　骨肿瘤科：患者为青年男性，慢性病程，局部疼痛明显，影像学表现以右侧耻骨下支膨胀性溶骨性骨质破坏为主，病理示骨小梁间隙内薄壁脉管增生伴囊性扩张，考虑脉管瘤病和囊性纤维性骨病，结合患者血液学检查，需除外甲状旁腺功能亢进及 TIO 的可能性。肿瘤局限于右耻骨下支，建议先行手术广泛切除，待术后病理明确病因后再考虑是否行化疗等辅助治疗。

　　肿瘤内科：建议手术广泛切除后，根据术后病理确定治疗方案。暂无术前化疗指征。

　　讨论结论：目前诊断尚不明确，建议手术后明确病理诊断及进一步治疗。

初步诊断

　　右骨盆脉管瘤病或囊性纤维性骨病。

治疗过程

患者入院后完善相关检查,于 2017 年 2 月 6 日行骨盆(右耻骨支)肿瘤切除术。

术后病理

右耻骨:梭形细胞肿瘤伴大片淡粉色物质沉积,骨母细胞和破骨细胞反应性增生,结合临床(碱性磷酸酶升高、血磷偏低)首先考虑磷酸盐尿性间叶性肿瘤(PMT)。

肿瘤内多量淡粉色物质沉积,肿瘤细胞呈梭形,温和,无明显异型,并见散在破骨细胞样巨细胞(图 37-3a HE×200, b HE×200)。

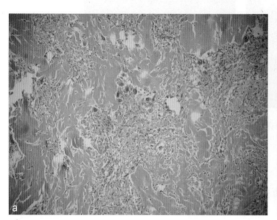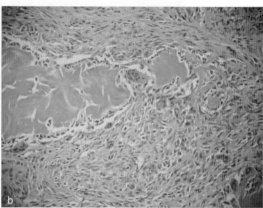

图37-3　患者术后病理图片(HE染色)

最终诊断

右耻骨磷酸盐尿性间叶性肿瘤(PMT)。

随访情况

术后复查实验室检查提示:血磷 1.10 mmol/L; 1, 25- 羟基维生素 D_3 7.58 ng/ml ↓;碱性磷酸酶 120U/L ↑; PTH 137.30pg/ml ↑。嘱患者术后 1、3、6 个月及 1 年定期复查影像和血磷、总 25- 羟基维生素 D_3、碱性磷酸酶及 PTH 等实验室指标。

MDT 点评

影像科:患者为中年男性,病程较长, X 线及 CT 表现为溶骨性骨质破坏, MRI 除了显示病灶强化明显外,另外显示双侧股骨颈假性骨折。实验室检查低血磷、低 1, 25- 羟基维生素 D_3,高碱性磷酸酶及高 PTH。超声排除了甲状旁腺肿瘤,因此首先需考虑 TIO,最终诊断 PMT。

PMT 是一种罕见的间叶性肿瘤,多为良性肿瘤,是引起 TIO 的主要病因之一。TIO 在 X 线上表现为骨小梁稀疏、骨质疏松、骨质软化,严重者可出现骨皮质毛糙、连续性中断,可见垂直于骨皮质的假骨折线并伴局部骨质硬化;病程较长的患者可出现胸腰椎骨质软化及压缩性骨折。PMT 在 CT 上表现为软组织密度灶,部分呈混杂密度;位于骨髓腔者可呈高密度,部分可伴有钙化,边界多较清;良性病变多表现为邻近骨质变薄,当病灶较大时可有膨胀性改变,但皮质连续性存在;中间型及恶性多呈侵袭性生长,可见邻近骨质受压侵蚀、骨质破坏。MRI 表现为病灶整体边界较清晰,呈类圆形及分叶状,T_1WI 等低信号,T_2WI 压脂呈高低混杂信号影,部分可表现为高信号背景下的低信号区,CT 上相应部位则表现为高密度,可能与肿瘤内磷酸钙盐沉积有关。病灶内血管丰富,MRI 增强后可见明显强化。

超声亦可用于病变的检查,病灶常表现为低回声区,边界清楚,形态规则,内常可见丰富血流信号。但该检查局限于浅表部位肿瘤。

^{99m}Tc- 奥曲肽可与生长抑素受体结合在病变区浓聚,对肿瘤定位具有较高的灵敏度和特异度。^{18}F- 氟代脱氧葡萄糖(FDG)PET/CT 显像中病灶的葡萄糖代谢增高,SUV_{max} 为 3~10;^{68}Ga- 生长抑素类似物(^{68}Ga-DOTATATE)PET/CT 扫描亦用于 PMT 病灶的定位,有报道其准确性高于 ^{99m}Tc- 奥曲肽显像。

鉴别诊断:

1. **甲状旁腺亢进** 约 90% 由甲状旁腺瘤引起。表现为长期骨痛,X 线见骨膜下骨吸收、骨质疏松。也可表现为局限性囊状骨破坏(棕色瘤),边界清楚,较大者可向外膨胀。有时可呈多房"皂泡样"改变,类似巨细胞瘤,较大者可伴病理性骨折。病灶出血使含铁血黄素沉积在 MRI 上显示为低信号。实验室检查血钙升高、血磷减低。可行颈部超声、CT 等明确原发灶。

2. **GCT** 好发生于骨端的溶骨性病灶,含铁血黄素沉积时 T_2WI 信号较低,继发 ABC 样改变可见液液平面。无低血磷、高碱性磷酸酶及高 PTH。

病理科:该肿瘤主要由梭形细胞构成,形态温和,细胞核卵圆形;其间穿插鹿角状血管,富于血供。肿瘤内散在粗糙、絮状钙化。瘤细胞的细胞核总体形态单一,核分裂活性低,无肿瘤坏死。结合临床可符合形态学良性的 PMT。本例术前穿刺可能取样于富于血管的区域,故考虑有所偏差。术后患者血磷明显升高,术后随访中血磷未出现下降,进一步支持 PMT 的诊断。

PMT 的形态呈多样性,易被误诊为其他各种类型的间叶性肿瘤。主要有以下几个特点:肿瘤由梭形、卵圆形、星状细胞组成,细胞核较小,核仁不明显,核分裂象少见,细胞密度低;肿瘤细胞产生烟熏样基质,钙化后呈不寻常的絮凝状或污垢样;这些絮凝状的钙化激发破骨样多核巨细胞反应;肿瘤内常见微囊变,形成筛孔样或网状结构;肿瘤内含丰富的血管,可为毛细血管、鹿角状血管或厚壁血管,部分区域可类似孤立性纤维性肿瘤。综上所述,术前穿刺由于取材局限,易导致误诊,应结合临床及影像表现综合考虑。

骨肿瘤科:2013 年 WHO 正式将 PMT 纳入骨和软组织肿瘤分类,分类为"未确定分化的肿瘤",有良性 PMT 及恶性 PMT。其病理生理机制是肿瘤过度分泌成纤维细胞生长因子 23(FGF-23),抑制磷在肾小管的重吸收,引起高磷酸盐尿及低磷酸盐血症;同时 FGF-23 可抑制 25- 羟基维生素 D-α 羟化酶的活性,使 1,25- 羟基维生素 D 生成减少。PMT 病灶小 1.0~7.0cm;好发于骨、软组织及鼻窦,骨骼以下肢和颅面部多见,软组织肿瘤多发生于大腿,其次为足,也可发生于手、腰部、臀部和背部等处;以单发为主,极少数呈全身多发病灶。PMT 肿瘤本身多不引起明显的临床症状,患者多以 TIO 为首发症状。常常成年起病,多见于男性,表现为肌肉无力、进行性骨骼疼痛、骨质疏松、骨骼畸形、活动障碍,严重者可出现假性骨折及骨折。实验室检查血磷、1,25- 羟基维生素 D 降低,血碱性磷酸酶、PTH 升高,血钙正常。肿瘤切除术后，血象在术后数小时、数天至数月后恢复正常。各项指标改变与肿瘤良恶性无明显相关。本例患者确诊为 PMT，手术切除是首选的治疗方案；由于 PMT 常呈浸润式生长，容易复发，因此在明确原发灶位置的情况下，排除其他禁忌后，均应行扩大切除术，防止复发。

肿瘤内科：手术完整切除后，血磷和碱性磷酸酶等指标逐渐恢复正常。成纤维细胞生长因子受体（FGFR）抑制剂（如 NVP-BGJ398）可以显著降低肿瘤负荷、并降低患者的 FGF23 水平。初步临床试验也表明，抗 FGF23 的抗体可以阻断 FGF23 与 FGFR1、Klotho 的结合并缓解肿瘤所致的骨软化症。建议终身补充中性磷和活性维生素 D_3，维持钙、磷代谢水平。

经验分享

1. PMT 是一种罕见的间叶性肿瘤，可分泌过多 FGF23，使得肾脏排磷增加、血磷降低，导致肿瘤源性骨软化。

2. PMT 以单发为主，可分布于全身各处，多发生于骨及软组织，四肢是其好发部位。肿瘤多数为中间型，部分可表现为恶性。典型临床表现为骨痛、乏力、活动障碍。

3. 首选 ^{99m}Tc- 奥曲肽等核素检查以寻找病灶，亦可行 ^{68}Ga-DOTATATE PET/CT 进行定位。CT 检查可进一步明确病灶大小、边界、密度；MRI 增强检查可提高诊断准确性。对浅表部位软组织 PMT 可行超声检查辅助诊断。

4. PMT 形态多样，富于血管，瘤细胞为形态温和的梭形至星形表现，背景为独特的烟熏样基质，伴絮状钙化。该肿瘤高达 50% 的比例可见 *FN1-FGFR1* 融合或 *FN1-FGF1* 融合。显色原位杂交 FGF23 mRNA 强阳性。

5. 多数病例属良性，完整切除后骨软化症可自愈。术后血磷仍低于正常水平者需要考虑术后病灶残留或复发可能。

参考文献

［1］CHOI J H, RO J Y. The 2020 WHO classification of tumors of soft tissue：Selected changes and new entities. Adv Anat Pathol, 2021, 28（1）：44-58.

［2］KALLEN M E, HORNICK J L. The 2020 WHO classification：What's new in soft tissue tumor pathology? Am J Surg Pathol, 2021, 45（1）：e1-e23.

［3］颜方方, 陈喆祎, 陈梦宇, 等 . 磷酸盐尿性间叶肿瘤的影像表现及诊断 . 中华放射学杂志, 2018, 52（11）：853-863.

病例 38 不一样的"瘤巢"

病例简介

患者男性,11 岁。主诉:2022 年 7 月右上臂远端轻微疼痛不适,已 2 月余。

现病史:外院 CT 提示右肱骨下段骨肿瘤来诊。体格检查:右上臂压痛不明显,皮温不高,活动无明显受限。

影像学检查

CT(图 38-1)示右肱骨中下段后缘皮质内局灶性骨质破坏,破坏区内见条状密度影,周围层状骨膜反应。

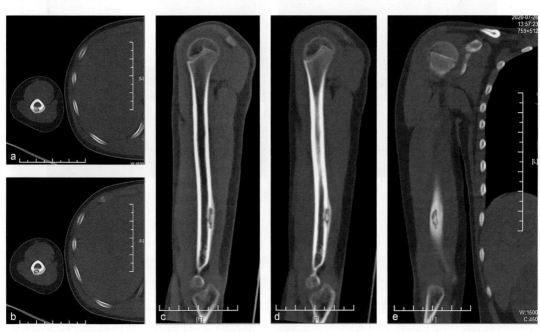

图38-1 患者CT

MRI 示右肱骨中下段后缘皮质内异常信号影,长径约 3cm,呈斑片状,T_1WI 低信号(图 38-2a、c),T_2WI 压脂高信号(图 38-2b、d~f),其内可见小片 T_1WI、T_2WI 压脂更低信号影,相应部位髓腔见明显骨髓水肿,伴骨膜反应,周围软组织轻度肿胀。

PET/CT(图 38-3a、b)示右侧肱骨中下段局部骨皮质增厚,周围骨膜反应形成,内见一瘤巢,长度约 7mm,伴轻微放射性摄取,SUV_{max} 约 2.0;其余所见骨骼骨质密度未见明显异常,所见骨骼放射性分布未见明显异常。右侧肱骨中下段局部骨皮质增厚,伴轻微葡萄糖代谢,考虑为良性病变,骨样骨瘤可能性大。

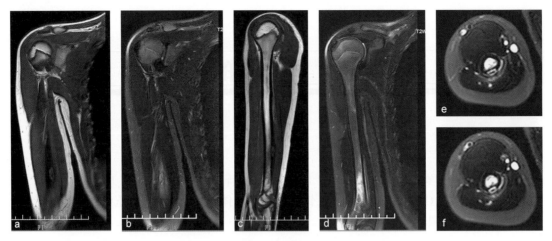

图38-2 患者MRI

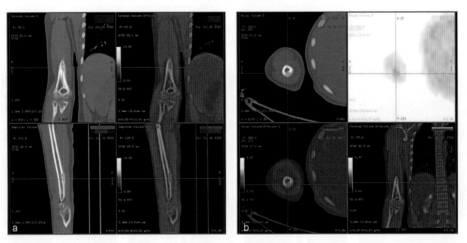

图38-3 患者PET/CT

MDT 讨论

影像科：右肱骨下段后缘皮质内局灶性骨质破坏，破坏区内见致密影，层状骨膜反应，横断面 CT 图像上致密影类似骨样骨瘤的瘤巢表现，但从冠状位重建来看病变纵径较长，致密影呈条状，周围骨质增生硬化不太明显，不符合骨样骨瘤影像特点；MRI 显示病变周围骨髓水肿明显，皮下软组织肿胀；PET/CT 提示病灶为单发病变，轻微放射性摄取，$SUV_{max}=2.0$，上述均提示骨皮质炎较骨样骨瘤可能性大。

骨肿瘤科：患者临床症状不明显，慢性病程，无明确外伤及全身感染史，结合影像学表现初步考虑右肱骨中下段骨皮质炎或骨样骨瘤可能，受限于病灶较小，位于皮质内，穿刺困难，可行直接刮除术，待术后病理明确诊断并进一步治疗。

讨论结论：建议患者行右肱骨中下段病灶刮除植骨内固定术。

初步诊断

右肱骨中下段骨皮质炎或骨样骨瘤。

病理结果

术后病理：右肱骨中下段皮质病理诊断慢性化脓性皮质炎伴反应性骨质增生。

镜下见多量淋巴细胞、浆细胞、中性粒细胞浸润伴炎性肉芽组织增生、死骨形成（HE×100）（图38-4）。

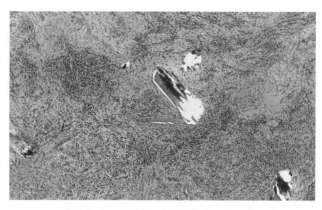

图38-4　患者术后病理图片（HE染色）

最终诊断

右肱骨中下段皮质慢性化脓性皮质炎。

MDT 点评

影像科：患者需要鉴别的是骨皮质炎和骨样骨瘤，根据骨皮质破坏区及其内高密度影的纵径 > 横径，以及病变周围骨质反应性硬化不明显，考虑病灶内是死骨而不是瘤巢，炎症较骨样骨瘤可能性大，后续通过病理也得到了证实。通过该病例体现了 CT 多平面重建观察病变的重要性。

化脓性骨髓炎是指涉及骨髓、骨皮质和骨膜的化脓性炎症，致病菌以金黄色葡萄球菌最多见，可经血行播散，邻近软组织的感染或开放性的骨折使细菌侵及骨髓或关节滑膜。蔓延发展的三种途径：直接沿骨髓腔蔓延；通过骨皮质形成骨膜下脓肿，再经中央管进入骨髓腔；通过骨皮质进入关节腔，形成化脓性关节炎。本例患者应该属于第二种蔓延方式。

X 线表现：第 1 周"脏"，显示软组织肿胀，皮下脂肪层模糊，增厚；第 2 周"破"，骨质破坏改变；第 3 周"椎"，骨膜增生出现；2 个月左右"死骨"，出现死骨。有个形象的比喻"一脏二破三生椎，还有死骨在后跟"。本例患者从病程来看也符合慢性骨髓炎的特点。

骨肿瘤科：Cinery-Mader 将骨髓炎根据生物被膜病灶的特征总结为四种类型。Ⅰ型，髓内骨髓炎，病灶局限于骨髓腔；Ⅱ型，表浅性骨髓炎，病灶局限于骨的外表面，常常伴有难治性的软组织缺损，缺乏保护；Ⅲ型，局限性骨髓炎，有存在明显边界的附着的或浮动的骨片，常伴有Ⅰ型和Ⅱ型骨髓炎的特点，局限性骨髓炎可以大范围切除整个病灶而不会导致骨段的不稳；Ⅳ型，弥漫性骨髓炎，病灶累及一整段骨或一整个关节，常伴有Ⅰ、Ⅱ、Ⅲ型骨髓炎的特点。早期以抗感染治疗、制动为主。后期出现局部及全身感染症状，需要手术清除病灶。

肿瘤内科、病理科：该例患者行右肱骨中下段病灶刮除植骨内固定术后，恢复良好，嘱定期复查血常规,该病例充分证实了 MDT 准确诊断及治疗的作用。Ⅳ型在完善和彻底的清创前或清创后存在机械不稳。本例患者病灶局限于皮质区、髓腔受累应属于Ⅲ型。病理表现为慢性化脓性炎症表现,见大量淋巴细胞、浆细胞、中性粒细胞浸润,伴死骨形成及炎症刺激导致的反应性骨质增生。

经验分享

　　1. 骨髓炎好发于青少年、儿童,主要侵犯长骨干骺端,发病率高低依次为胫骨、股骨、肱骨、桡骨。

　　2. 骨皮质炎是骨髓炎的一种蔓延途径,多模态影像可准确做出诊断及预后评价。

　　3. 骨髓炎的治疗需彻底清除病灶,必要时开放性松质骨植骨及双管冲洗。

参考文献

[1] FORSBERG J A. POTTER B K, CIERNY G, et al. Diagnosis and management of chronic infection. J Am Acad Orthop Surg, 2011, 19 (Suppl 1): S8-S19.

[2] LAZZARINI L, MADER J T, CALHOUN J H. Osteomyelitis in long bones. J Bone Joint Surg Am, 2004, 86 (10): 2305-2318.

[3] PATZAKIS M J, ZALAVRAS C G. Chronic posttraumatic osteomyelitis and infected nonunion of the tibia: current management concepts. J Am Acad Orthop Surg, 2005, 13 (6): 417-427.

[4] RAO N, CANNELLA B, CROSSETT L S, et al. A preoperative decolonization protocol for staphylococcus aureus prevents orthopaedic infections. Clin OrthopRelat Res, 2008, 466 (6): 1343-1348.

病例 39 "甲状腺瘤"术后的骨折

病例简介

　　患者女性,44 岁。主诉:2014 年 9 月举重物后出现右侧锁骨疼痛,已 3 月余。

　　现病史:外院骨扫描示右锁骨中段局部骨代谢异常活跃,后患者自觉症状缓解后,未继续诊治。2014 年 12 月患者用力后又出现右侧锁骨疼痛伴肿胀,右上肢活动受限,至我院行 X 线、CT、MRI 检查示右锁骨中段局灶性溶骨性骨质破坏,局部骨皮质中断。为明确诊断至 MDT 门诊就诊,追问病史,患者 2009 年 9 月因右甲状腺肿块于外院行右甲状腺次全切除,术后病理示"甲状腺腺瘤"。

　　体格检查:右锁骨中段可扪及 2cm×2cm 肿块,质硬,边界尚清,有压痛。颈部可见手术瘢痕。

影像学检查

　　X 线(图 39-1a)及 CT(图 39-1b、c)示右锁骨中段骨质不连续,局灶性溶骨性骨质破坏,无骨膜反应;MRI(图 39-1d~g)示右侧锁骨中段骨质破坏,软组织肿块突破骨皮质,病灶呈 T$_1$WI 等信号,T$_2$WI 压脂不均匀高信号,增强后明显强化。

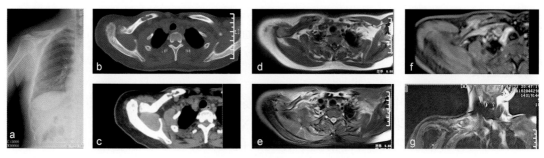

图39-1　患者X线、CT及MRI

MDT 讨论

　　影像科:右侧锁骨骨质破坏伴病理性骨折,软组织肿块形成,结合病史,考虑右锁骨恶性肿瘤,转移瘤可能性大。

　　病理科:影像检查表现为右锁骨中段病灶呈侵袭性,可行穿刺或手术切除后进一步明确诊断。患者既往有右侧甲状腺次全切除病史,考虑到甲状腺腺瘤与甲状腺微浸润滤泡癌有时病理鉴别诊断较困难,不能除外转移性甲状腺滤泡癌的可能性。遂复查原甲状腺术后病理切片,会诊意见为甲状腺滤泡癌(包膜浸润型),故右侧锁骨病变应首先考虑甲状腺滤泡癌骨转移可能性。

　　骨肿瘤科:结合病史考虑锁骨病理性骨折,建议手术广泛切除锁骨,不重建。

　　肿瘤内科:患者5年前有甲状腺癌病史,目前出现右侧锁骨病理性骨折,应首先考虑甲状腺癌骨转移。对于孤立性骨转移病灶,可考虑手术切除治疗。

初步诊断

　　右侧锁骨转移性甲状腺滤泡癌伴骨折。

治疗过程

　　患者于2014年12月2日收治入院,完善血管超声:右侧锁骨下动静脉位于肿块内下方,关系不密切,血管未见明显压迫;两上肢静脉未见栓塞表现。于全身麻醉下行右侧锁骨骨肿瘤切除术(图39-2)。

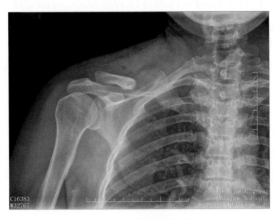

图39-2　患者术后X线

右侧锁骨中段及内侧1/3段切除术后改变。

病理结果

　　术后病理:(右锁骨中段)结合临床病史及免疫组化结果,可符合转移性甲状腺滤泡癌。肿瘤组织免疫酶标记结果:TTF-1(+)、TG(+)、PAX8(+)、CK(+)。

　　右侧锁骨肿瘤切除标本,低倍镜下骨髓腔内见高分化甲状腺滤泡浸润(图39-3a HE×200);免疫标记显示甲状腺球蛋白阳性(图39-3b IHC×200);复查5年前右侧甲状腺次全切除病理切片,低倍镜下显示滤泡性肿瘤,肿瘤包膜纤维性增厚(图39-3c HE×40);中倍镜显示滤泡上皮侵犯并穿透肿瘤包膜(图39-3d HE×200)。

最终诊断

　　右侧锁骨转移性甲状腺滤泡癌。

随访情况

　　术后3个月、6个月、1年、2年、3年定期复查。

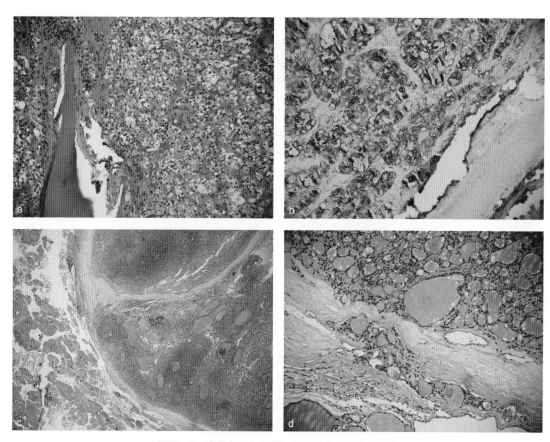

图39-3　患者术后病理图片（HE染色）及免疫组化

随访期间，2015年2月2日患者于普外科行左侧甲状腺全切＋残留右甲状腺切除＋双侧喉返神经探查＋左侧Ⅲ、Ⅳ区淋巴结清扫。术后病理提示双侧甲状腺滤泡上皮结节样增生，未见肿瘤残留。2015年5月6日于核医学科予100mCi碘-131清甲治疗。治疗前甲状腺球蛋白3.58ng/ml；治疗后碘扫描提示残留甲状腺摄碘。碘-131治疗后患者服用左甲状腺素125μg替代抑制治疗，定期核医学科随访。

全身骨扫描（图39-4）示右侧锁骨中段局灶放射性摄取缺损，邻近骨质放射性摄取稍增高，符合切除术后改变合并邻近轻度反应性骨质增生。第一次治疗后碘扫描提示残留甲状腺摄碘，右锁骨区无摄碘，提示转移灶切除干净。第二次碘治疗后全身未见异常碘摄取。

MDT 点评

影像科：发生于锁骨的肿瘤性病变少见，以转移瘤相对多见。原发性锁骨肿瘤和肿瘤样病变约占全部骨肿瘤的1%，且种类较多。恶性肿瘤主要包括骨肉瘤、软骨肉瘤、尤因肉瘤和淋巴瘤等，占锁骨原发肿瘤的一半以上；良性肿瘤如骨瘤、骨软骨瘤病、血管瘤和巨细胞瘤、嗜酸细胞肉芽肿、软骨黏液样纤维瘤等，所占比例较小。非肿瘤性病变主要包括致密性骨炎等。本例患者为中年女性，影像学检查示右侧锁骨中段孤立性溶骨性骨质破坏区，软组织肿块突破骨皮质，强化明显，骨膜反应不明显。既往有甲状腺滤泡癌病史，转移瘤应放在首位考虑。

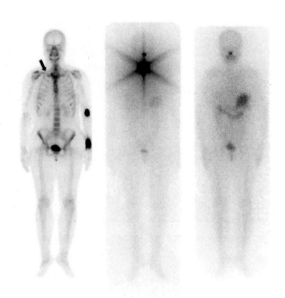

2015.5 骨扫描   2015.5 碘扫描   2015.10 碘扫描

图39-4   患者全身骨扫描

病理科：该患者 5 年前行甲状腺肿瘤切除手术，现发现右锁骨孤立性骨质破坏，影像学表现高度怀疑为转移瘤。复查之前甲状腺切除术后病理切片，为甲状腺滤泡性肿瘤伴局灶包膜侵犯并穿透，故确定病理诊断为甲状腺滤泡癌。右侧锁骨病灶镜下骨髓腔内见高分化甲状腺滤泡浸润，免疫组化显示甲状腺球蛋白阳性，结合之前甲状腺滤泡癌切除病史，转移性甲状腺滤泡癌诊断成立。甲状腺滤泡癌滤泡上皮分化好，与正常甲状腺滤泡上皮难以区分，诊断的关键在于仔细寻找滤泡上皮侵犯肿瘤包膜或包膜血管的证据。所以充分取材，特别是对肿瘤包膜的充分取材显得尤其重要；显微镜下对肿瘤包膜及包膜血管的观察必须非常全面，仔细寻找微小浸润灶或微小的包膜血管内瘤栓，并辅以免疫组化染色证实，以避免误诊或漏诊。

骨肿瘤科：该患者以活动后右锁骨区疼痛为主要症状，伴发病理性骨折而就诊，追问病史发现既往有右侧甲状腺肿瘤手术史，结合影像及病理结果，最终考虑甲状腺滤泡癌右锁骨转移，广泛切除为主要治疗方法。

肿瘤内科：甲状腺滤泡癌初始治疗常以外科手术干预为主。根据甲状腺癌复发危险分层，决定患者是否需要联合碘 -131 辅助治疗。甲状腺全切患者需长期口服甲状腺激素替代抑制治疗。部分骨转移患者若发生骨不良事件，可予以病灶切除或骨水泥治疗。双膦酸盐也是治疗的手段之一。

经验分享

1. 甲状腺滤泡癌是分化型甲状腺癌的一种类型，占分化型甲状腺癌的 15%~20%，占所有甲状腺癌的 6%~10%。以血行转移为主。

2. 甲状腺滤泡癌的诊断是以显微镜下见到肿瘤穿透包膜或侵犯包膜血管为标准；也有部分患者以骨转移后发生病理性骨折为首发症状。

3. 治疗方法主要包括手术切除、术后碘 −131 治疗、TSH 抑制治疗。

4. 随访主要依赖颈部超声、甲状腺球蛋白水平等。

参考文献

［1］HAUGEN B R, ALEXANDER E K, BIBLE K C, et al. 2015 American thyroid association management guidelines for adult patients with thyroid nodules and differentiated thyroid cancer: the American thyroid association guidelines task force on thyroid nodules and differentiated thyroid cancer. Thyroid, 2016, 26 (1): 1-133.

［2］QIU Z L, SHEN C T, SUN Z K, et al. Distant metastases from pathologically proven benign follicular nodules of the thyroid: clinicopathological features and predictors of long-term survival. Endocrine, 2020, 69 (1): 113-125.

［3］REN, K., WU, S., SHI, X. et al. Primary clavicle tumors and tumorous lesions: A review of 206 cases in East Asia. Arch Orthop Trauma Surg, 2012, 132 (6), 883-889 .

病例 40　过度运动后的"虚惊"

病例简介

患者男性，17 岁。主诉：2015 年 2 月患者因滑雪外伤导致左大腿剧烈疼痛伴活动受限，已 1 月余。

现病史：患者于国外就诊，行 MRI 检查考虑尤因肉瘤。2015 年 3 月患者回国后至 MDT 就诊。患者平素体健，无其余不适主诉。

体格检查：左大腿稍肿胀，局部压痛明显，左下肢活动受限。

影像学检查

左股骨正侧位 X 线（图 40-1）示左股骨后缘皮质见条状透亮影，股骨中段见层状骨膜反应。

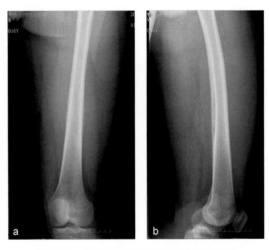

图40-1　患者2015年3月左股骨正侧位X线

MRI（图 40-2）示左股骨髓腔内见异常信号病灶，呈 T_1WI 低信号，T_2WI 压脂高信号，后缘骨皮质见线样 T_2WI 压脂高信号，并见骨膜反应，以股骨中段明显，周边肌肉组织信号增高，皮下软组织尚可。

MDT 讨论

患者为青少年男性，急性病程，有外伤史，结合影像学表现考虑为损伤后改变，隐匿性骨折可能性大，建议患者左下肢制动，避免负重，定期随访。

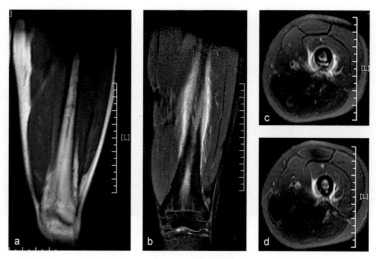

图40-2　患者左股骨MRI

初步诊断

左股骨隐匿性骨折。

随访情况

制动休息4个月后（2015年7月）复查。

X线（图40-3）对比图40-1，左股骨后缘皮质区条状透亮影较前减弱，骨膜反应已修复。

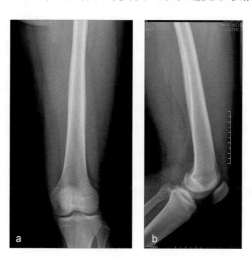

图40-3　患者复查X线

MRI（图40-4）对比图40-2，原左股骨髓腔内异常信号病灶基本消失，周边肌肉组织、皮下软组织未见异常信号。

最终诊断

左股骨隐匿性骨折。

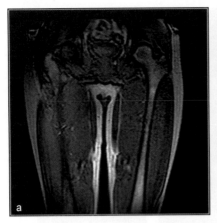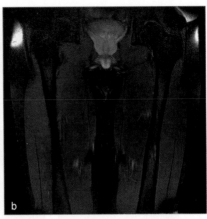

图40-4　患者复查MRI

MDT 点评

影像科：患者为青少年男性，急性病程，有明确外伤史伴左大腿疼痛、活动受限，外院 MRI 检查考虑左股骨尤因肉瘤。我院 X 线示左股骨后缘皮质区条状透亮影伴股骨中段骨膜反应；MRI 示左股骨髓腔内异常信号病灶，呈 T_1WI 低信号，T_2WI 压脂高信号，骨皮质条状异常信号，并见骨膜反应，以股骨中段明显，周围软组织水肿，综上考虑为损伤后改变，隐匿性骨折可能性大，建议制动。4 个月后 X 线复查示左股骨后缘皮质区条状透亮影较前减弱，骨膜反应已修复，未见明显骨质硬化、增生及死骨形成，提示病变好转、愈合倾向，证实了隐匿性骨折的诊断，同时排除尤因肉瘤及骨髓炎的可能，避免了穿刺、化疗及手术等进一步治疗措施。

骨肿瘤科：患者在外伤后 1 个月来我院查 X 线及 MRI 示左股骨中段异常信号，伴有骨膜反应，结合临床资料可诊断隐匿性骨折，且骨膜反应提示病变损伤修复中。虽其发病年龄、部位及部分影像学改变符合尤因肉瘤表现，但考虑到有明确外伤史且无明确骨质破坏、软组织肿块等恶性肿瘤性病变征象，应以隐匿性骨折为第一诊断，最佳的治疗方法为制动休息，复查结果提示病变吸收、好转也印证了隐匿性骨折的诊断。若考虑尤因肉瘤则需进一步穿刺活检确诊。因此，影像诊断对患者临床后续治疗有着重要指导意义，影像科医生在诊断时应充分结合患者临床资料，做出最佳诊断。外伤后的持续疼痛，X 线无异常发现，可疑隐匿性骨折者，MRI 应为首选检查。需要注意的是，隐匿性骨折的 MRI 表现是非特异性的，任何原因引起的髓腔水肿都能出现与隐匿性骨折造成的水肿一样的 MRI 信号改变，所以必须密切结合临床病史进行诊断。

经验分享

1. 隐匿性骨折又称骨挫伤或不完全骨折，对于有明确外伤史的患者，若 X 线、CT 检查阴性，需高度怀疑隐匿性骨折的可能。

2. MRI 在隐匿性骨折的诊断上具有明显优势，呈 T_1WI 低信号、T_2WI 高信号的髓腔水肿表现，还可显示周围软组织的损伤情况。

3. 隐匿性骨折的 MRI 表现有时是非特异性的,需要结合病史、临床表现等与骨髓炎、骨肿瘤进行鉴别,密切随访。

4. 长期过度运动史或突然的过度运动是隐匿性骨折重要的鉴别诊断病史,临床实践中应该仔细询问。

参考文献

［1］CALDWELL R, BLANKSTEIN M, BARTLETT C S, et al. MRI-only occult geriatric hip fractures: Is displacement common with nonoperative treatment?. Arch Orthop Trauma Surg, 2021, 141 (7): 1109-1114.

［2］HAJ-MIRZAIAN A, ENG J, KHORASANI R, et al. Use of advanced imaging for radiographically occult hip fracture in elderly patients: A systematic review and meta-analysis. Radiology, 2020, 296 (3): 521-531.

［3］LI Z, FENG B, WENG X. Occult fracture in teenager's tibia revealed by MRI. Lancet. 2020, 396 (10266): 1914.

［4］TSAI M C, CHEN Y S. Occult femur fracture. Mayo Clin Proc, 2019, 94 (10): 1934-1935.

［5］李蔚洪,张挺. MSCT 三维重建与 MRI 诊断膝关节隐匿性骨折的临床研究. 浙江创伤外科, 2022, 27 (1): 153-154.

病例 41　不一样的梗死

病例简介

　　患者男性,56 岁。主诉:2019 年 4 月无明显诱因出现左膝疼痛,活动受限已 2 月余。

　　现病史:至当地医院行切开活检术,诊断为左股骨远端骨肉瘤,建议外院会诊。遂至 MDT 门诊就诊。

　　既往史:主动脉瓣置换术后 1 月余。

　　体格检查:左大腿远端疼痛、肿胀,局部可触及肿物,质软、不可推动,皮温不高,压痛明显,远端血运及感觉可,左膝活动受限。

影像学检查

　　X 线(图 41-1a)示左股骨远端骨质破坏,伴混杂密度影,边界不清,骨皮质不连续,皮质外可见不规则骨化影,关节面欠光整。CT(图 41-1b)示左股骨远端斑块状骨质破坏伴软组织肿块形成,可见骨化影,骨皮质连续性中断,累及关节面。MRI 示左股骨远端骨质破坏伴软组织肿块,大小约 8cm × 8cm,病灶信号不均匀,呈 T_1WI 低信号(图 41-1c),T_2WI 高低混杂信号(图 41-1d),增强后明显不均匀强化(图 41-1e),局部骨皮质不连续。病灶上方髓腔内可见地图样信号异常。提示左股骨远端恶性肿瘤伴病理性骨折;左股骨远端骨梗死。

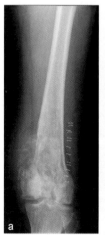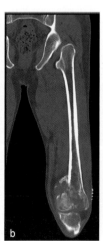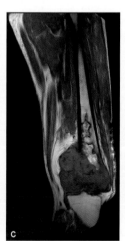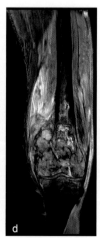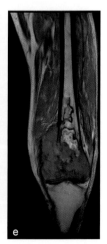

图41-1　患者X线、CT及MRI

MDT 讨论

　　影像科:患者为中年男性,左股骨远端骨质破坏伴病理性骨折,软组织肿块形成,考虑恶性肿瘤。同时发现病灶上方髓腔存在骨梗死灶,可能与病变存在相关性。需结合病理明确诊断。

病理科:外院会诊病理,2019 年 6 月 3 日(左侧股骨)高级别梭形细胞肉瘤,结合影像学改变及免疫组化结果,考虑骨梗死恶变,恶变成分为梭形细胞未分化肉瘤。

骨肿瘤科:患者为中年男性,根据临床症状、影像征象及外院会诊病理均符合恶性骨肿瘤,骨质破坏同时存在骨梗死,考虑骨梗死相关肉瘤(IAS)可能性大。建议完善术前检查,全身麻醉下行左股骨远端瘤段切除 + 关节置换术。

初步诊断

左股骨远端骨梗死相关肉瘤(IAS)。

治疗过程

2019 年 6 月于全身麻醉下行左股骨远端瘤段切除 + 关节置换术。术后定期复查(图 41-2)。

术后病理

左股骨远端高级别梭形细胞肉瘤伴坏死,结合影像学改变,考虑骨梗死恶变,恶变成分为梭形细胞未分化肉瘤。

梭形肿瘤细胞呈交叉束状排列,肿瘤细胞异型明显,核分裂多见,并见病理性核分裂(图 41-3a HE×100);肿瘤浸润骨皮质(图 41-3b HE×100)。

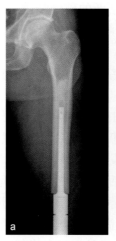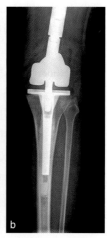

图41-2　患者术后X线

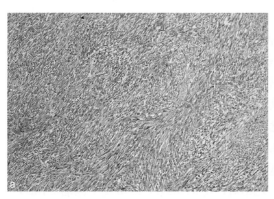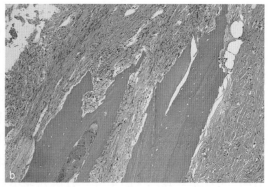

图41-3　患者术后病理图片(HE染色)

最终诊断

左股骨远端骨梗死相关肉瘤(IAS)。

MDT 点评

影像科:患者左股骨远端骨质破坏伴软组织肿块,结合病理符合 IAS 影像表现,肉瘤类型为未分化多形性肉瘤。

IAS 为继发于骨梗死的恶性肿瘤,以继发未分化多形性肉瘤(恶性纤维组织细胞瘤)最为常见。需与骨肉瘤、多形性未分化肉瘤、软骨肉瘤、血管肉瘤、平滑肌肉瘤、骨淋巴瘤、转移瘤等鉴别。

病理科:大部分报道的 IAS 都是特发性的骨梗死,少数患者为起源于药物性或职业性因素基础上的骨梗死。由于大多数骨梗死是无症状的,所以很难评估发生恶性转变的真正危险因素。本例患者亦为特发性骨梗死发生了肉瘤变。骨梗死表现为骨小梁和骨髓组织的缺血性坏死、死骨形成和反应性骨质增生。骨小梁内骨陷窝变大变空,内无骨细胞或仅有固缩的核。在坏死骨被逐渐吸收的同时出现反应性新骨形成。典型病变表现为坏死骨小梁的一侧为活跃的破骨细胞,而另一侧为活跃的成骨细胞。IAS 常为未分化多形性肉瘤、低级别骨肉瘤和普通型骨肉瘤。典型病例可看到骨梗死区域和肉瘤变区域有明显分界。

Dorfman 等总结了 22 例骨梗死肉瘤变的病例,得出以下结论:①男性多见;②黑色人种多见(约占 48%);③发病年龄 18~82 岁(平均年龄 53.7 岁);④未分化多形性肉瘤是骨梗死肉瘤变最常见的肉瘤变类型,而且继发于骨梗死的肉瘤患者年龄通常比原发性肉瘤患者大;⑤约 75% 的 IAS 患者常有多发性的梗死病灶,常位于肿瘤骨对称相反的位置。

关于骨梗死发生恶性转变的原因尚不清楚,有学者提出 IAS 是由于梗死灶附近的修复组织长期过度活动或高度的慢性增殖活动引起的。而大梗死灶并没有完全被取代,因为修复过程最终停止了。未分化多形性肉瘤是最常见的 IAS,而骨肉瘤和血管肉瘤相对少见,其确切原因尚不清楚,可能和参与这种修复过程的细胞类型(如成纤维细胞和内皮细胞等)相关。纤维母细胞在修复过程中扮演重要角色,在边缘区有较高的增殖活性,可能是骨梗死发生恶性转变的起源。由此可见,骨梗死与相关肉瘤之间存在着密切的病理关系。

骨肿瘤科:骨梗死发生的原因有很多,包括大量应用激素、血管损伤、潜水减压病、老年动脉粥样瘤、镰状细胞贫血、戈谢病、感染、系统性红斑狼疮、化学治疗等。陈旧性骨髓梗死一般没有症状,梗死区出现疼痛可能预示着恶性变化。IAS 在临床上是一种罕见的疾病,最常见于 50~60 岁,几乎 2/3 的患者为男性,发病率为 0.6%~1.0%,60% 的病例发生在膝关节周围(股骨远端>胫骨近端),大多数是未分化多形性肉瘤(约占 69%)。除此之外,至今报道的 IAS 还包括骨肉瘤、血管肉瘤、纤维肉瘤和上皮样血管内皮瘤。恶性转化的发病机制仍不清楚,IAS 可能是由邻近梗死的修复组织的恶变引起的。骨梗死区修复组织的“过度增殖活动”可能是导致恶变的基础。有研究显示梗死相对广泛的患者更容易发生肉瘤。IAS 的骨梗死灶和肿瘤灶一般同时存在,梗死区的无血管性质,以及致密的无细胞钙化纤维组织可能会对肿瘤渗透具有抵抗力。IAS 患者的预后较差,5 年生存率约 27%。IAS 公认的治疗方法是广泛手术切除。

肿瘤内科:IAS 是较罕见的一种病变。恶变的类型最多见为未分化多形性肉瘤,其次为骨肉瘤。目前未分化多形性肉瘤治疗方案也可参照骨肉瘤进行,因此骨梗死肉瘤变建议按照骨肉瘤进行化疗。化疗对该病是一种有益的辅助治疗,有研究显示可以将 2 年生存率从 24% 提高到 62%。

经验分享

1. IAS 是一种罕见病,好发于 50~60 岁男性,60% 的病例发生在膝关节周围（股骨远端＞胫骨近端）,最常见的组织学类型为未分化多形性肉瘤（约占 69%）。

2. 骨梗死会发生恶性转变,但危险因素难以评估。当患者病程长、影像提示有恶变可能时,病理必须充分取材,肉眼分辨困难时,可结合影像表现定位重点取材,以期获取恶性证据,为临床治疗提供可靠依据。

3. 陈旧性骨梗死后出现疼痛需警惕继发 IAS。

4. 典型影像学表现　广泛骨梗死灶（"地图样""双线征"）基础上出现恶性肿瘤样影像表现（骨质破坏伴软组织肿块）。

5. 治疗　以广泛手术切除为主,化疗为辅。

6. IAS 患者的预后较差,5 年生存率约 27%。

参考文献

［1］DOMSON G F, SHAHLAEE A, REITH J D, et al. Infarct-associated bone sarcomas. Clin Orthop Relat Res, 2009, 467（7）: 1820-1825.

［2］STACY G S, LO R, MONTAG A. Infarct-associated bone sarcomas: Multimodality imaging findings. AJR Am J Roentgenol, 2015, 205（4）: W432-W441.

［3］冯素臣,程克斌,程晓光,等 . 骨梗死的影像学改变及病理表现 . 中华放射学杂志,2004,38（3）: 249-253.

病例 42   病理中的污垢样钙化

病例简介

患者女性,38 岁。主诉:2015 年 10 月无诱因下出现右臀部肿胀、疼痛,已 6 月余。

现病史:疼痛加重,2016 年 4 月 13 日外院 X 线及 CT 提示右髂骨近骶髂关节处占位,在当地医院穿刺活检,病理未明确诊断。病理科会诊:右髂骨 GCT 可能,局部恶变不除外。遂至我院 MDT 门诊就诊。

体格检查:右臀部压痛明显,局部明显肿胀,皮温不高。

影像学检查

X 线(图 42-1a)示右侧骶髂关节面下髂骨骨质密度不均匀减低,CT(图 42-1b、c)示右侧髂骨溶骨性骨质破坏,骶髂关节受累。

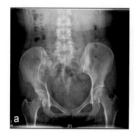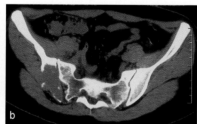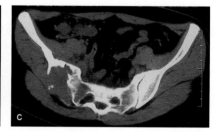

图42-1　患者2016年4月X线及CT

首次 MDT 讨论

影像科:患者中年女性,右侧髂骨溶骨性骨质破坏,骨皮质中断,局部软组织肿块突至皮质外,骶髂关节受累,提示中间型骨原发性肿瘤。

病理科:患者外院右侧髂骨穿刺活检至本科会诊,镜下见病灶富于巨细胞,间质细胞梭形变伴轻度异型,核分裂象易见,结合影像学表现,首先考虑富于巨细胞的中间型或低度恶性肿瘤,如 GCT,且可能发生局部恶变。

骨肿瘤科:患者病程短,局部症状体征明显,结合病理及影像,首先考虑中间型或低度恶性肿瘤病变可能性大,建议再次穿刺活检,进一步明确诊断。

讨论结论:临床、影像、病理结果不符合,再次穿刺活检。

初步诊断

右髂骨富于巨细胞的肿瘤:骨巨细胞瘤(GCT),局部恶变不除外。

穿刺病理

本院再次穿刺病理提示:(右髂骨穿刺)梭形细胞肿瘤,细胞轻度异型,核分裂象易见,肿瘤组织在髓内呈浸润性生长。结合第一次活检及影像学改变,诊断为低度恶性肉瘤,以GCT恶变可能性大。

MDT 第二次讨论

病理科:患者于本院再次行穿刺活检,病理见梭形细胞肿瘤,肿瘤组织在髓内呈浸润性生长,结合第一次活检及影像学改变,诊断为低度恶性肉瘤,以GCT恶变可能性大。

骨肿瘤科:本院再次穿刺活检后病理考虑GCT恶变,肿瘤位于右骶髂关节附近,病灶范围较大,骨质破坏明显,周围未见明显软组织肿块,建议患者先使用地诺单抗治疗半年,抑制破骨,促进病灶边缘硬化,便于确认手术边界。

讨论结论:建议地诺单抗治疗,先每周一针,1个月后改为每月一针,直到术前。

第二次诊断

右髂骨 GCT 恶变。

治疗过程

患者于 2016 年 7 月至 2016 年 9 月使用地诺单抗治疗,每周一针,1 个月后改为每月一针,共使用 6 针,定期随访。地诺单抗治疗前后病灶变化情况见图 42-2。

根据患者用药前后的影像学表现(图 42-2),发现右髂骨病灶处边缘硬化无明显改变,肿瘤控制效果不佳。与患者沟通后建议行手术治疗。

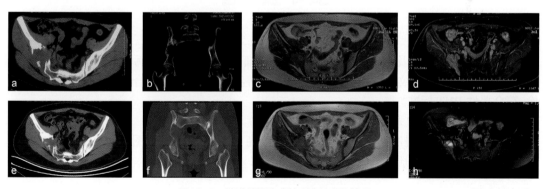

图42-2 地诺单抗治疗前后病灶变化情况

患者 2016 年 7 月用药前 CT 及 MRI(上排),2016 年 9 月用药后 CT 及 MRI(下排)。

2016 年 10 月术前补充实验室和全身 PET/CT 检查,血磷 0.33mmol/L(0.80~1.60mmol/L)↓。右侧髂骨、右侧骶髂关节、右侧髋臼溶骨性骨质破坏,葡萄糖代谢异常增高,SUV_{max}=10.6。全身其余部位未见异常放射性摄取增高灶(图 42-3)。

2016 年 11 月患者入院,于全身麻醉下行右骨盆瘤段切除灭活回植 + 髂骨植骨 + 脊柱钉棒系统内固定 + 右髋关节置换术(图 42-4)。

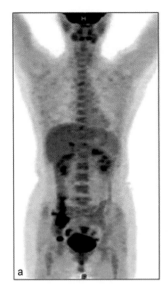
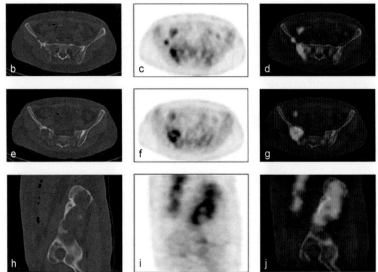

图42-3 患者^{18}F-FDG PET/CT

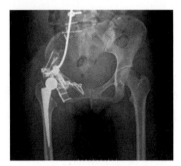

图42-4 患者术后X线

术后病理

术后病理：右髋骨及髋臼病灶镜下可见梭形细胞间叶性肿瘤伴污垢样钙化及骨样组织增生，肿瘤浸润骨旁横纹肌组织，部分间叶细胞有轻 - 中度异型。结合临床及前两次穿刺活检，符合恶性 PMT 标准。

FISH 检测：*MDM2* 基因状态为无扩增（阴性）。

肿瘤在髓腔内呈浸润性生长，肿瘤细胞密度高，且伴轻度异型（图 42-5a HE×100）；部分区域见污垢样钙化，但成骨不明显（图 42-5b HE×100）。

最终诊断

右骨盆恶性磷酸盐尿性间叶性肿瘤（PMT）。

随访情况

术后 3 周复查血磷：1.24mmol/L，术后 3 个月、6 个月、1 年、2 年、3 年定期复查（图 42-6）。

^{18}F-FDG PET/CT（图 42-7）提示：右骨盆，L_4、L_5 椎体术后，S_2 椎体骨质破坏，局部可见软组织肿块，葡萄糖代谢不均匀增高，SUV_{max}=4.4。

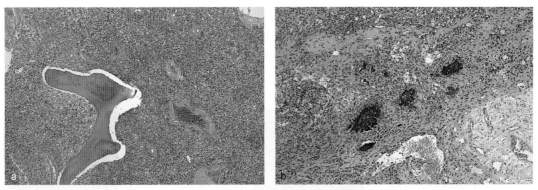

图42-5 患者术后病理图片（HE染色）

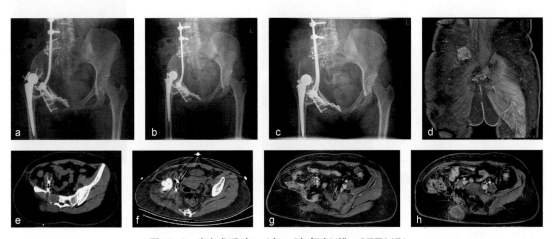

图42-6 患者术后1年、2年、3年复查X线、CT及MRI

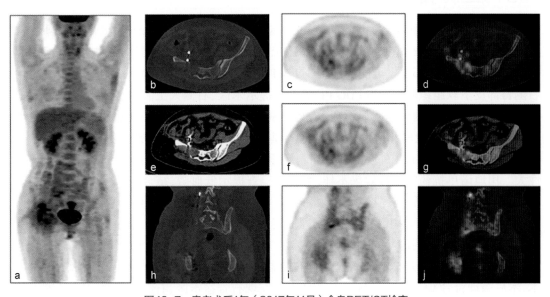

图42-7 患者术后1年（2017年11月）全身PET/CT检查

  ^{18}F-FDG PET/CT（图 42-8）提示：右半骨盆缺如，术区、右侧人工髋臼区、右侧臀部皮下多发软组织肿块，大者大小约 4.7cm×3.5cm，葡萄糖代谢明显增高，SUV$_{max}$=12.3；L$_3$ 椎体局部骨质破坏，葡萄糖代谢增高，SUV$_{max}$=5.3；左侧第 10 肋骨、左侧髂骨骨质破坏，葡萄糖代谢轻度增高，SUV$_{max}$=3.6。

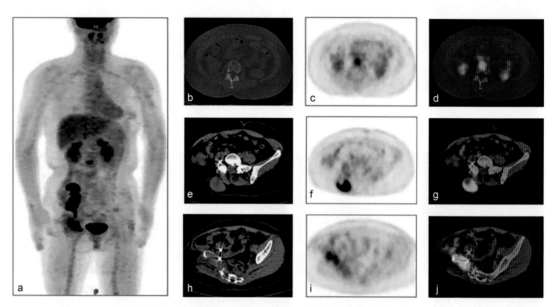

图42-8　患者术后3年（2020年4月）全身PET/CT检查

  2020 年 4 月 23 日穿刺活检病理：右臀部皮下肿瘤细胞异型，核分裂象易见（2~3 个 /HPF），结合临床病史，诊断为复发性恶性 PMT。

MDT 第三次讨论

  影像科：患者为中年女性，病程长。2016 年考虑 GCT 并行手术治疗，术后 1 年骨盆 CT 见右骶髂关节附近软组织肿块，^{18}F-FDG PET/CT 示右骨盆术后、S$_2$ 椎体骨质破坏、局部可见软组织肿块，考虑局部复发可能。术后 3 年 CT 及 MRI 发现右骨盆髋臼区肿块增大，并出现右侧臀部皮下软组织肿块，^{18}F-FDG PET/CT 也提示术区、右侧人工髋臼区、右侧臀部皮下多发软组织肿块，葡萄糖代谢明显增高，L$_3$ 椎体局部骨质破坏，左侧第 10 肋骨、左侧髂骨骨质破坏，考虑肿瘤复发及转移所致，建议根据病理穿刺结果计划进一步治疗方案。

  病理科：患者 2016 年外院及本院穿刺病理结果均考虑低度恶性肉瘤，以 GCT 恶变可能性大。用地诺单抗药物治疗效果不佳，实验室检查提示低血磷，结合临床表现、低磷血症和 PET/CT 检查结果，术后病理诊断为恶性 PMT。术后随访 3 年，患者出现肿瘤复发及多发转移灶，行右臀部皮下转移灶穿刺活检，病理证实为复发性恶性 PMT。

  肿瘤内科：患者为中年女性，2016 年诊断考虑低度恶性肉瘤，以 GCT 恶变可能性大，使用地诺单抗治疗 3 个月，效果不佳，遂行右骨盆瘤段切除灭活回植内固定 + 右髋关节置换术，术后病理符合 GCT 恶变。随访至 2020 年，发现右骨盆术区、右侧人工髋臼区、右侧臀部皮下多发软组织肿块复发及转移，对右臀部皮下转移灶进行穿刺活检，病理提示复发性 PMT

肉瘤变。该病例属于复发性且伴多发转移性间叶性肿瘤肉瘤变,无 R0 手术切除机会,以全身治疗为主。

讨论结论:根据影像学表现及病理结果,诊断为复发性恶性 PMT,建议肿瘤内科化疗。

最终诊断

右髂骨恶性磷酸盐尿性间叶性肿瘤(PMT)伴复发和转移。

治疗过程

患者入院后接受 IA 方案化疗 4 次,其间针对臀部肿块行高强度聚集超声治疗,化疗后患者曾有 IV 度骨髓抑制,后拒绝进一步化疗。予安罗替尼口服治疗。

MDT 点评

影像科:患者为中年女性,术前 X 线及 CT 显示左侧髂骨溶骨性骨质破坏伴软组织肿块形成,骶髂关节受累。术后随访 ^{18}F-FDG PET/CT 显示术区、右侧人工髋臼区、右侧臀部皮下多发软组织肿块,葡萄糖代谢增高;L_3 椎体、左侧第 10 肋骨、左侧髂骨多发溶骨性骨质破坏,且葡萄糖代谢增高,考虑为恶性病变;^{18}F-FDG PET/CT 排除了其他转移性病变的可能,但本例溶骨性病变没有特异性,在影像学上与其他以溶骨性表现为主的骨肿瘤较难鉴别诊断,结合病史及患者年龄,可排除转移瘤及骨髓瘤的可能性,最终诊断需依靠病理及免疫组化结果。

病理科:患者术前两次穿刺均考虑中间型或低度恶性肉瘤,术前穿刺因没有血清磷指标,故考虑 GCT 恶变可能性大。术后病理可见梭形细胞间叶性肿瘤伴污垢样钙化及骨样组织增生,肿瘤浸润骨旁横纹肌组织,部分肿瘤细胞有轻 - 中度异型。结合临床(低血磷)及前两次穿刺活检,符合恶性 PMT。3 年随访发现肿瘤复发并出现多发转移灶,对右臀部皮下转移灶进行穿刺活检,病理证实为复发性恶性 PMT。

2020 年第 5 版 WHO 骨与软组织分类将 PMT 定义为一种常通过产生成纤维细胞生长因子 23(FGF-23)而导致大多数患者出现 TIO 的肿瘤。PMT 是一种罕见的间叶性肿瘤,可诱发骨软化症、低磷血症。多数表现为良性过程,少数病例可恶变。组织学表现多样,无明显特异性,诊断必须结合临床血磷指标。恶性的 PMT 多见于肿瘤复发或多次复发,表现为肿瘤细胞密度增高,细胞异型性明显(高级别核),核分裂象易见,有肿瘤性坏死,类似于未分化多形性肉瘤或纤维肉瘤。

骨肿瘤科:该患者最终诊断为复发性、伴多发转移性间叶性肿瘤恶变,复发前已行肿块切除术,术后随访 3 年发现肿瘤复发及多发转移,已无 R0 手术切除机会。

肿瘤内科:该患者属于转移灶不可切除的非特指型软组织肉瘤,治疗方案首选 ADM 和 IFO 联合的 AI 方案或单药阿霉素(A)方案进行治疗,在全身治疗的基础上结合局部高强度聚集超声治疗、介入灌注栓塞治疗。该患者治疗后臀部肿块出现一过性缩小,但出现严重骨髓抑制,治疗后不良反应较大,故后续考虑小分子多靶点酪氨酸激酶抑制剂二线治疗。该患者口服安罗替尼 2 个月后复查,提示患者病情稳定,评价疗效为稳定,不良反应可以耐受。故建议继续口服安罗替尼,同时建议患者行基因检测寻找有无新的治疗靶点。

经验分享

1. PMT 以单发为主，可分布于全身各处，多发生于骨及软组织，四肢是其好发部位。肿瘤多数为良性，ICD-O 编码 8990/0，部分可表现为恶性。

2. PMT 可分泌过多 FGF-23，使得肾脏排磷增加、血磷降低，导致骨骼钙磷代谢紊乱，生化特点为血磷降低，尿磷排出增多，血钙一般正常。

3. 软组织的 PMT 倾向于浸润至周围组织，有时候可能很难达到阴性切缘，这可能是局部复发率较高的原因。

4. PMT 的临床诊断与鉴别诊断困难，PET/CT 可以明确病变的范围和评估术后疗效。

5. 病变完整切除是 PMT 最佳治疗手段。

6. 对于良性间叶性肿瘤恶变的患者，应按照软组织肉瘤的治疗方案进行治疗。

参考文献

［1］BROSKI S M, FOLPE A L, WENGER D E. Imaging features of phosphaturic mesenchymal tumors. Skeletal Radiol, 2019, 48 (1): 119-127.

［2］FLETCHER C D M, BRIDGE J A, HOGENDOORN P, et al. WHO Classification of tumours of soft tissue and bone. 4th ed. Lyon: IARC Press, 2013.

［3］XIAO X, SUN X, NI P, et al. Phosphaturic mesenchymal tumor and related wound problem. Medicine (Baltimore), 2018, 97 (40): e12507.

病例 43　渐变的"牛图腾"

病例简介

患者男性,27 岁。主诉:2012 年 11 月患者出现左侧颈部肿胀、疼痛,伴活动受限已 4 年余。

现病史:外院摄片提示左锁骨部分骨质破坏,考虑良性病变;超声结果显示左锁骨血流异常丰富,周围软组织炎性表现,给予抗感染治疗后缓解。2013 年患者对侧锁骨区疼痛,影像学提示双侧锁骨病灶可见修复与破坏并存,诊断双侧慢性骨髓炎,口服止痛药可缓解。2016 年底患者再次双侧颈部疼痛,为进一步明确诊断,至 MDT 门诊就诊。患者有家族免疫系统疾病史,入院后查 C 反应蛋白、红细胞沉降率升高。

体格检查:双侧颈部未见明显红斑、水肿,未及明显压痛。双侧锁骨及胸锁关节处略有压痛。

影像学检查

2013 年 5 月 CT 横断位(图 43-1a)冠状位重建(图 43-1b)双侧胸锁关节面侵蚀、硬化。

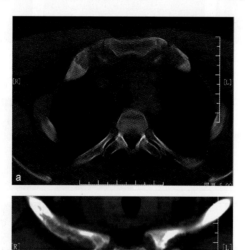

图43-1　患者2013年5月CT

2016 年骶髂关节 X 线(图 43-2a)、CT(图 43-2b)示左侧骶髂关节骶骨侧骨质硬化;MRI 示左侧骶髂关节骶骨面骨髓水肿(图 43-2c~e)。

2016 年胸椎(图 43-3a、b)及胸锁关节(图 43-3c~e)MRI 示部分胸椎相对缘信号异常,双侧胸锁关节对称性信号异常。

ECT(图 43-4a)及 SPECT/CT(图 43-4b~d)示双侧胸锁关节骨代谢异常活跃病灶,呈典型"牛头征"。

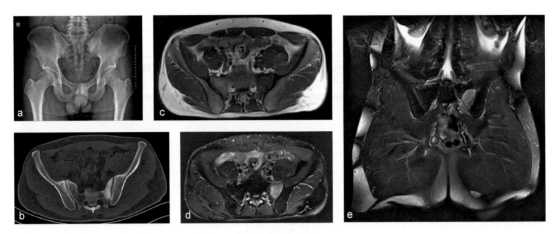

图43-2　患者骶髂关节X线、CT及MRI

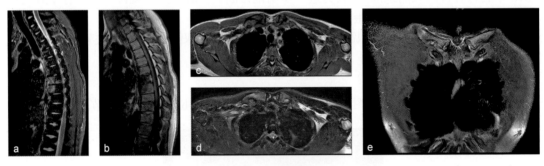

图43-3　患者MRI

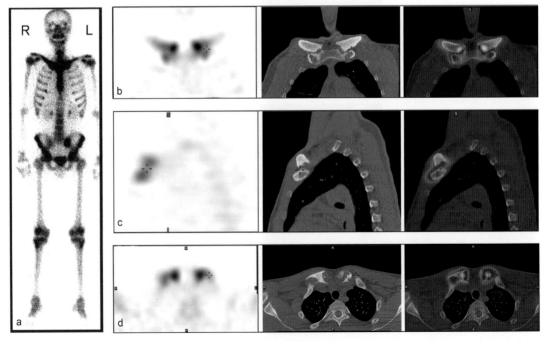

图43-4　患者ECT及SPECT/CT

MDT 讨论

影像科：患者为青年男性，X 线、CT、MRI 示双侧胸锁关节、双侧胸肋关节、胸椎及左侧骶髂关节病变，骨质出现不规则侵蚀，周围硬化明显，骨皮质肥厚，胸锁关节及骶髂关节处关节间隙明显缩窄，胸、锁骨轻度骨髓水肿，左侧锁骨上窝软组织肿胀，ECT 显示胸锁关节典型"牛头征"，首先考虑 SAPHO 综合征的诊断。

骨肿瘤科：患者为慢性病程，反复出现锁骨处肿痛，由单侧进展为双侧，抗炎治疗有效。患者病程期间已有明显的胸锁关节炎等症状。根据其临床表现及影像学表现可发现病变不仅发生在胸锁关节，左侧骶髂关节及胸椎均可见骨质破坏。患者自诉有家族免疫系统疾病史，查血沉及 C 反应蛋白均升高，可考虑 SAPHO 综合征。由于本病为相对良性病程且病因不明，因此目前治疗主要以抗感染、免疫治疗为主。定期随访。

初步诊断

SAPHO 综合征。

治疗过程

给予患者塞来昔布、免疫抑制治疗等措施，症状明显好转。复查 C 反应蛋白、红细胞沉降率正常。继续维持治疗。

最终诊断

SAPHO 综合征。

随访情况

每隔 3 个月、6 个月、1 年、2 年、3 年定期复查。目前仅给予免疫抑制剂治疗，病情稳定，未再复发。

MDT 点评

影像科：患者病史较长，抗感染治疗有效，骨扫描出现特征性的"牛头征"，即前上胸壁胸肋锁骨双侧较对称性异常放射性浓聚灶，符合 SAPHO 综合征的诊断。

影像表现：特征性骨关节改变是骨炎和骨肥厚，常累及中轴骨，也可累及外周骨；前胸壁受累是最早出现也是最具特征性的表现，病变部位包括胸锁关节、胸肋关节、肋软骨关节及胸骨柄体联合关节。脊柱是第二常见的受累部位，以胸椎最为多见，其次为腰椎，最后为颈椎；五种特征性表现为非特异性椎间盘炎、椎角病变（连续的椎角病变形成的半圆形模式）、溶骨性改变、椎旁骨化及椎体骨质硬化，其中椎旁骨赘形成是终末期表现。"飞燕征"或"牛头征"（ECT 示踪剂在双侧胸肋锁骨区浓聚）提示胸肋锁骨代谢活跃，是本病典型影像学特征性改变。

鉴别诊断：强直性脊柱炎，首先发生于骶髂关节，然后逐渐向上进展累及全脊柱，椎体病变局限于椎角，韧带骨化较弥漫，且多发生于前纵韧带。临床上强直性脊柱炎多发生于青年男性，HLA-B27 呈阳性，多无皮肤改变。成骨性转移瘤，往往累及椎弓根，呈随机分布，部分可见骨质破坏。

　　病理科:病理检查可见病变急性期以中性粒细胞浸润为主,骨和皮肤呈非特异性炎症改变,随着病情发展,表现为以淋巴细胞浸润为主的炎症改变,至疾病中后期出现明显的骨髓纤维化。本病结合临床及典型的影像学特征基本可以明确诊断,病理无特异性表现。

　　骨肿瘤科:该病例诊断 SAPHO 综合征明确。2014 年 Nguyen 提出了 4 点诊断标准:①骨关节表现 + 聚合性痤疮和暴发性痤疮或化脓性汗腺炎;②骨关节表现 + 掌跖脓疱病;③骨肥厚(上胸壁、肢端骨、脊柱)伴或不伴皮肤损害;④慢性多灶性复发性骨髓炎包含中轴或外周骨,伴或不伴皮肤损害。满足这 4 点之一即可诊断为 SAPHO 综合征。本病为良性免疫性疾病,临床上多采用非甾体抗炎药治疗,减轻临床症状,部分炎症反应重且非类固醇药物疗效不明显者,可短期使用中小剂量皮质激素,外周关节滑膜炎明显或皮损明显者,可给予甲氨蝶呤及柳氮磺吡啶。严重者使用单抗生物制剂。本病预后良好。

经验分享

　　1. SAPHO 综合征　将五种病变首字母的缩写作为疾病名称,包括滑膜炎(synovitis)、痤疮(acne)、脓疱病(pustulosis)、骨肥厚(hyperostosis)和骨炎(osteitis)。

　　2. SAPHO 综合征是主要累及皮肤、骨和关节的一种慢性良性自限性疾病,属于罕见病,成人发病年龄多为 40~60 岁,60 岁以上罕见,女性多于男性。58% 的成人患者有皮肤损害,典型表现为掌跖脓疱病和严重痤疮。

　　3. SAPHO 综合征特征性骨关节改变是骨炎和骨肥厚,常累及中轴骨,也可累及外周骨;脊柱是第二常见的受累部位,以胸椎最为多见。

　　4. 全身骨显像及 SPET/CT 对本病的诊断至关重要,出现特征性的"牛头征"或"飞燕征"可诊断,灵敏度可达 88%。

　　5. 影像学表现对本病的诊断尤为重要,只要发现骨肥厚,特征性表现在前上胸壁、肢端骨及脊柱就可以诊断,可以伴或不伴皮肤损害。

　　6. 临床上多采用非甾体抗炎药及免疫抑制剂药物治疗。

参考文献

[1] DEPASQUALE R, KUMAR N, LALAM R K, et al. SAPHO: What radiologists should know. Clin Radiol, 2012, 67(3): 195-206.

[2] FIRINU D, GARCIA-LARSEN V, MANCONI P E, et al. SAPHO syndrome: current developments and approaches to clinical treatment. Curr Rheumatol Rep, 2016, 18(6): 35.

[3] LIU S, TANG M, CAO Y, et al. Synovitis, acne, pustulosis, hyperostosis, and osteitis syndrome: review and update. Ther Adv Musculoskelet Dis, 2020, 12: 1759720X20912865.

[4] LIU S Z, ZHOU X, SONG A, et al. The SAPHO syndrome and the bullhead sign. QJM, 2020, 113(2): 129-130.

[5] 张亚男,霍健伟,温庆祥,等. SAPHO 综合征影像学表现及误诊、漏诊原因分析. 放射学实践, 2019, 34(1): 55-59.

病例 44 "死骨"会说话

病例简介

患者女性,70 岁。主诉:患者 2017 年 1 月出现右前臂疼痛已 3 月余。

现病史:无明显肿胀,否认外伤史。2017 年 2 月轻微暴力下出现右侧前臂急性疼痛,肿胀,畸形,摄片考虑病理性骨折。

体格检查:右前臂略肿胀,压痛阳性,活动性疼痛加剧,未见瘀斑,前臂旋转活动受限。

影像学检查

X 线(图 44-1a、b)示右桡骨中上段骨折,断端轻度成角,骨质密度异常。CT(图 44-1c)示右桡骨骨干骨质虫蚀样骨质破坏,骨质连续性中断,断端轻度成角,周围软组织肿胀。余诸骨骨质疏松,关节在位。考虑:右桡骨干骨质破坏合并病理性骨折;右尺桡骨骨质疏松。

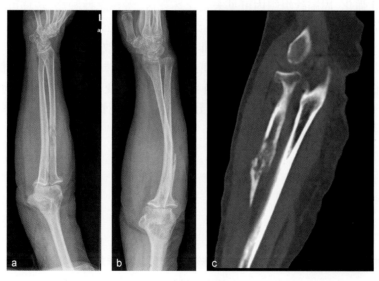

图44-1 患者X线及CT

MRI 示右桡骨干中上段骨质破坏伴骨折,病灶信号混杂,T_1WI 呈低信号(图 44-2a、d),T_2WI 压脂呈等高信号(图 44-2c、e),周边软组织肿胀,似见软组织肿块,呈 T_1WI 等信号,T_2WI 压脂高信号。T_1WI 压脂增强(图 44-2b)病灶强化明显,周围软组织肿块呈斑片状及环形强化。

MDT 讨论

影像科:患者为老年女性,X 线及 CT 显示右桡骨中上段虫蚀样骨质破坏伴病理性骨折,

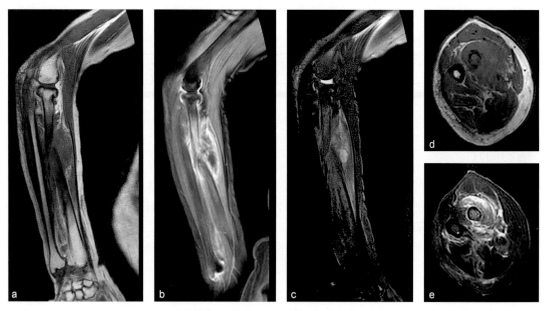

图44-2 患者MRI

骨折端密度不均匀；MRI示右桡骨中上段骨折端信号混杂、周边软组织肿胀，可疑软组织肿块，增强后病灶强化，周围软组织内可见未强化坏死区，考虑恶性肿瘤，转移可能。建议进一步检查，穿刺活检。

病理科：穿刺活检病理未见肿瘤，仅见非特异性炎症性改变。

骨肿瘤科：患者为慢性病程，外伤致右前臂急性疼痛、肿胀、畸形，结合影像学及病理学表现，考虑右桡骨中上段病理性骨折为非特异性炎症性改变，但鉴于穿刺活检的局限性，肿瘤仍不能除外。患者右前臂疼痛症状明显，建议患者行右桡骨病灶局部切除术，待术后明确病理后，再考虑下一步治疗方案。

手术方法

右桡骨病灶局部刮除术。

病理结果

术后病理:(右前臂软组织、右桡骨)结核,伴大片干酪样坏死。

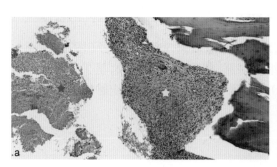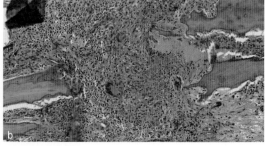

图44-3 患者术后切除（HE染色）

骨髓腔内见上皮样肉芽肿性病变（图 44-3a HE×100，黄色星号），伴干酪样坏死（蓝色星号）及朗格汉斯巨细胞反应（图 44-3b HE×200）。

最终诊断

右前臂软组织、右桡骨结核。

随访情况

确诊为骨结核后进行抗结核治疗，术后定期复查。

MDT 点评

影像科：该例为发生于老年女性的非典型部位的骨结核，右桡骨骨干骨结核伴病理性骨折，诊断与鉴别诊断比较困难。首先需排除肿瘤性病变引起的病理性骨折。发生于骨干的常见病变包括转移瘤、小圆细胞恶性肿瘤、骨髓炎、朗格汉斯细胞组织细胞增生症（LCH）等，其中尤因肉瘤和 LCH 常见于年轻人；浆细胞骨髓瘤、淋巴瘤往往有较大软组织肿块；感染性病变（如骨髓炎）临床上有红肿热痛等表现，实验室检查也不符合。转移瘤在影像学上表现各异，40 岁以上的骨质破坏均要考虑转移瘤。该病例影像诊断 X 线和 CT 显示骨质破坏伴周围骨质疏松，内似见死骨，骨膜反应不明显，MRI 增强提供了很好的诊断信息，软组织肿胀，其内见未强化的坏死区，同时该区域 T_2WI 信号不高，很可能为干酪样坏死，那就要考虑到结核的可能性。术后病理局部切除组织内见上皮样肉芽肿性结节及大片干酪样坏死也很好地印证了这一点。

骨结核需与化脓性骨髓炎相鉴别：①结核多为骨松质中出现局限性类圆形、边缘较清楚的骨质破坏区，邻近无明显骨质增生现象，骨膜反应少见，即使有也较轻微；②在骨质破坏区可见"泥沙状"死骨；③病变发展易破坏骺而侵入关节，形成关节结核。

病理科：典型的骨关节结核诊断不难，但像此类发生于老年女性骨干的结核，诊断仍需谨慎，首先需排除肿瘤性病变引起的病理性骨折。本例局部切除组织内可见典型上皮样肉芽肿性结节及大片干酪样坏死，形态学表现符合结核表现。

骨肿瘤科：骨结核治疗一般遵循结核的治疗原则，首先是支持疗法，保证充分的营养，充足的休息等。给予抗结核的药物，早期、联合、适量、规律、全程治疗。但有些局部病变较严重的仍需手术治疗。手术清除病灶可与植骨或内固定术相结合，术后继续辅助抗结核药物治疗。

肿瘤内科：骨结核治疗需按照正规抗结核治疗原则全身治疗。但对于老年患者，骨质破坏伴局部软组织肿块形成应警惕恶性肿瘤骨转移，需行病理检查明确诊断。

经验分享

1. 骨结核是由结核分枝杆菌侵入骨或关节而引起的化脓性破坏性病变。本病多见于儿童和青少年，大多数患者年龄在 10 岁以下。

2. 发病部位多数在负重大、活动多、容易发生劳损的骨或关节。脊柱最多见，约占 50%，其次是膝、髋、肘、踝等关节。

3. 骨干结核少见，可发生于短骨或长骨，长骨多发生于干骺端，儿童短骨结核有"骨气鼓"之称。

4. 骨结核早期诊断比较困难，应根据病史、体征、影像学、结核菌培养、病理组织、血检查、流行病学等资料进行综合分析诊断。

5. 骨结核治疗应遵循早期、联合、适量、规律、全程五项原则。

参考文献

［1］BRODERICK C, HOPKINS S, MACK D J F, et al. Delays in the diagnosis and treatment of bone and joint tuberculosis in the United Kingdom. Bone Joint J, 2018, 100-B（1）: 119-124.

［2］PIGRAU-SERRALLACH C, RODRÍGUEZ-PARDO D. Bone and joint tuberculosis. Eur Spine J, 2013, 22（Suppl 4）: 556-566.

［3］TOOM D A D, GOSHEGER G, SCHNEIDER K N. Osseous Tuberculosis. Dtsch Arztebl Int, 2021, 118（3）: 36.

［4］WEN S, ZHANG T, YU X, et al. Bone penetration of linezolid in osteoarticular tuberculosis patients of China. Int J Infect Dis, 2021, 103: 364-369.

［5］李玮, 严文琪. 骨关节结核病 736 例回顾性分析. 医学综述, 2020, 26（4）: 815-818.

病例 45　骨肿瘤中的"四不像"

病例简介

患者男性,34 岁。主诉:右髋疼痛 3 月余,当时未予重视,1 周前游泳后加重。

现病史:MRI 提示右侧坐骨病灶、累及髋臼后柱,侵袭性病变可能,嗜酸性肉芽肿可能,否认其他不适主诉,本次为了解全身情况至我科行 PET/CT 检查。否认肝炎、肺结核、手术外伤及肿瘤病史。

体格检查:右侧坐骨区肿胀、疼痛,压痛,皮温增高,活动受限。

影像学检查

骨盆 MRI 示右侧坐骨骨质破坏伴信号异常,T_1WI 呈低信号(图 45-1a),T_2WI 压脂呈高信号(图 45-1b),扩散受限(图 45-1c),增强后明显强化(图 45-1d~f)。

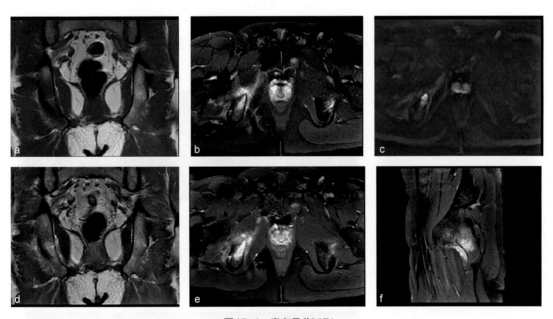

图45-1　患者骨盆MRI

MDT 第一次讨论

影像科:患者为青年男性,影像学检查提示右侧坐骨骨质破坏伴信号异常,炎症性病变、肿瘤性病变鉴别诊断困难,建议穿刺活检明确病理。

骨肿瘤科:患者结合临床表现及影像学检查炎症、肿瘤均有可能,为进一步明确诊断,建议患者行 PET/CT 检查及病变 CT 定位穿刺活检,等待病理结果后考虑进一步治疗方案。

讨论结论:建议患者穿刺活检明确病理后进一步治疗。

MDT 第二次讨论

病理科:穿刺活检病理,提示(右坐骨)送检骨小梁间隙内纤维母细胞增生伴髓腔纤维化及少量淋巴细胞浸润,反应性骨质增生。穿刺组织内恶性依据不足,炎症性病变不能完全除外,因穿刺活检观察局限,建议结合临床及影像学综合分析。免疫组化结果:AE1/AE3(−),SMA(+),S100(−),CD1α(−),Langerin(−)。

骨小梁间隙内纤维母细胞增生伴髓腔纤维化及反应性骨质增生(HE×40)(图45-2)。

影像科:患者后续行 PET/CT 检查示右侧坐骨孤立性溶骨性骨质破坏,过渡带窄,$SUV_{max}=21$,考虑肿瘤性病变(嗜酸性肉芽肿、淋巴瘤)可能,特殊感染性病变不能除外。而穿刺活检病理提示未见肿瘤性病变,与影像提示矛盾,建议再次切开活检或手术治疗后明确诊断。

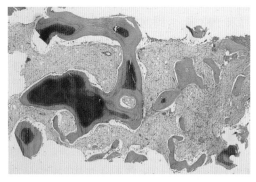

图45-2　患者穿刺活检(HE染色)

PET/CT(图 45-3)示右侧坐骨溶骨性骨质破坏,边界清晰,轻度硬化,葡萄糖代谢增高,$SUV_{max}=21$,周边软组织轻度肿胀,考虑肿瘤性病变(嗜酸性肉芽肿、淋巴瘤)可能,特殊感染性病变不能除外。

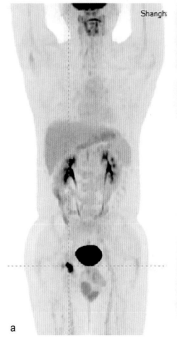
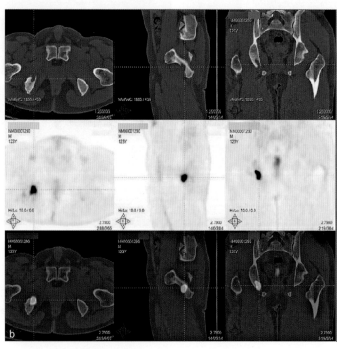

图45-3　患者PET/CT

骨肿瘤科：患者穿刺后症状加重，疼痛明显，活动明显受限，虽然病理未提示肿瘤组织存在。可能有两种情况，一种可能的确是特殊的感染性病变，另一种可能穿刺活检未能取到病变组织，建议手术切除病灶，明确病理以决定后续治疗方案。

初步诊断

右侧坐骨孤立性肿瘤性病变、特殊感染性病变。

治疗过程

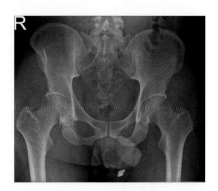

患者于 8 月 14 日行抗结核治疗，症状无明显改善。

患者入院后完善相关检查，行右坐骨支切开活检术，术区骨水泥填充。

骨盆正位 X 线（图 45-4）示右坐骨病变术后。

图45-4　患者术后X线

术后病理

右坐骨：炎症背景中见成片异型肿瘤细胞，细胞体积大，胞质丰富，部分呈印戒样；细胞核异型明显，核分裂象易见；结合免疫组化结果，符合间变性大细胞淋巴瘤。免疫组化结果：CD30（+），CD43（少部分+），ALK（-），LCA（部分+），CD2（+），CD19（-），EMA（+），Ki67（30%+），S100（-），Langerin（-），CD1α（-）。

肿瘤在骨小梁间呈浸润性生长（图 45-5a HE×100），部分区域背景呈肉芽样，见较多嗜酸性粒细胞（图 45-5b HE×200）、部分区域见多核巨细胞（图 45-5c HE×200）；肿瘤细胞异型明显，细胞体积大，胞质丰富，核不规则，部分呈肾形 / 马蹄形，部分呈印戒样，核分裂多见（图 45-5d、e HE×400）。免疫组化结果：肿瘤细胞表达 CD2、CD30、EMA（图 45-5f~h HE×200）。

最终诊断

右坐骨间变性大细胞淋巴瘤。

MDT 点评

影像科：该病例最终诊断为骨原发间变性大细胞淋巴瘤。回顾性分析：右侧坐骨孤立性溶骨性骨质破坏，炎症和肿瘤性病变均有可能，假如是孤立性肿瘤性病变，如嗜酸性肉芽肿、巨细胞瘤、ABC、转移瘤、淋巴瘤等都有可能；假如是炎症性病变，常见的骨髓炎、结核、霉菌感染等也有可能；而淋巴瘤可兼具此两种表现。骨原发淋巴瘤有"四不像"之称，不像典型的骨肉瘤、不像典型骨髓炎、不像典型结核、不像典型霉菌感染，且骨质破坏一般比较轻微而软组织肿块较大，呈现"肉包骨"征象，而该例患者软组织肿块并不明显，增加了诊断难度，PET/CT 给该病例提供了足够的诊断信息，明确了该肿瘤发生的部位、范围，以及明显的葡萄糖高代谢信息，使得鉴别诊断的范围明显缩小，同时第一次穿刺未穿到肿瘤组织，也提示可选择在 PET/CT 引导下穿刺活检提高穿刺准确率。

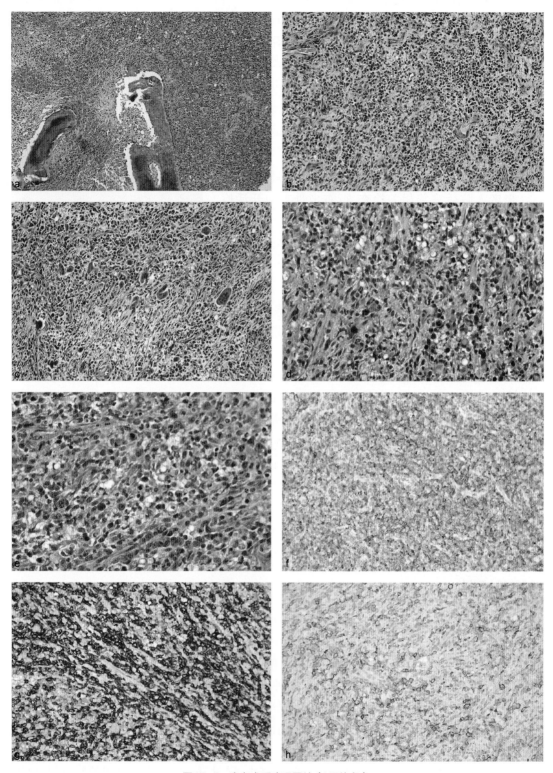

图45-5　患者术后病理图片（HE染色）

病理科：第一次穿刺活检，病理未见到肿瘤成分；但患者疼痛症状明显，影像明确提示有占位性病变，且葡萄糖代谢增高，故进行二次切开活检。切开活检获取组织较多，镜下在炎症背景中见成片异型肿瘤细胞，核分裂象易见；肿瘤细胞体积大，胞质丰富，形态多样，细胞核不规则，部分呈肾形/马蹄形；部分区域富于嗜酸性粒细胞，部分呈肉芽组织样，部分呈肉瘤样，部分呈印戒细胞样；结合临床及影像学表现，炎症性病变可排除，恶性肿瘤诊断明确，但分型有难度。经过多项免疫标记，最终诊断为间变性淋巴瘤激酶（ALK）阴性的间变性大细胞淋巴瘤。

骨原发性淋巴瘤比较少见，约占所有恶性骨肿瘤的 7%，占所有淋巴结外淋巴瘤的 5%，占所有非霍奇金淋巴瘤 1% 以下。50% 以上的患者年龄 >40 岁。80% 以上的骨原发性淋巴瘤为弥漫性大 B 细胞淋巴瘤，其他类型（包括滤泡性淋巴瘤、边缘区淋巴瘤、淋巴母细胞性淋巴瘤、霍奇金淋巴瘤、ALK 阳性或 ALK 阴性的间变性大细胞淋巴瘤，其他 B 或 T 细胞性淋巴瘤）都罕见原发于骨内。本例 PET/CT 提示右坐骨单发性病灶，故考虑骨原发性淋巴瘤，镜下肿瘤细胞形态多样，免疫组化结果提示 CD30、EMA、CD2 阳性，B 细胞标记阴性，ALK 阴性，符合骨原发性 ALK 阴性的间变性大细胞淋巴瘤。

骨肿瘤科及肿瘤内科：目前骨原发性淋巴瘤诊断标准是采用 Cooley 等于 1950 年提出的诊断标准。①肿瘤的首发部位或症状必须在骨骼，可累及骨皮质及邻近软组织，并经病理性证实；②临床及其他各种辅助检查未发现其他系统组织有原发肿瘤；③发现骨病灶 6 个月后才出现其他部位恶性淋巴瘤的症状和体征；④全身情况良好，而骨内肿瘤局限期较长。该病例有一定的迷惑性，骨原发淋巴瘤相对少见。放疗或同时化疗是恶性淋巴瘤目前最有效的治疗手段，大多不需要手术治疗，因此术前正确的诊断对指导治疗至关重要。对于该例患者的这种情况，穿刺不能明确病理，疼痛症状加重，抗生素治疗无效，是不停更换抗生素而致贻误病情，还是手术切除肿瘤组织明确病理后行标准的放化疗方案，抉择十分具有挑战性。

经验分享

1. 骨原发性淋巴瘤（primary lymphoma of bone）是一种少见的恶性肿瘤，约占原发性恶性骨肿瘤的 7%，80% 以上为弥漫大 B 细胞淋巴瘤。间变性大细胞淋巴瘤极为罕见。

2. 最常发生的部位为股骨，其次是骨盆、脊柱和肱骨。常发生于骨的干骺端区域，多发病灶常见。

3. 发病年龄多在 40 岁左右，男∶女 =（1.2~1.6）∶1.0。

4. 临床病史较长，表现为骨骼局部疼痛、软组织肿胀和关节功能障碍，多数浅表淋巴结不肿大。

5. 骨原发淋巴瘤有"四不像"之称，不像典型的骨肉瘤、不像典型骨髓炎、不像典型结核、不像典型霉菌感染。

6. PET/CT 等影像学检查除了能够观察到淋巴瘤发生的部位、范围以外，在临床分期诊断和追踪治疗效果方面，都可提供重要的信息。

参考文献

［1］BA L, TAN H, XIAO H, et al. Radiologic and clinicopathologic findings of peripheral primitive neuroectodermal tumors. Acta Radiol, 2015, 56（7）: 820-828.

［2］BHAGAVATHI S, FU K. Primary lymphoma of bone: A review. Seminars in diagnostic pathology, 2014, 31（1）: 48-52.

［3］KRISHNAN A, SHIRKHODA A, TEHRANZADEH J, et al. Primary bone lymphoma: Radiographic-MR imaging correlation. Radiographics, 2003, 23（6）: 1371-1387.

［4］NAVARRO S M, MATCUK G R PATEL D B, et al. Musculoskeletal imaging findings of hematologic malignancies. Radiographics, 2017, 37（3）: 881-900.

［5］WANG Y, ZHU X L, PEEROO M W, et al. Pelvic solitary plasmacytoma: Computed tomography and magnetic resonance imaging findings with histopathologic correlation. Korean J Radiol, 2015, 16（1）: 146-153.

［6］WHO Classification of Tumours Editorial Board. Soft tissue and bone tumours. 5 th ed. Lyon: IARC Press, 2020.

［7］WOOTTON-GORGES S L. MR imaging of primary bone tumors and tumor-like conditions in children. Magn Reson Imaging Clin N Am, 2009, 17（3）: 469-487.

索 引